U0924586

瑜伽解剖学

体式全彩图解

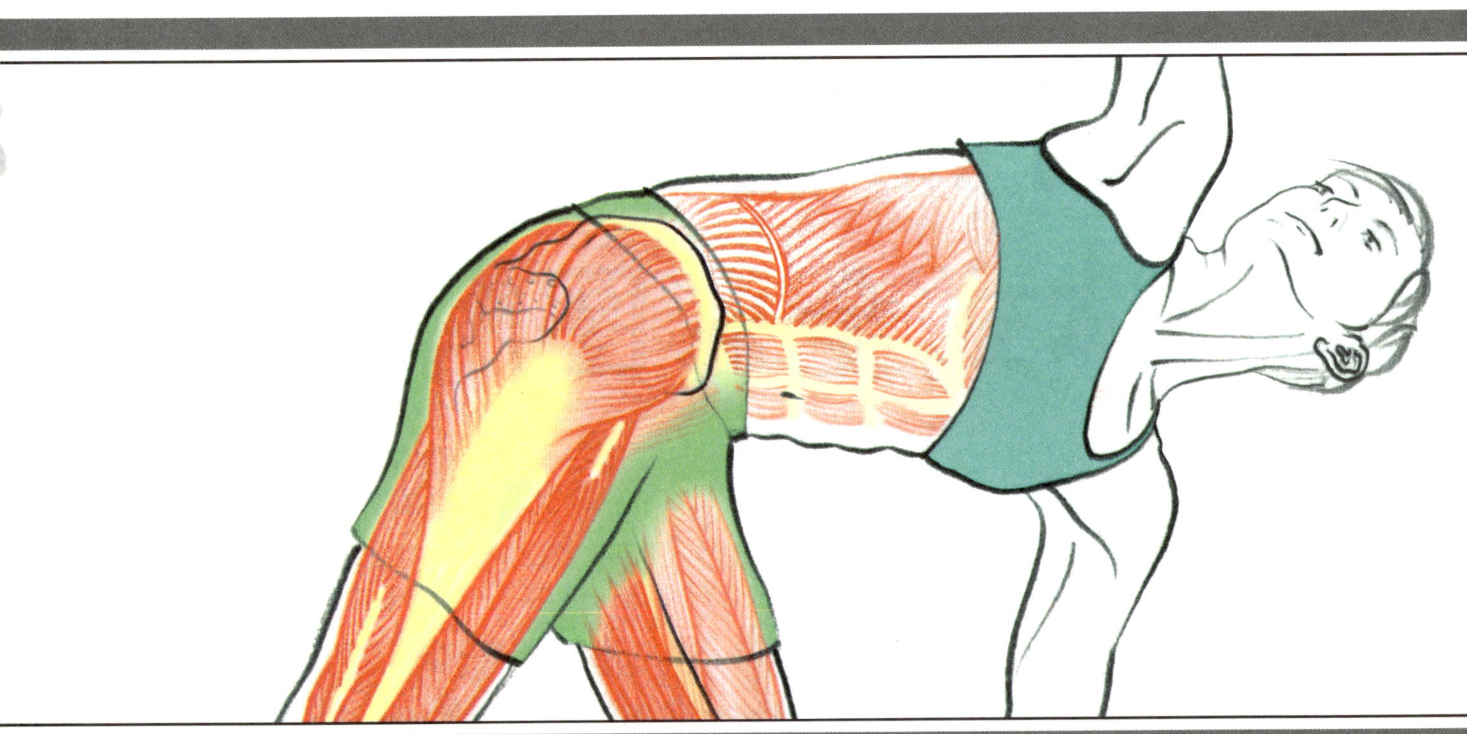

瑜伽解剖学
体式全彩图解

〔英〕 尼基·詹金斯（Nicky Jenkins）
利·布兰登（Leigh Brandon） 著

王会儒 乔 钧 主译

王会儒 乔 钧 凌茹晶 荣和峰
范 利 赵威晟 刘华卫 陆玉瑾 译

〔英〕 朱丽叶·帕西瓦尔（Juliet Percival） 插图

河南科学技术出版社
·郑州·

目录

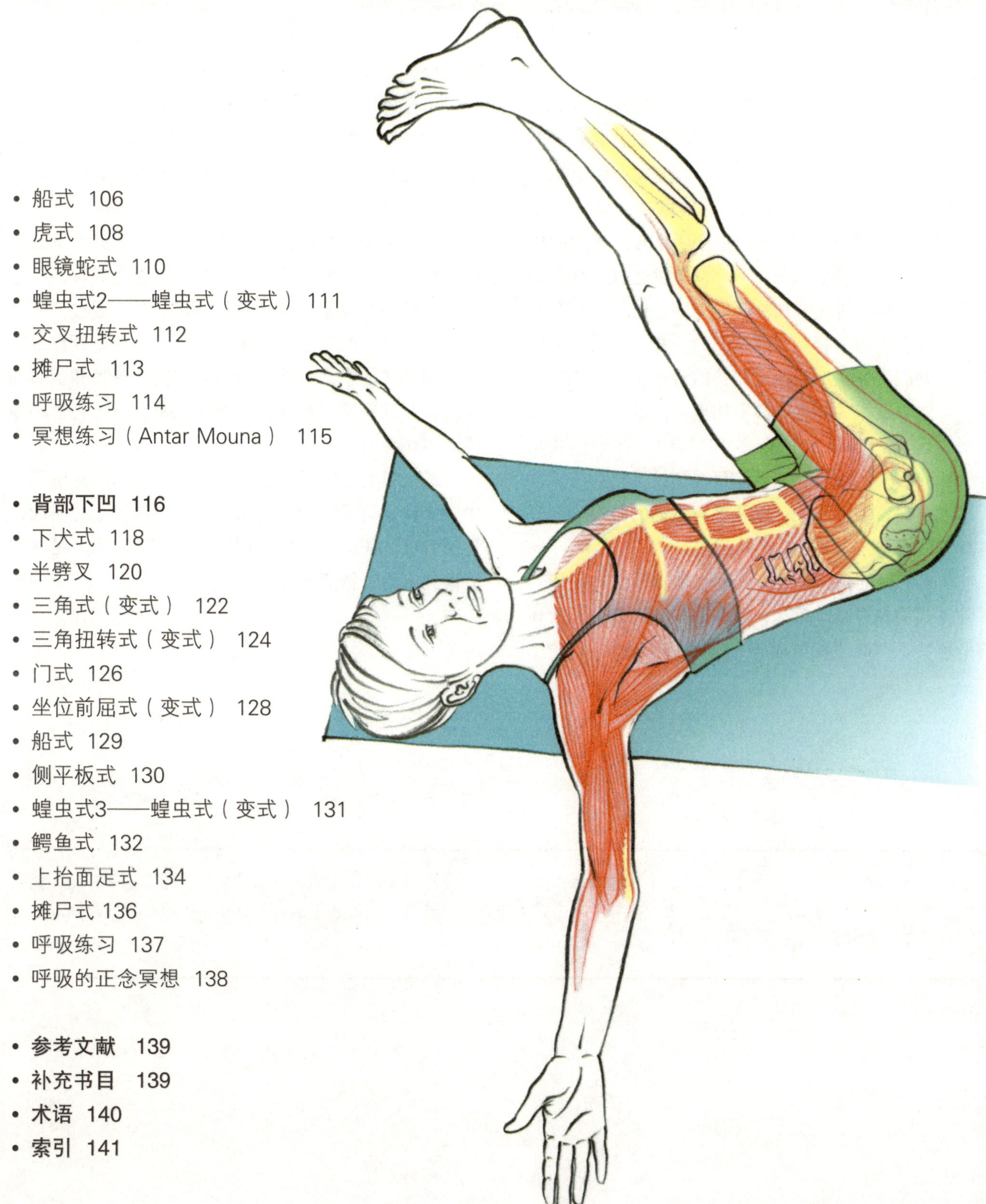

如何使用本书

《瑜伽解剖学——体式全彩图解》是对瑜伽体式可视化、文字化的分析，指导人们如何完成这些体式并安全而有效地改善姿势和增进健康。本书分为两章：第一章是对解剖学定义、术语的基本介绍，以及对姿势、膈肌、呼吸和能量中心的概述。第一章阐明了第二章中使用的语言，便于理解第二章中的内容。第二章包括四个部分：第一部分讲述脊柱后凸的姿势，第二部分讲述脊柱前凸的姿势，第三部分和第四部分分别讲述平脊和背部下凹的姿势。每部分分别从五个方面讲述：造成特定姿势的潜在生理和心理因素，可能导致相关能量中心不均衡的因素，每个体式的明确定义，呼吸，膈肌练习。其中，每个体式均有"如何做"的指导，并且以可视和技术化的方式分析体式中被拉伸的肌肉，以及参与运动的肌肉。同时也有对体式和技术要领的详细描述。

本书的目的是帮助改善姿势，增加活力和健康。每种体式均经过精心挑选，旨在循序渐进地提高身体的平衡性，因此建议根据书中的顺序进行练习。为了了解自己存在的姿势问题类型（如果有的话），可以请一位受过训练的专业人士评估您的姿势——他可以是一位了解姿势失衡的理疗师、脊柱按摩师、CHEK从业者或瑜伽老师。书中列举的是四种常见的脊柱异常姿势。日常生活中，许多人或多或少存在一些姿势失衡。本书中描述的体式有助于预防发生更严重的失衡，帮助恢复肌肉平衡。当您努力改善姿势时，一定要注意增强自身躯体与精神和情感联系。通过探索能量中心和可能的情感控制模式，我们得以窥视自身躯体控制模式的根源，并试着释放它们。呼吸和膈肌训练能够帮助您达到内在的平静和默契，给予自信和稳固的内在力量。

成人具有639块肌肉和206块骨；本书图解说明其中众多涉及运动和拉伸的肌肉。对许多较小的肌肉，包括脊柱和颌面深部的小肌肉，以及多数手、足部的肌肉并未给予特殊关注。

免责声明：在无充分指导和监护的情况下，练习体式具有一定的受伤风险。笔者建议您从较简单的改良姿势开始，如果您是一位新手，建议您寻求专业人士的指导。本书并不作为医学建议，笔者和出版商对使用本书或书内信息造成的任何损失、损伤或其他后果不负有责任。

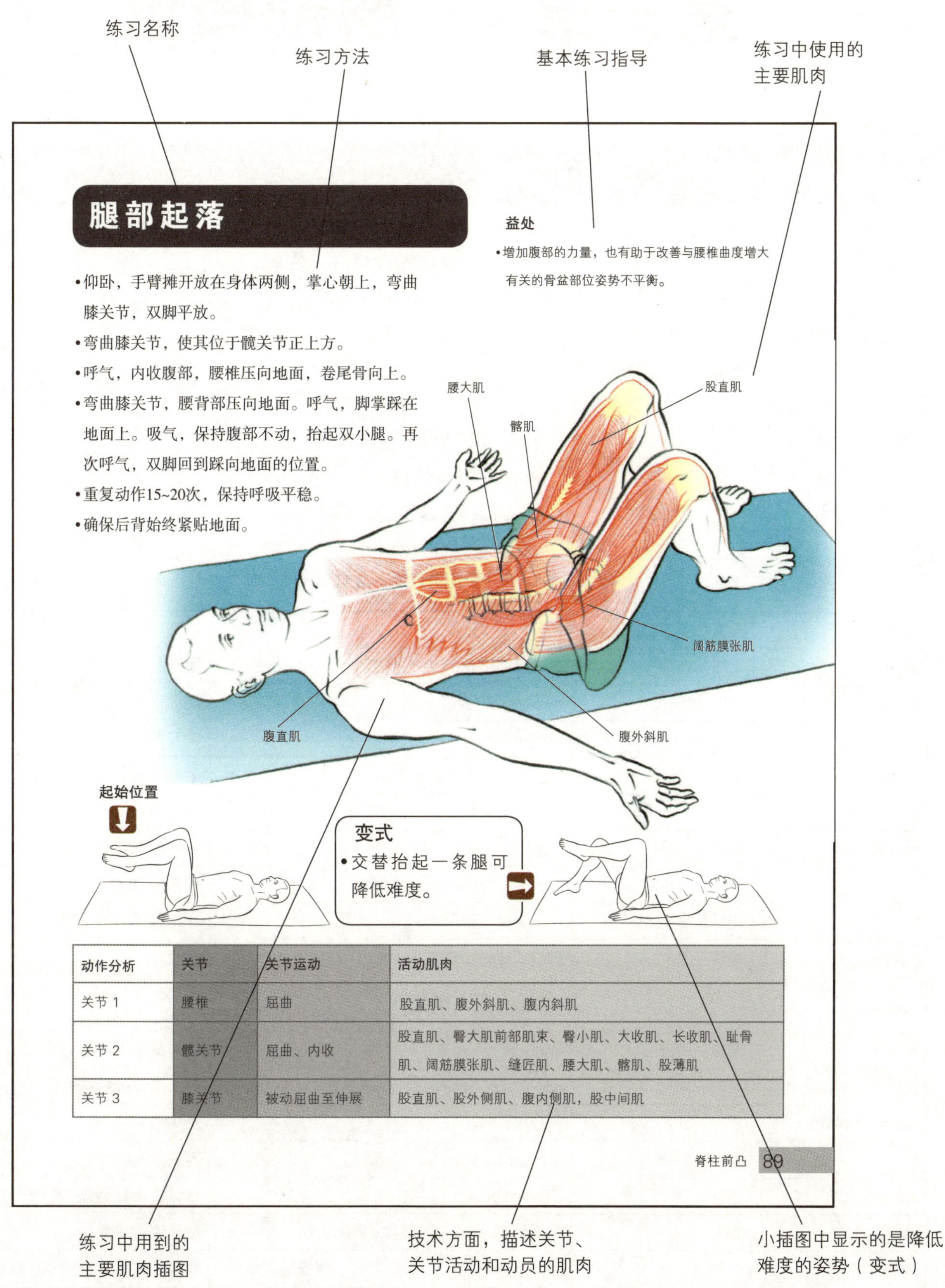

腿部起落

- 仰卧，手臂摊开放在身体两侧，掌心朝上，弯曲膝关节，双脚平放。
- 弯曲膝关节，使其位于髋关节正上方。
- 呼气，内收腹部，腰椎压向地面，卷尾骨向上。
- 弯曲膝关节，腰背部压向地面。呼气，脚掌踩在地面上。吸气，保持腹部不动，抬起双小腿。再次呼气，双脚回到踩向地面的位置。
- 重复动作15~20次，保持呼吸平稳。
- 确保后背始终紧贴地面。

益处

- 增加腹部的力量，也有助于改善与腰椎曲度增大有关的骨盆部位姿势不平衡。

变式

- 交替抬起一条腿可降低难度。

动作分析	关节	关节运动	活动肌肉
关节 1	腰椎	屈曲	股直肌、腹外斜肌、腹内斜肌
关节 2	髋关节	屈曲、内收	股直肌、臀大肌前部肌束、臀小肌、大收肌、长收肌、耻骨肌、阔筋膜张肌、缝匠肌、腰大肌、髂肌、股薄肌
关节 3	膝关节	被动屈曲至伸展	股直肌、股外侧肌、腹内侧肌，股中间肌

脊柱前凸 89

第一章　解剖概论

解剖学定义和术语

解剖学有自己的语言体系，解剖学名词是从拉丁语和希腊语字根发展而来的，了解这些便于理解肌肉、骨骼和身体其他部分的名词。无论是瑜伽教练还是瑜伽学员，使用正确的术语有助于更好地与其他专业人员沟通互动。

和许多医学术语一样，解剖学术语（英语）由小的词汇部分组成，这些词汇组合起来成为一个术语。这些术语的组成部分包括词根、前缀和后缀。了解这些不同的词汇组成部分能有助于更好地理解词语。一般而言，英语的解剖术语包含两个部分：前缀加词根的组合，或者词根加后缀的组合。

例如，当看到词汇subscapular和suprascapular，这两个词的词根就是scapular，即肩胛骨。“supra”表示“在……之上”，因此“suprascapular”就表示在肩胛骨上方，“sub”表示“在……之下”，那么同样的“subscapular”表示在肩胛骨下方。

解剖术语的常见前缀、后缀和词根

词根	含义	示例	定义
abdomin	与腹部相关	Abdominal muscle（腹肌）	腹部的主要肌群
acro	四肢	acromion（肩峰）	肩胛骨上的突出部分
articul	与关节相关	Articular surface（关节面）	关节面
brachi	与臂相关	brachialis（肱肌）	手臂肌肉
cerv	与颈相关	Cervical vertebrae（颈椎）	脊柱的颈部
crani	头颅	cranium（颅）	头的骨性部分
glute	臀部	Gluteus maximus（臀大肌）	臀部肌肉
lig	连结、联系	ligament（韧带）	连结骨与骨的组织
pector	胸部	Pectoralis major（胸大肌）	胸肌
前缀			
ab-	远离、离开	abduction（外展）	远离身体中线的运动
ad-	依附、接近	adduction（内收）	朝向身体中线的运动
ante-，antero-	在……之前	anterior（前）	身体的前面
bi-	两个、双倍	Biceps brachii（肱二头肌）	有两个头的臂肌
circum-	围绕	circumduction（环转）	肢体的环转运动
cleido-	锁骨	sternocleidomastoid（胸锁乳突肌）	止于锁骨的肌肉
con-	一起的	Concentric contraction（向心收缩）	肌肉附着点一起运动的收缩

续表

词根	含义	示例	定义
costo-	肋	Costal cartilage（肋软骨）	位于肋骨前端的软骨
cune-	楔形的	cuneiform（楔骨）	楔形的足骨
de-	往下	depression［（向）下沉］	肩胛骨的下沉运动
dors-	背面	dorsiflexion（背屈）	足尖朝向胫骨的运动
ec-	远离	Eccentric contractions（离心收缩）	肌肉的附着点相分离的收缩
epi-	在……之上	epicondyle（上髁）	位于骨上方的骨性标志
fasci-	环状的	tensor fasciae latae（阔筋膜张肌）	位于髋关节的环状小肌肉
flex-	弯曲	flexion（屈曲）	减少关节角度的运动
infra-	在……之下	infraspinatus（冈下肌）	位于肩胛冈下方的肌肉
meta-	之后	metatarsal（跖骨）	位于跗骨末端的足骨
post-	之后	posterior（后面）	身体的背面
pron-	前倾	prone position（俯卧位）	面朝下平卧
proximo-	近端的	proximal（近端）	距肢根部较近者
quadr-	四的	quadriceps（股四头肌）	大腿前面的有四个头的肌肉
re-	退回，再次	retraction［（使）缩回］	向身体中线拉肩胛骨
serrat-	锯形的	Serratus anterior（前锯肌）	有着锯形边缘的肌肉
sub-	在……之下，下级的	subcapularis（肩胛下肌）	位于肩胛骨下方的肌肉
super-, supra-	覆盖的，在……之上	supraspinatus （冈上肌）	位于肩胛冈上面的肌肉
		superior（向上）	朝向头部的
thoraco-	胸部的，胸椎的	thoracic vertebrae（胸椎）	脊柱的胸椎段
trans-	横向的	transverse abdominus（腹横肌）	腹部横向走行的肌肉
tri-	三的	triceps brachii（肱三头肌）	位于上臂，起端有三个头的肌肉
tuber-	膨胀	tubercle（结节）	骨上的小型圆物体
		后缀	
-al，ac	与……相关	Iliac crest（髂肌）	与髂骨有关
-cep	头	Biceps brachii（肱二头肌）	有两个头的臂肌
-ic	与……相关	Thoracic vertebrae（胸椎）	与胸部有关
-oid	像……形状的	rhomboid（菱形肌）	上背部肌肉，形状像菱形
-phragm	分隔	diaphragm（膈肌）	分隔胸部与腹部的肌肉

身体各系统

人的身体可以被看作是由大约12个相互关联的系统构成的有机整体，以控制完成大量复杂的功能。这些系统是器官的协调集合体，每一个系统都拥有特殊的功能，它们的组织结构适应一种合适的用途或功能。

此书阐明并分析了控制运动与姿势的系统，即肌肉系统与骨骼系统，这两个系统统称为肌肉骨骼系统。

其他的系统有心血管系统、淋巴系统、神经系统、内分泌系统、皮肤系统、呼吸系统、消化系统、泌尿系统、免疫系统和生殖系统。

肌肉系统

肌肉系统帮助身体进行运动，维持身体的姿势并产生能量。肌肉系统由三种类型的肌肉组织组成：心肌、平滑肌与骨骼肌。

心肌构成心脏的心壁，而平滑肌组织多见于内脏的器官壁，如胃壁和血管壁。这两者都是通过自主神经系统和激素的作用在无意识的情况下被激活的。

骨骼肌构成我们通常所说的肌肉。骨骼系统包括附着于肌肉和骨骼的肌腱，同时还有包裹全身肌肉的结缔组织，我们将之称为筋膜。

一个体重70千克（154磅）的男性，其骨骼系统的重量可达25~35千克（55~77磅）。

肌肉的附着点

肌肉通过肌腱附着于骨骼。附着点指的是肌肉的起点和止点。起点指的是近端（靠近肢体的根部）或靠近身体中线或身体中心的附着点。通常起点是活动度最小的点，在肌肉收缩中扮演的是锚的角色。

止点指的是远端（远离肢体根部）或远离身体中线或身体中心的附着点。止点是活动度最大的点，在活动中能被拉向起点的方向。

了解肌肉附着于一个关节或多个关节的起止点和此关节或多关节引起的活动是分析运动的关键因素。

所有的骨上都有方便肌肉附着的骨性结构。下面提供了一张描述骨性结构的表格。

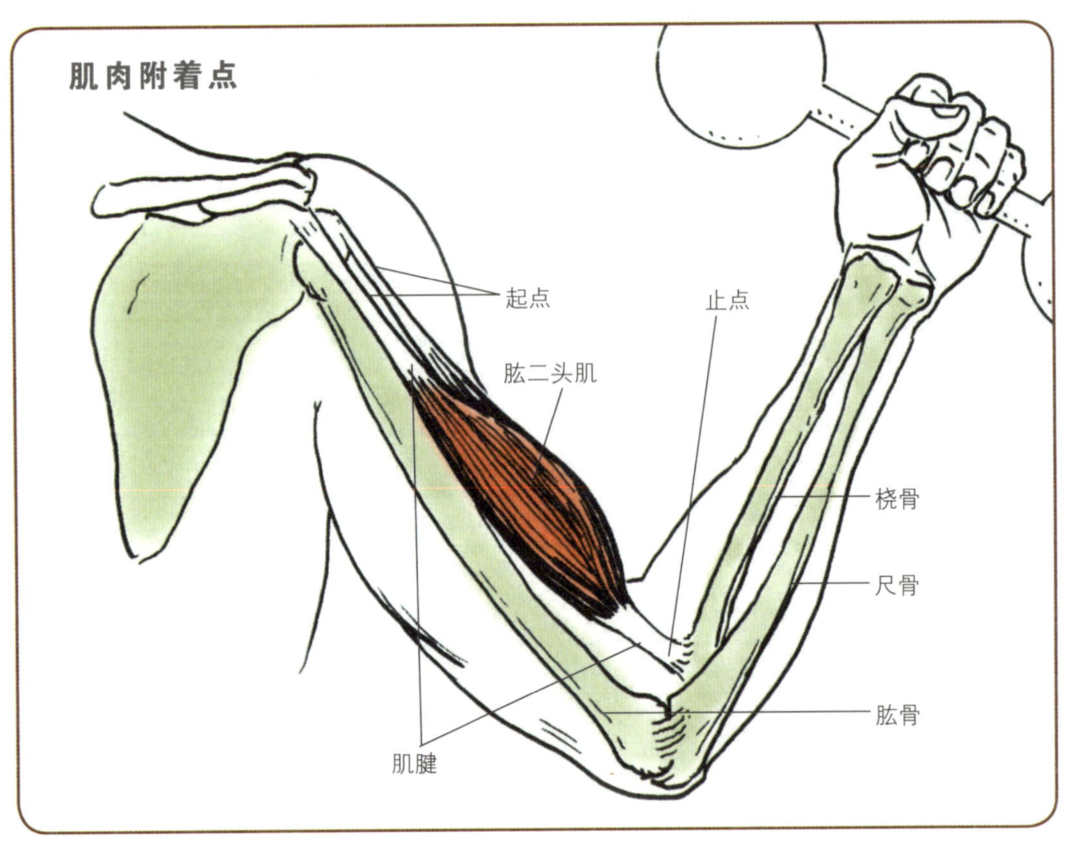

骨性结构

特征	描述	举例
髁	位于关节的大而圆形的突起，通常与其他骨相连结	股骨内侧髁与外侧髁 胫骨内侧髁
上髁	位于髁之上的突起	肱骨的内上髁和外上髁
关节面	小的、平坦的关节表面	椎间关节
头	位于骨两端终末点、显著且圆的膨大，通常构成关节	肱骨头
峰	山脊状，狭窄的突起	骨盆的髂嵴
线	沿着骨，较小且明显的线	股骨的粗线
突	突出的骨面	肩胛骨的喙突和肩峰 肘关节的尺骨鹰嘴
脊、棘突	骨表面尖锐的突起	椎骨的棘突 肩胛冈
缝	两个形成固定或者半固定关节的骨所构成的连结线	连结颅骨上各骨的缝
转子	非常大的突起	股骨大转子
小结节	小而圆的突起	肱骨大结节
大结节	大而圆并且粗糙的突起	骨盆的坐骨结节
孔	骨上的圆形小孔或者开口	包含着脊髓的椎孔顺着脊柱上下贯通
凹	骨上凹的、浅的或平整的表面	肩胛骨的冈上窝和冈下窝

“skeleton”一词来自于希腊语，意为“干枯的”。新生儿出生时全身约有350块骨，在他们的成长过程中很多骨会相互融合形成一块骨，成人后全身有206块骨。

肌肉系统

前面观

胸锁乳突肌
锁骨（骨）
胸骨（骨）
胸小肌
肱二头肌
前锯肌
腹外斜肌
肱肌
腹内斜肌
腹直肌
腹横肌
髂腰肌
缝匠肌
股外侧肌
股内侧肌
股直肌
缝匠肌
胫骨（骨）
斜方肌
三角肌
胸大肌
喙肱肌
背阔肌
肱二头肌
肱三头肌
肱肌
旋前圆肌
肱桡肌
桡侧腕短伸肌
桡侧腕屈肌
掌长肌
尺侧腕屈肌
屈肌肌腱
阔筋膜张肌
髂腰肌
耻骨肌
缝匠肌
长收肌
股薄肌
股外侧肌
股直肌
股内侧肌
胫骨前肌
腓肠肌
比目鱼肌
深层肌肉
浅层肌肉

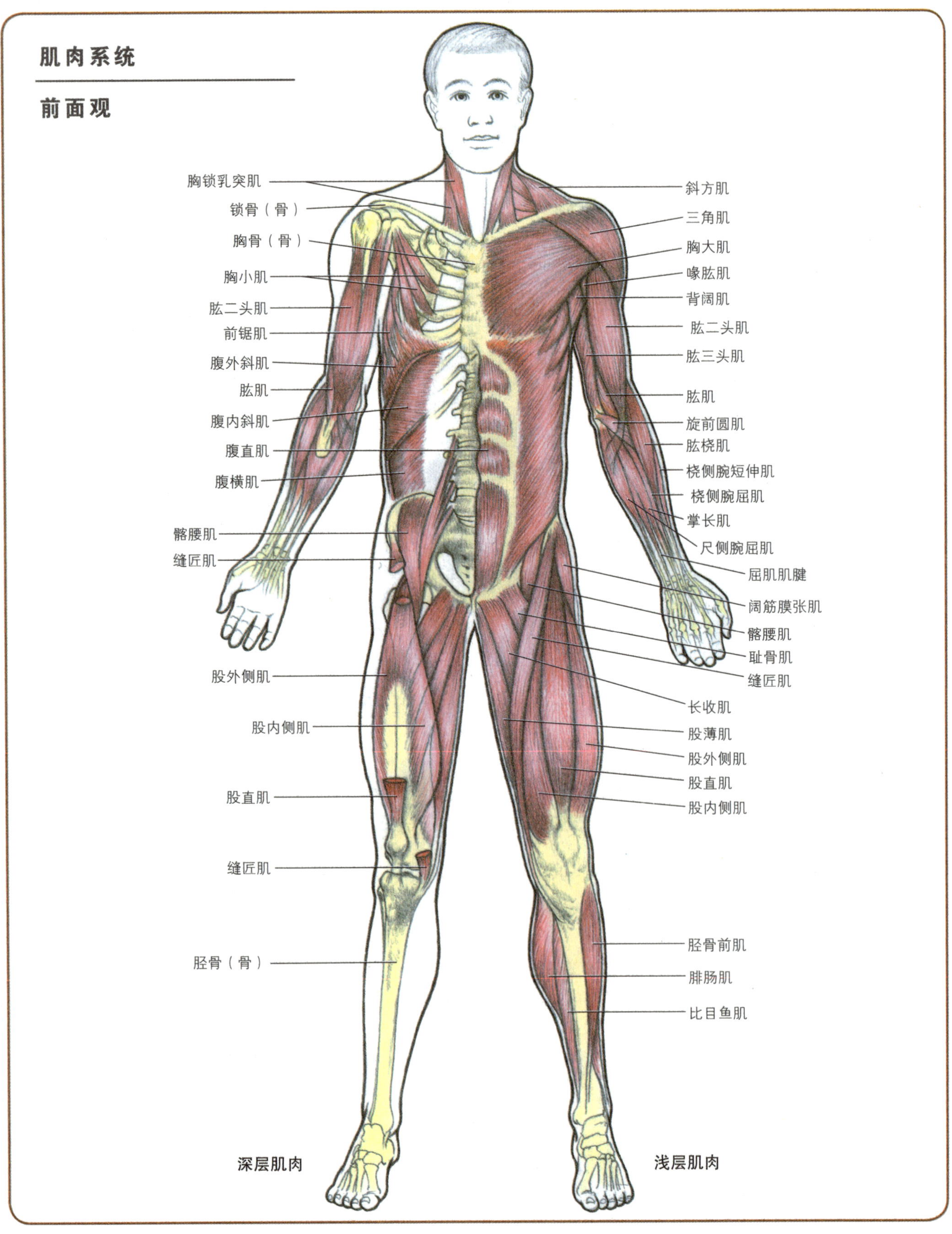

肌肉系统

后面观

斜方肌上部肌束
三角肌
菱形肌
肱三头肌
肱肌
背阔肌
肱桡肌
桡侧腕长伸肌
肘肌
尺侧腕屈肌
尺侧腕伸肌
指伸肌
拇短伸肌
臀中肌和臀小肌
臀大肌
半腱肌
股二头肌
跖肌
腓肠肌
肩胛提肌
冈上肌
冈下肌
小圆肌
大圆肌
竖脊肌
前锯肌
后锯肌
腹外斜肌
腰方肌
梨状肌
上孖肌
闭孔内肌
下孖肌
股方肌
股二头肌（长头）
大收肌
半膜肌
股二头肌（短头）
股二头肌（长头）
半腱肌
腘肌
比目鱼肌
浅层肌肉
深层肌肉

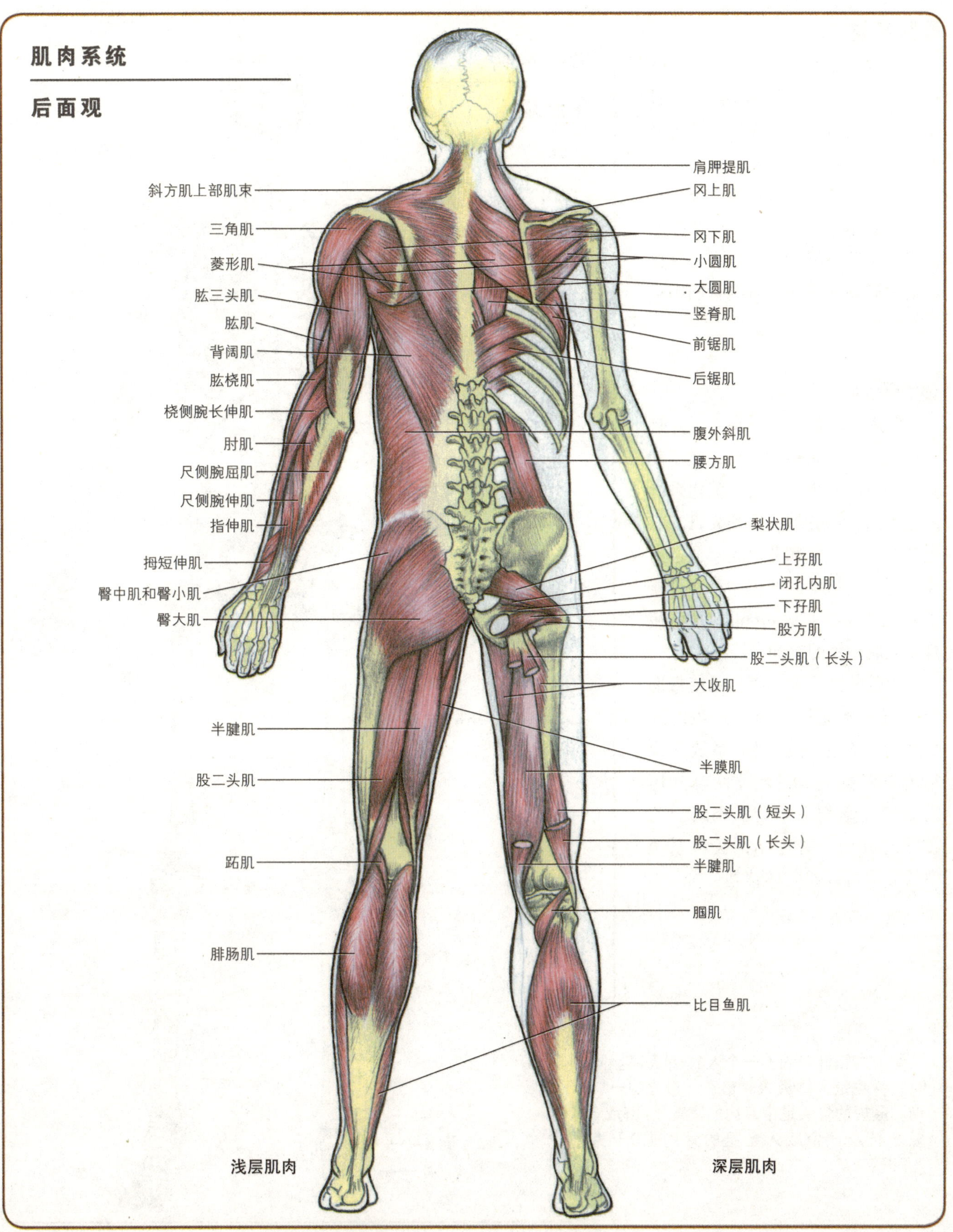

骨骼系统

骨骼系统由骨骼、韧带（将骨与骨进行连结）和骨连结组成。骨连结也称关节。关节有时会被定义为一个独立的系统，称关节系统。

除了促进运动的功能以外，骨骼系统的主要作用还包括支撑肌肉、保护软组织和内脏器官、储存多余的矿物质及在长骨的骨髓中进行红细胞的生成。

整合系统

身体中的各种系统是完全并且复杂地相互关联的。例如，做运动时，呼吸系统吸入氧气，消化系统将吃下的食物分解成营养元素。心血管系统将氧气和营养元素通过血液带到参与运动的肌肉中，促进能量反应（energy reactions）从而使身体完成相关的运动。

随后淋巴系统和循环系统帮助身体将这些能量反应所产生的废物通过消化系统或泌尿系统转换和（或）排泄。神经系统与身体肌肉相互影响来掌管肌肉组织的收缩与放松。骨连结的关节系统中的关节可以使肢体移动。

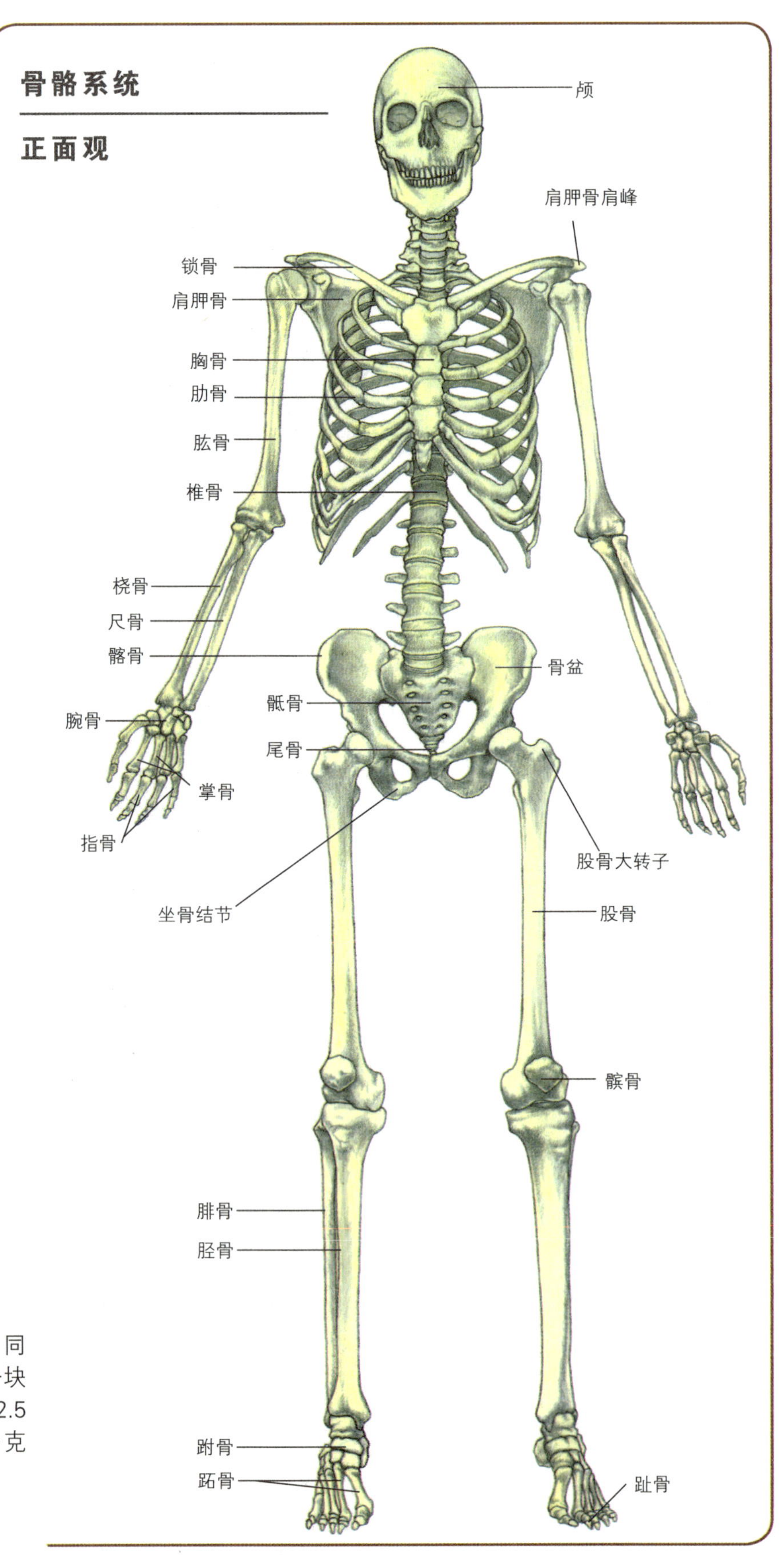

股骨（大腿骨）约占一个人的1/4身高。同时股骨也是人体最大、最重、最强的一块骨。最短的骨头是中耳内的镫骨，只有2.5毫米长。一个成人全身的骨约重9千克（20磅）。

体平面和体区

在学习解剖和对动作进行分析的时候，我们通常使用一个标准的人体姿势，即解剖学姿势。所有动作和解剖结构位置的命名都按照人体以此姿势站立的前提。

局部解剖

本书是对体表部位的技术标签指南（technical labelling guide）。在解剖学名词中，通用的名词会被由拉丁文衍生而来的专业解剖学术语替代。例如，通用的“头部（head）”在术语中会用“头颅（cranial或cranium）”替代。

躯体不同的部分还分为更小的区域。例如，头颅包括额部、枕部、顶部和颞部。

解剖学平面

躯体可以分为三个虚构的平面，每一个平面均垂直于另外两个平面。

矢状面由前往后穿过躯体，将躯体分为左、右两个部分。躯体的中线称正中（median）。当使用矢状面区分躯体时，矢状面直接穿过正中部位，因此也称正中矢状面。冠状面（额状面）由上到下穿过躯体，将躯体分为前部和后部。

水平面（横切面）成直角地穿过躯体中间，将躯体分为上、下两个部分。

通过任一平面观察躯体内在结构的解剖截面，称运动平面，而关节运动也是通过与这三个平面的关系来定义的。了解解剖学平面，有助于明白正在观察的部位是通过什么角度进行的。

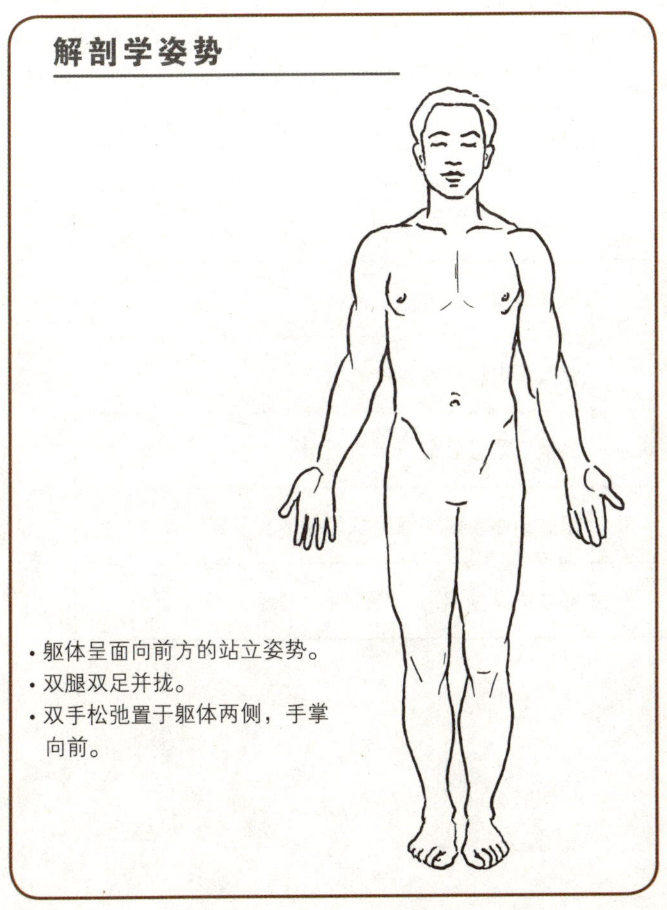

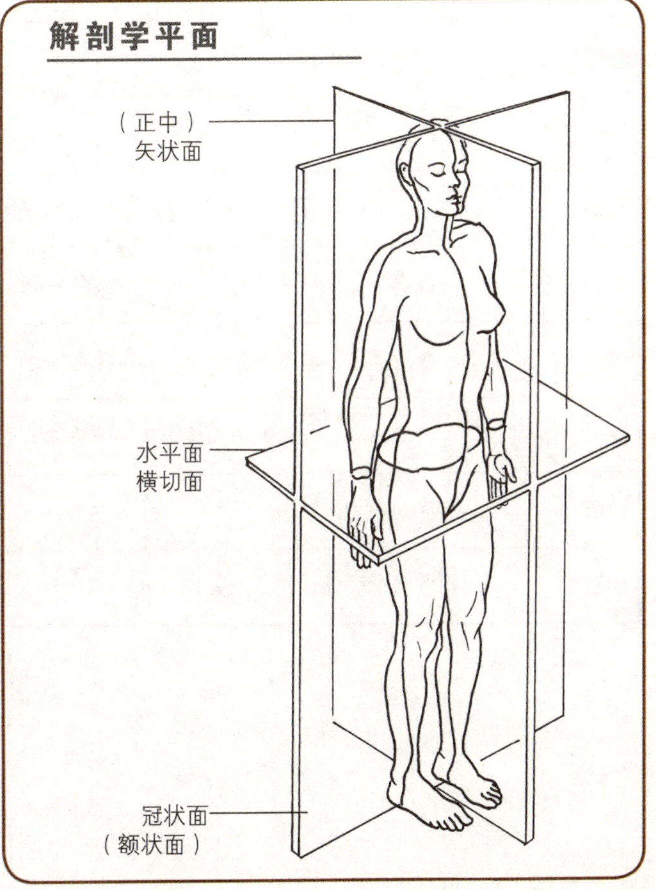

解剖学术语

有标准的解剖学术语用来描述躯体某个结构的位置和方位，及其与邻近结构的关系。

人体是一个非常复杂的三维立体结构。对表示位置和方位的解剖学术语的掌握，有助于比较躯体的不同定位，以及理解其与其他解剖结构间的关系。

无论人体姿势如何，或站或坐或躺，这些术语都是标准化的，根据人体以解剖学姿势站立的状态命名（如前所述）。关于方位的术语也不因关节运动而混淆（见17~20页）。

位置和方位的解剖学术语

位置	定义	使用范例
前	朝向前方，近腹侧面者为前	胸肌位于躯体的前侧
后	朝向后方，近背侧面者为后	腓肠肌位于小腿的后侧
上	一个结构的上方，朝向头部	膝关节位于踝关节的上方
下	一个结构的下方，朝向足部	髋部位于肩膀的下方
外侧	远离正中矢状面	桡骨位于尺骨的外侧
内侧	接近正中矢状面	胫骨位于腓骨内侧
近侧	靠近躯干或肢体的根部；有时指肌肉的起始部	肩关节位于肘的近侧
远侧	远离肢体的根部；有时指远离肌肉起始部位的位置	膝关节位于髋部的远侧
浅	靠近体表，与其他结构相比，更接近体表	腹直肌是腹壁最表浅的肌肉
深	远离体表，与其他结构相比，位于身体的更深处	腹横肌是腹壁最深部的肌肉
俯卧	面向下方躺着	俯卧的眼镜蛇式练习从面向下方平躺的姿势开始
仰卧	以背部躺着，面朝上方	仰卧推举练习由仰卧的姿势开始

关节运动

要分析复杂的运动，对运动的理解至关重要。包括知晓参与运动的关节及它是如何活动的。本书为您完成了关节识别的任务，对本章节的理解能够帮助您改善对运动的分析。

关节的类型

有些关节是半固定的，有些关节是固定的，分别可以进行部分活动或不能移动。例如，颅骨就是以固定的连结形式结合在一起的；而脊柱与骨盆的连结部位，骶髂关节（sacroiliac，由骶骨sacrum的“sacro”和附属于盆腔的“iliac”合成）属于半固定关节，允许少许活动范围。

第三种关节类型为滑膜关节，根据关节特定的形状、大小和结构可以自由活动并有不同的活动方式。滑膜关节是躯体最常见的关节类型。它们的特点是具有包绕关节的关节囊，在活动的刺激下，其内膜分泌润滑液。典型的滑膜关节包括肩、膝、髋、踝、足部和手部的关节，以及脊椎关节。

关节动作

当人们进行如瑜伽、行走或跑步等活动时，神经刺激和肌肉收缩使关节产生动作。

例如，当练习下犬式（50页）时，关节周围的肌肉收缩引起关节弯曲，踝、膝和髋关节角度减小，使得身体离开地板。

关节运动指示

多数关节运动具有通用名词，但有些活动只发生在某个特定关节。

普通关节运动发生在相似的解剖学平面。例如，肩、髋、膝关节屈曲都发生在矢状面（15页）。因此可以非常有逻辑且简单地学习这些关节运动和进行运动分析。

在下面的表格中，首先列出普通的关节运动，随后列出只发生在某一关节的特定运动。

严格来说，只用动作和一个肢体或躯体部位进行命名是不够准确的。例如，“腿部伸展”并不能阐明膝、髋或踝关节是否参与动作。应养成将动作与活动关节匹配的习惯。例如，肘关节屈曲、髋关节伸展、脊椎旋转及肩关节抬高（可能唯一的例外是当涉及躯干活动时，此时所有的脊椎关节一起产生全身的运动）。

通常动作都是成对出现的。每一个动作必然有一个回到开始姿势的返回动作。典型的成对动作包括屈曲和伸展，外展和内收，旋内和旋外，伸长和收回，以及抬高和降低。

要记住，所有运动都是以站在解剖学姿势（15页）的情况下命名的。因此，无论是站、坐还是躺（仰卧），“肘关节屈曲”都是一样的。

主要关节运动

普通运动	平面	描述
外展	冠状面	远离正中线的运动
内收	冠状面	靠近正中线的运动
屈曲	矢状面	减小两个相邻结构之间的角度
伸展	矢状面	增加两个相邻结构之间的角度
旋内（内旋）	水平面	以骨纵轴为中心向正中线方向旋转

续表

普通运动	平面	描述
外展	冠状面	远离正中线的运动
环转	所有平面	肩或髋关节完成圆周运动
特定运动		
1.踝关节运动		
跖屈	矢状面	足趾向下移动
背屈	矢状面	足部向胫骨方向移动
2.前臂运动（桡尺关节）		
旋前	水平面	手和腕部从肘部向内侧旋转
旋后	水平面	手和腕部从肘部向外侧旋转
3.肩胛骨运动		
下降	冠状面	肩胛骨的活动，如将肩胛骨向下挤压
抬高	冠状面	肩胛骨的活动，如将肩胛骨向上耸起
外展（伸长）	水平面	肩胛骨向远离脊柱的方向运动
内收（缩回）	水平面	肩胛骨向靠近脊柱的方向运动
向下旋转	冠状面	肩胛骨向下旋转，从上旋的位置返回
向上旋转	冠状面	肩胛骨向上旋转，肩胛骨前角向上向外运动
4.肩部运动		
水平外展/伸展	水平面	肱骨水平横行向远离中线方向运动
水平内收/屈曲	水平面	肱骨水平横行向靠近中线方向运动
5.脊柱/躯干运动		
侧屈	冠状面	躯干向远离中线的方向运动
	冠状面	躯干在冠状面上返回到中线位置
6.手腕运动		
尺侧偏斜	冠状面	手从解剖学姿势向靠近中线的方向运动
桡侧偏斜	冠状面	手从解剖学姿势向远离中线的方向运动

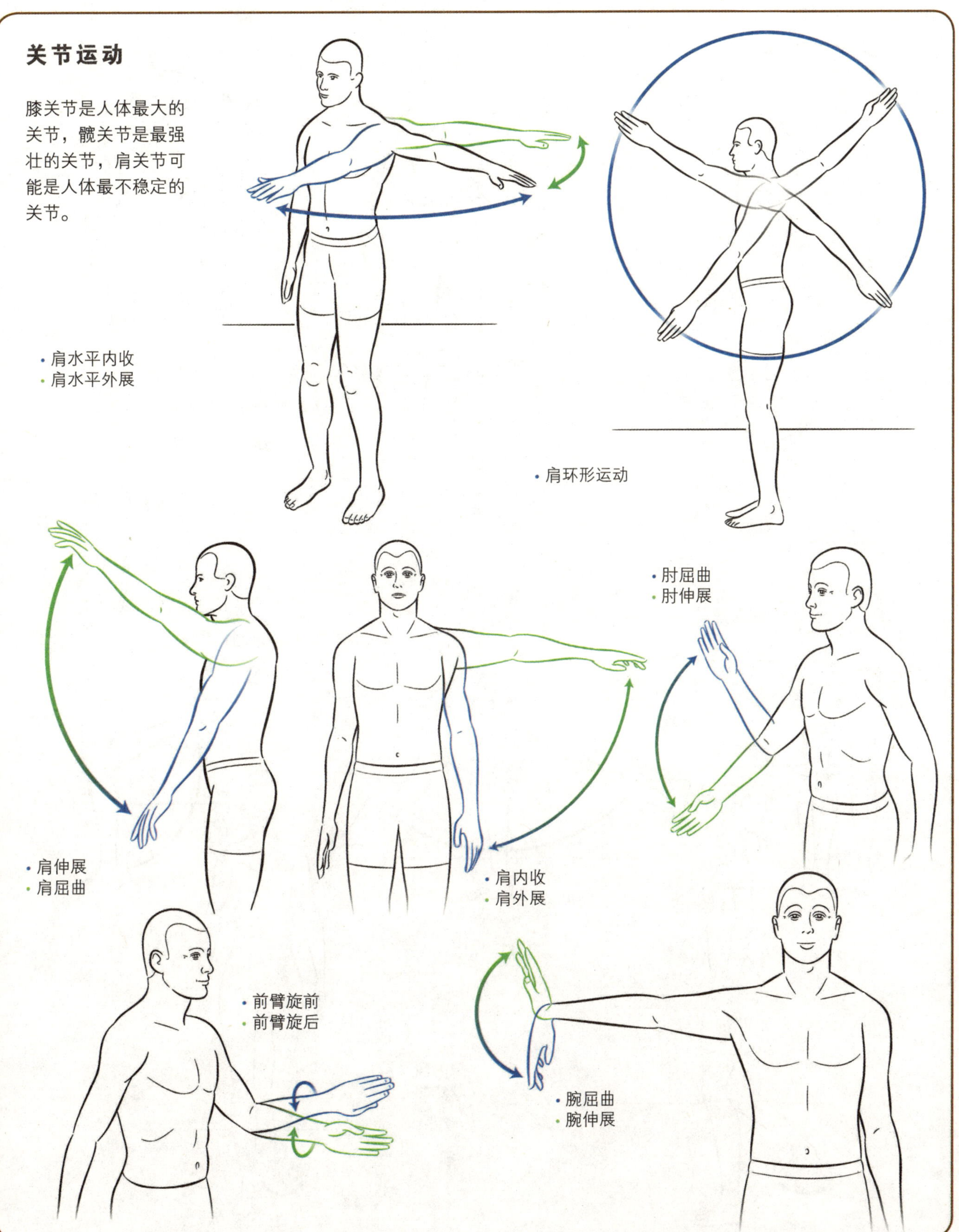
关节运动
膝关节是人体最大的关节，髋关节是最强壮的关节，肩关节可能是人体最不稳定的关节。
• 肩水平内收
• 肩水平外展
• 肩环形运动
• 肘屈曲
• 肘伸展
• 肩伸展
• 肩屈曲
• 肩内收
• 肩外展
• 前臂旋前
• 前臂旋后
• 腕屈曲
• 腕伸展

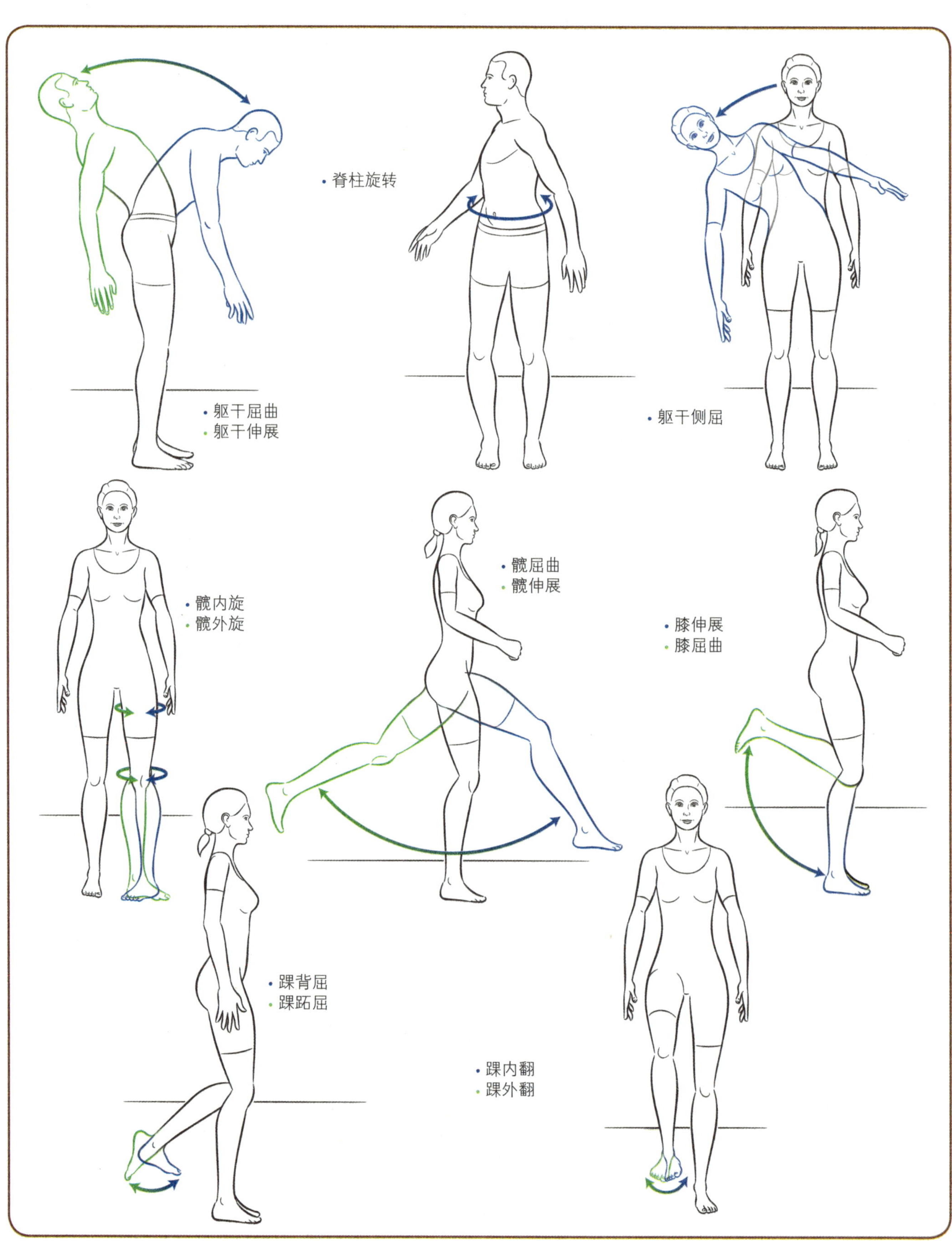
• 脊柱旋转
• 躯干屈曲
• 躯干伸展
• 躯干侧屈
• 髋内旋
• 髋外旋
• 髋屈曲
• 髋伸展
• 膝伸展
• 膝屈曲
• 踝背屈
• 踝跖屈
• 踝内翻
• 踝外翻

姿势和肌肉平衡

最近几年，姿势成了一个非常热门的词汇。然而对于正确姿势的理解、价值和研究方法常常被误解。对于姿势的定义有很多。包括：

“所有运动的起始和结束的位置。”（Joel E.Goldthwaite）

“肢体的位置或身体呈现的样子。”(*Stedman's Medical Dictionary*)

“肌肉、骨骼系统能够最高效发挥功能的位置。”（Moshe Feldenkrais）

除了这些定义以外，关于姿势还有两种主要的分类：静态和动态。

静态姿势

静态姿势可能被定义为“人静息、坐、站或躺时身体所处的位置”（P. Chek, *Golf Biomechanics Manual*）。如果一个人在运动之前就有一个比较差的姿势，那么他在运动的时候就也会处于一个较差的姿势。因此，差的静态姿势会在运动的时候表现出来。

动态姿势

动态姿势可能被定义为“不管身体的运动姿势或速度，在任何时间（空间）关系内维持任何（所有）参与运动的关节的瞬时旋转轴的能力”（P. Chek, *Golf Biomechanics Certification Course Manual*）。

举一个简单的例子。把脊柱想象成一个旋转轴（类似一个机轴），并把手臂看作一种将轴的运动表达出来的手段（类似连杆）。如果脊柱轴出现了错误并表现出一个与错误的姿势紧密相关的夸张的曲度，那进行有效旋转的能力将会大大降低。如果脊柱是正确整齐的，练习者将会变得更高效并更有可能发挥潜能。

当肌肉包裹住关节或关节与关节之间处于一个平衡的状态时，身体能维持一个理想的姿势。好的“肌肉平衡”顾名思义是指肌肉处于它们的理想或普通的长度或张力下。“肌肉不平衡”指的是处于一个关节一侧的一块肌肉处于紧张状态而它的对侧肌肉（拮抗肌）被动拉长且可能处于虚弱状态。这使此关节失去了它的最佳旋转轴，这可能使关节处产生过度的磨损和撕裂，在体育活动时增加关节损伤的风险。

姿势与力线（alignment）

万有引力通过人体与地心所连成的直线来作用于人。在站立位下，当踝关节、膝关节、髋关节、肩关节和耳朵在重力线上时，中立的力线就由此产生。身体同样需要从前往后、从左往右的平衡，让身体用最小的力来对抗重力维持身体的姿势。身体越是远离中立的力线，越是要付出更多的力来对抗万有引力。对于大多数人而言，不良姿势并不会增加损伤的风险，但是会浪费生命力并且使人疲劳从而让人无法参与到想参加的活动中去。

在中立力线上，处于中立位的骨盆的耻骨支和髂前上棘是垂直排列的（22页）。如果想象骨盆盛满水，在这个位置下，水是不会溢出的；当骨盆前倾时，水会从前方洒出来；相反，当骨盆后倾时，水会从背部流出。

当用不同的姿势锻炼或者移动身体时，如做拜日式时（48页），重力持续作用于身体，随着动作的变化，主要的平衡点也在发生变化，这就需要我们花更大的力去维持身体的平衡和力线。尽管做瑜伽时平衡转移是不争的事实，绝大多数情况下保持脊柱中立位仍然是非常重要的。脊柱中立位（neutral spine）在做下犬式（50页）的情况下需要维持一条通过耳朵、肩关节、髋关节的直线，不一定要保持一条垂直线。

不良的姿势控制和力线有可能发生姿势代偿，影响运动质量、锻炼的安全性和效果。这意味着参与运动的关节，关节的活动及活动的范围，以及参与活动的各式固定肌和原动肌会与理想状况相左。这增加了损伤的风险。

固定肌与原动肌

普遍的区分固定肌与原动肌的方法是看它们在活动中起的是固定功能还是运动功能。原动肌主要负责产生跨关节的运动，如在进行下犬式（50页）时髂腰肌所起的作用。

固定肌是指在身体上或在一个给定运动中以维持稳定性和身体其余部分的力线为主要目的的肌肉，在此情况下原动肌就能产生有效的运动。例如，在维持一个瑜伽动作时，所有的肌肉都发挥着固定肌的作用。一些特定的肌肉由于它们所处位置、形状、角度、肌纤维类型的优势，比起作为原动肌更适合作为固定肌。固定肌一般处于关节的深层并且有较强的耐力，但是不能产生较多的力量。而原动肌则往往处于身体的浅层，耐力较差，但是能产生较大的力量。

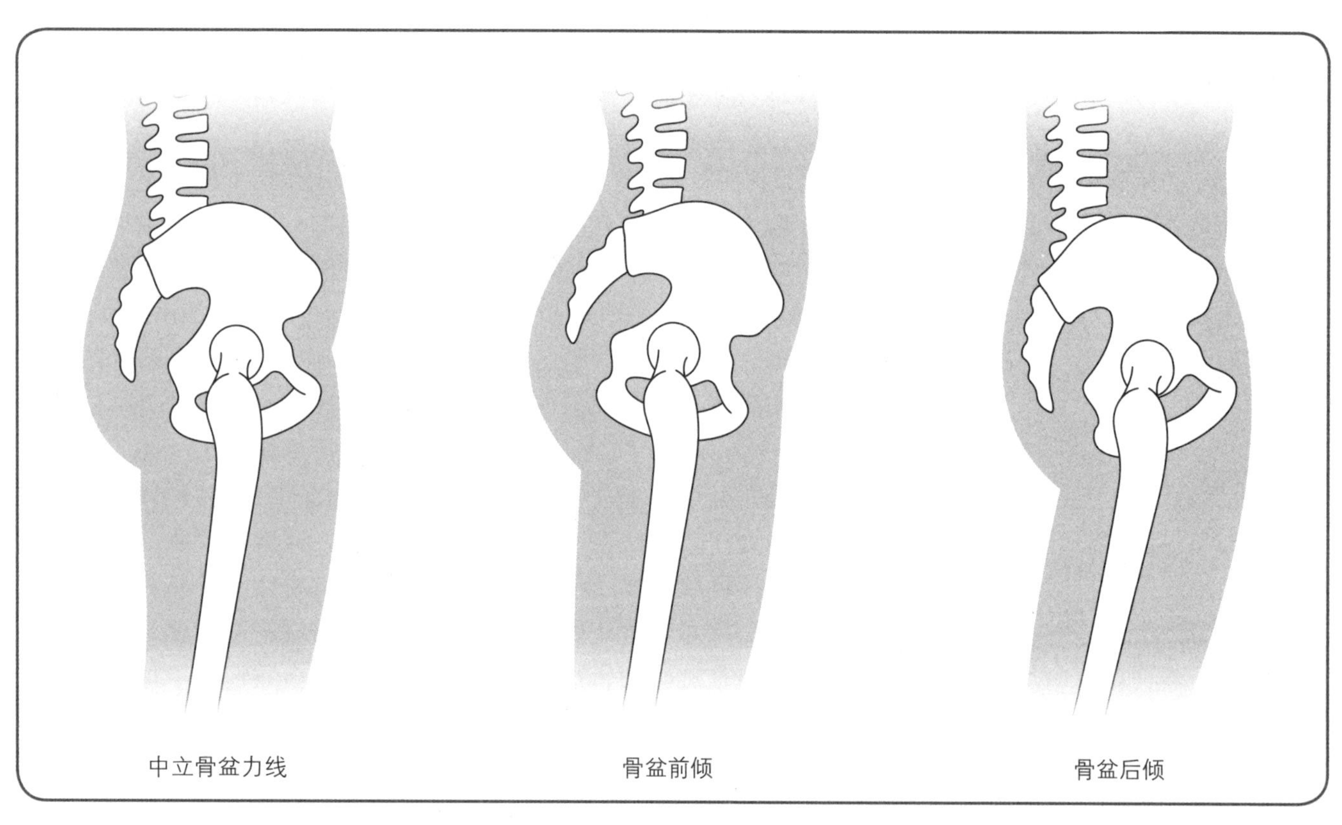

脊柱

人类的脊柱由33块骨在5个不同的区域组成。这5个区域分别是颈椎、胸椎、腰椎、骶椎和尾骨（尾椎）。

每块椎骨都包含有1个椎体，1个棘突和2个横突。椎骨上的突是用来给肌肉和韧带提供附着点的骨突。棘突正对椎体向后突出。横突位于椎体的两侧，稍偏后于中线向外突出。每一节椎骨的突在矢状面上的角度都不同。

脊柱的关节为关节突关节或椎间关节。每一节椎骨（除了最开始的两节）都有一个上关节突与其上一节椎骨的下关节突相关节。这些关节限制了脊柱侧屈、后伸和旋转的角度。

每一块椎骨都是根据其所在脊柱的区域来命名的，按照数字顺序从上往下排列。例如，7节颈椎被称为C1、C2、C3、C4、C5、C6

和C7。第一颈椎也称寰椎，第二颈椎称枢椎。12节胸椎依次排列，分别为T1~T12，腰椎5节，依次为L1~L5，骶椎（即便已经融合）依次为S1~S5。

椎骨被由纤维软骨组成的椎间盘隔开。椎间盘由一个髓核和一个纤维环组成。

髓核位于椎间盘中心，质软，呈凝胶状。纤维环是没有髓核柔软、以同心环包裹髓核的物质。椎间盘能够吸收震荡、限制椎间关节的过度活动，并且根据瑟奇·格拉克维斯基在《胶原蛋白和热力学第二定律》中的说法，能在人类步行时传递能量，这使人类的运动更有效率。

脊柱在三个运动平面都可以进行活动。只有已经融合的骶椎和尾椎区域是例外。但是骶椎可以在骨盆的髂骨上活动大约4°（N.伯格杜克，《腰椎和骶椎的临床解剖》）。

一般情况下，脊柱位于解剖位的曲度为：

颈椎：向前弯曲30° ~35° 。
胸椎：向后弯曲30° ~35° 。
腰椎：向前弯曲30° ~35° 。

脊柱向前弯曲也称脊柱前凸。脊柱向后弯曲也称脊柱后凸。脊柱向侧面弯曲称为脊柱侧弯。脊柱前凸的角度增加且超过了正常范围，为脊椎过度前弯。“hypo”和“hypro”两个词同样可以用于描述脊柱后弯的姿势。

颈椎的位置非常关键，因为它构成整个头部的基础，所有至关重要的反射机制（survival reflex mechanisms）都存在于颈椎，如呼吸、咀嚼、视觉、听觉和平衡。

在解剖位置上，头于中立位没有旋转和侧弯地处于颈椎上，眼、耳和下巴处于水平位。当头不处于中间位置时，说明出现了反常的旋转或发生了C1枕部（头颅的底部）的半脱位，即寰椎半脱位。

寰椎半脱位可能是身体创伤或生理反射想要针对已存在的不平衡将头部位置重新对齐到水平位而引起。

颈椎的位置与胸椎的位置是密切相关的。如果胸椎处于过度后凸的位置，颈椎就不得不代偿以保持眼睛处于水平位置。颈椎用伸展来代偿，这个动作会缩短颈椎的伸肌，拉长并有可能弱化颈椎的屈肌。

胸椎与腰椎也是紧密相关的，它们之间的相互影响会在下一部分进行讨论。

根据瑟奇·格拉克维斯基在《胶原蛋白和热力学第二定律》中的说法，人类的脊椎由爬行动物脊椎进化而来。爬行动物是第一种走上陆地的生物，其脊椎向侧方弯曲成鱼类脊椎样。哺乳动物的脊椎变得屈曲和伸展以此能步行得比爬行动物更快。屈曲、伸展和侧弯的组合也衍生出了旋转，旋转在灵长类和人类步行（运动）时会产生。

在人类的脊柱中，整个颈椎和上半部分的胸椎是向同侧旋转和侧屈的，如脖子向右侧屈时，同时也会有一个自然角度的向右旋转。

不过下半部分的胸椎和全部的腰椎是完全不同的。当腰椎向右侧屈时，会有一个向左的自然旋转，反之亦然。

了解这些对专业人士在如何针对背部损伤的患者开具运动处方方面非常重要。

异常姿势概述

任何人都有少许不良的姿势或肌肉的不平衡，都会产生下列不良影响。

- 关节运动时无法通过它的瞬时最优旋转轴。
- 会因此诱发肌腱、韧带、血管和神经的问题。
- 会造成肌腱撕裂（紧张）、韧带撕裂（紧张）、神经卡压和限制血液流入软组织，也能造成关节软骨的过度磨损。
- 关节还会被限制无法进行全关节范围活动。会增加肌肉、肌腱和韧带的损伤风险，特别是在进行需要大范围关节运动的高强度锻炼时。

交互抑制

交互抑制发生在关节一侧的肌肉紧张时。另一侧的拮抗肌通常会被动变长和变弱。被抑制（变弱）的肌肉会变得不够强大，以至于不能发挥自己的作用，而另外一侧的协同肌则必须超负荷工作以进行代偿。这被称为协同优势。协同优势肌是最有可能发生紧张的。

由于肌肉和韧带结构的拉长和弱化，关节的稳定变得更加困难。身体产生进一步的代偿以在支撑面上维持身体的平衡，其结果是导致上述因素的产生。接下来，详细观察每一种异常姿势，并标记出它会导致的潜在问题。

脊柱后凸（驼背）

当处于脊柱后凸姿势时，胸骨的弯曲角度就如25页图所示，因此进入肺部的氧气量就会减少。这会影响运动员的运动和体力劳动者的工作。错误的呼吸还会改变体内微妙的酸碱平衡。当血液的pH值在正常范围之外的时候，就有可能导致很多不同的疾病发生。

驼背的姿势还会限制肩关节的前屈范围，这是因为在上臂完全屈曲之前肱骨头就会与肩峰相撞。在肱骨头与肩峰之间的是肱二头肌肌腱与冈上肌。在做高举过头的运动，如壁球、游泳或者进行任何需要将物体高举过头的动作时，这些肌肉的肌腱就容易被拉伤。

如上文所提到的那样，驼背会使头部朝前。当这个姿势产生时，会使颈部肌肉的张力上升。头部的位置越朝前，颈部的肌肉就得做越多的功以保持头部朝上。这就造成颈部和上背部的肌肉产生更多的张力，高张力会使人在一天的活动中浪费更多的能量并易感到精疲力竭，也会阻止血液流向大脑而造成头痛。

脊柱前凸

在脊柱前凸时，关节突关节间的距离比理想状态下要更靠近。因此在做脊柱后伸和旋转的动作时，这些关节会比正常情况靠近得更快并且关节接触面之间的压力也比正常情况下更大。随着时间流逝，如果这种额外的压力一直存在，会有一个甚至更多的关节突关节会产生骨折。这种类型的骨折称脊椎滑脱。这种骨折会变得更糟并且最终完全间断。接下来就会导致椎体的向前滑脱并且在滑脱的脊柱的位置可以摸到一个很明显的脊。这种类型的间断被称为脊椎前移。脊椎前移也会造成椎管狭窄（堵塞）。椎管狭窄发生时，包裹着脊髓的椎管就会变窄，脊髓受卡压、刺激会产生区域性的疼痛并放射至手臂或大腿。

受这种类型的损伤困扰时，通常疼痛在脊柱伸展时加剧。如果怀疑自己患有脊椎滑脱，应去医院寻求专业人员的帮助。

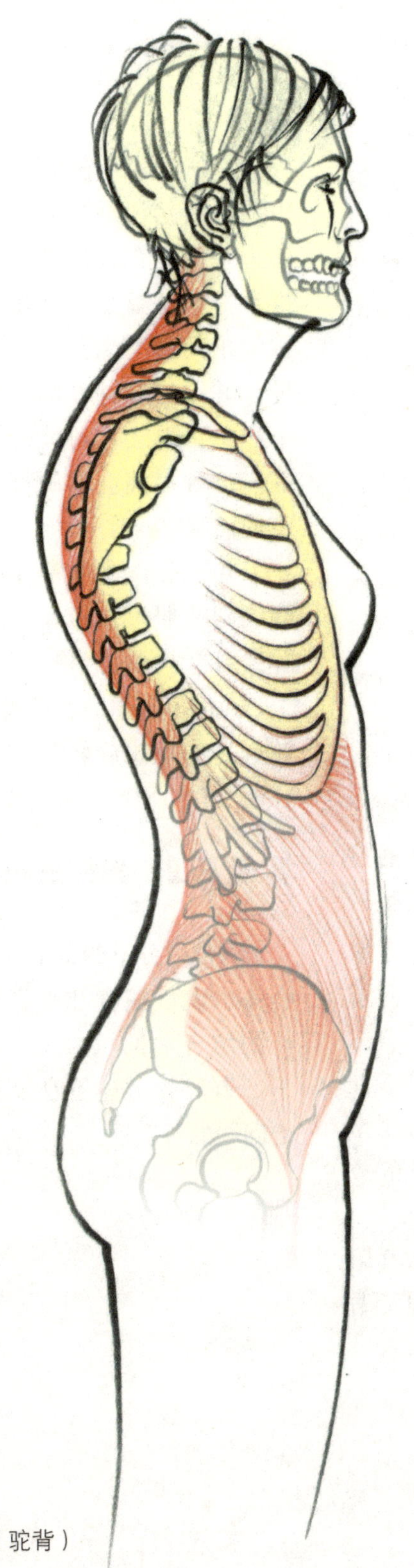
脊柱后凸（驼背）

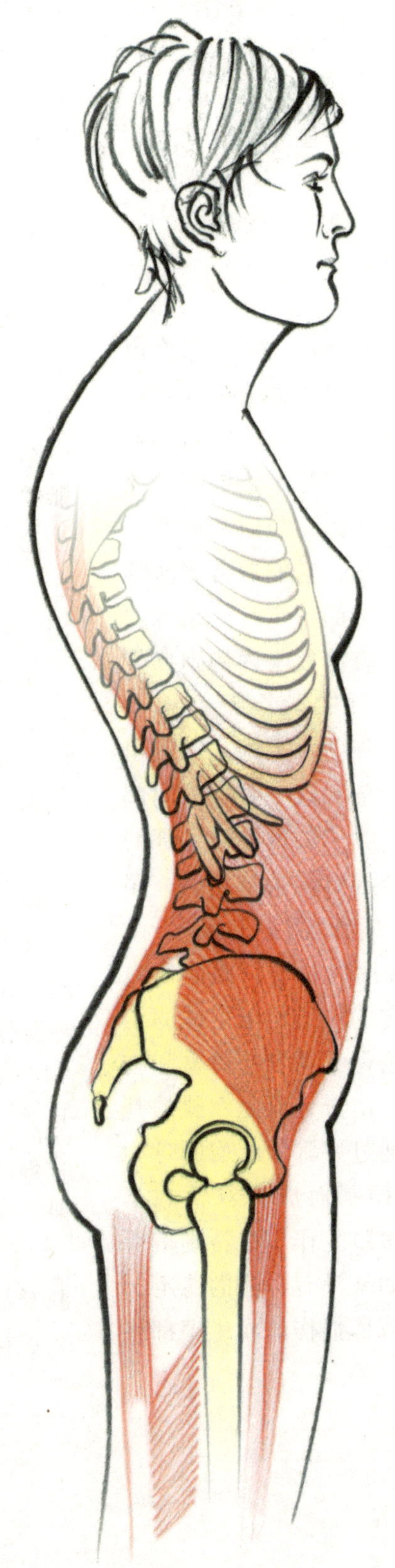
脊柱前凸

脊柱前凸一般与骨盆前倾同时发生。骨盆前倾可能会导致：

- 股骨的内旋。
- 腹肌拉长。
- 臀大肌、臀中肌和跟腱拉长。
- 坐骨神经痛。

当骨盆前倾时，双膝关节会内旋并且在运动时压力会施加在膝关节的中间位置，除非腹肌和伸髋肌（臀肌和跟腱）足够强壮才可抵抗内旋。因为腹肌和伸髋肌被拉长而弱化，它们通常无法继续维持膝关节的稳定。于是膝关节变得更加容易发生内侧副韧带与交叉韧带扭伤和软骨撕裂。

膝关节内收的同时，体重也被转移到足部和踝关节的中间部位，造成踝关节的内翻和足部的外翻。这会导致踝关节扭伤、跟腱炎、胫纤维炎和足底筋膜炎。

随着腹肌的拉长，腹肌通常起到的固定的作用也随之减弱。腹肌的作用是帮助维持骨盆和胸腔的稳定。由于骨盆是双腿的基础，胸腔通过肩胛带（肩胛骨和锁骨）的控制而成为双臂的基础，所以腹肌的作用是特别重要的。肢体如果没有合适的稳定，任何类型肢体损伤的发生率都将会大大增加。

臀肌的拉长其重要性不只像上文所说的会增加腿部肌肉损伤的风险。随着臀肌被拉长和减弱，会导致骨盆前倾，在运动中跟腱就必须发挥更大的作用。臀大肌的作用之一就是帮助稳定骶髂关节（骨盆的骶骨与髂骨之间的关节）。在步态（步行、慢跑、快跑、冲刺）中骶髂关节是基础，因为上半身所有的重量是通过骶髂关节或S1关节来稳定的。在步态中臀大肌是最强有力的伸髋肌，它起到驱使身体前进的作用。臀大肌也会与对侧的背阔肌一同活动提供给腰背筋膜张力来稳定S1关节。如果臀大肌弱化，股二头肌（和其他的伸髋肌）就不得不用更大的力来进行伸髋运动并且进行更剧烈的收缩来通过骶结节韧带稳定S1关节。跟腱的过度劳累，特别是股二头肌的肌腱过度劳累，通常会在运动时造成跟腱扭伤。

当骨盆旋前时，梨状肌会被伸长并拉紧。这会使梨状肌挤压坐骨神经并引起大腿后侧向下的放射性疼痛，也就是坐骨神经痛。

任何不理想的脊柱姿势都会限制脊柱的理想旋转。关节突关节会更快地相互靠近，这会导致一些问题，还会造成脊柱上的软组织紧张和扭伤。

平脊

在平脊的姿势之下椎间盘会被由前向后挤压。这个由前方而来的力将椎间盘向后方脊髓的方向推动。椎间盘会“凸出”（一般称为椎间盘突出），突出物超过椎体并压迫脊神经的神经根。这个压迫可能会也可能不会导致疼痛。这种疼痛会向腿部放射，称神经根痛。

由于平脊姿势常伴有骨盆后倾，梨状肌可被拉紧并刺激坐骨神经引起坐骨神经痛。

任何不理想的脊柱姿势都会限制脊柱的理想旋转。这会造成脊柱上的软组织紧张和扭伤。

背部下凹（脊柱前倾，sway back）

背部过分下凹是上述姿势的结合体，尤以驼背和平脊这两种姿势的结合常见。因此，背部过分下凹有导致上述不良姿势所造成的问题的可能性。

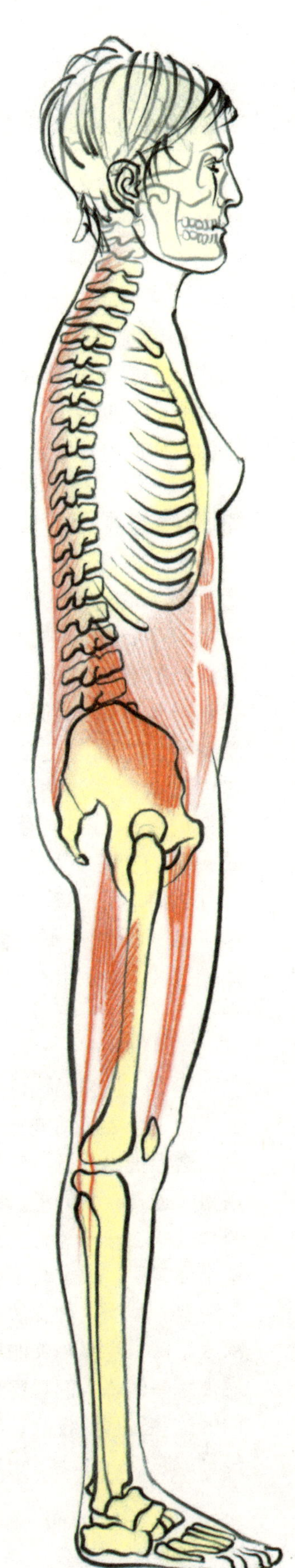

平脊

脊柱前倾

瑜伽如何改善姿势？

谈论瑜伽和姿势之间的关系应基于以下情况：如果我们能够平衡肌群，那么姿势就有可能自动矫正。如果取得了肌肉平衡，肌肉系统过多的肌张力和肌紧张就会消失并会增强人体的本体感受（在生物体内产生并被感受到的一种刺激，特别是那些与身体位置和运动相关的刺激）和能量效率，也可提高人的健康感受。此处主要讨论三种可以改善姿势的瑜伽方法。

增强肌力

在进行瑜伽动作的训练时可意识到单侧的力量与柔韧性的不平衡。姿势是肌肉系统创造出来的平衡。通过提高姿势肌（也称紧张肌或者1型肌）的肌力，可以达到两边姿势的对称。瑜伽训练要求每个动作应该保持1~3分钟。研究表明，最有效地增强紧张肌的方法是保持肌肉收缩3分钟。有一个很普遍的对于瑜伽的误解是瑜伽只是改善人体的柔韧性。实际上，完成每一个动作并保持姿势都需要柔韧性、力量和持久力相结合。

提高柔韧性

瑜伽所起的作用远远不止提高柔韧性：瑜伽能放松精神与身体的紧张模式。当用典型的西方观点看待柔韧性时，柔韧性反映的是肌肉和关节运动时，全关节运动范围的能力，没有柔韧性的这个概念。在改善身体柔韧性上有两种看法，两种观念都可以应用在瑜伽和瑜伽姿势［(asana，一种被瑜伽气功（hatha yoga）所采用的姿势)］的训练上。

首先，瑜伽可增加结缔组织的柔韧性。这可通过进行一个90秒到3分钟甚至更长时间的拉伸来达到效果。通过持续这一段时间的拉伸能够给予神经肌肉系统时间来重新设定自己。保持一个较短时间的拉伸会产生一种很棒的放松的感觉，但不会有任何深刻的结构性变化——肌肉系统还是会回到它原有的长度。长时间保持一个姿势，有利于进行神经机制的募集来放松肌张力。这也被称为“交互抑制”。无论何时都会有一组肌肉在工作（主动收缩），与此同时也会有一个神经过程导致对侧肌肉（拮抗肌）的放松。这个机制经常被用在瑜伽中。例如，练习前屈式（站立位向前弯曲）时，当我们向前弯曲放松跟腱时会被告知收缩大腿肌肉。

其次，瑜伽运用一种叫作“肌肉能量技术”的技巧（也称MET），增强身体柔韧性。这个方法运用的是肌肉收缩和放松的技术。例如，在练习仰卧足趾式——躺卧式（104~105页）使用一根带子保持腿部伸直时，通过保持带子拉紧并将腿向地板压，不但可以使腿部活动，还可以收缩跟腱。这个强度要保持8秒，然后完全放松跟腱再把腿拉回到伸直位。这个动作能够重复2~3次。尽管仰卧足趾式不是瑜伽的传统动作，但是其可以用来改善特定的姿势。据说姿势肌对于这种类型的拉伸反应良好。

增强体态意识

首次练习瑜伽，即应专心于达到姿势的正确力线。在整个练习过程中，我们被提醒调整呼吸并保持脊柱的长度。身体感觉意识和身体从一侧到另一侧的差异意识开始增强。这个出现在意识之中的新信息开始使我们意识到我们的身体是如何存在于空间中的；我们变得更加关心自己的姿势并发现自己会移动身体来建立正确的力线，这不仅会发生在瑜伽垫上，也会出现在日常生活中。

练习得越多，聆听身体内部信息的能力也越强。你可能会发现，当保持一个姿势站或坐很长一段时间，会浮现出挫折、生气或快乐的情绪。通常，我们把这种感觉怪到姿势的头上——“我真的很不喜欢这个姿势”，或“我不擅长做出这个姿势”。当这种想法出现时，应深入了解，克服相关的思想障碍。瑜伽练习磨炼人们观察和目击身体内的这些转移的技能，然后重要的是释放它们。

呼吸的生物力学

接下来将介绍有关呼吸肌功能的内容。尽管每一块肌肉都有相应的功能描述，但是很难表达它们参与了什么功能——由于活动的等级不同，每一块肌肉开始发挥作用的时间也不同，呼吸不仅会由于活动的等级而发生显著改变，还可能由于情绪状态、姿势位置、健康情况甚至所穿着的衣物发生改变。阅读这部分内容时还需要考虑：下列列出的肌肉可能不只发挥单一的功能。例如，腹肌同时辅助吸气和呼气，膈肌也参与到呼气的过程中，尽管参与的不是很多。通过这些信息可以清楚了解每个呼吸循环中肌肉运动的模式；通过这种方法可以认识姿势和呼吸是如何相互关联的。如果想改善自己的姿势，也必须同时关注呼吸模式，因为这有可能通过附属肌肉对姿势造成不利，产生紧张。

膈肌下面观

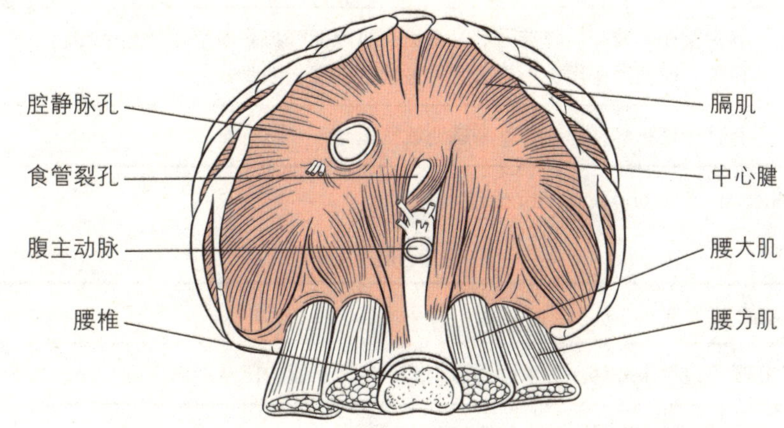

吸气肌

主要肌肉	功能
膈肌	分隔胸腔和腹腔。在吸气过程中膈肌收缩并且膈肌的圆顶向腹腔下降，以降低胸腔内的压力并且允许肺充分扩张。呼气过程中膈肌放松，增加胸腔内的压力
肋提肌	抬高并外展肋骨，也能横向弯曲脊柱
肋间外肌	稳定和维持胸腔的形状和完整性。肋间外肌能抬高肋骨并扩张胸腔
肋间内肌（前部肌束）	稳定和维持胸腔的形状和完整性。肋间内肌前部肌束能抬高肋骨并扩张胸腔

（续表）

附属肌肉	功能
斜角肌	前、中、后斜角肌在深呼吸时提高并牢牢固定第一、二肋。它们在平静呼吸时也能被激活
胸锁乳突肌	抬高胸骨扩大胸腔的直径
斜方肌	斜方肌上部肌束在强制吸气时帮助提高胸腔
前锯肌与上后锯肌	在进行强制呼吸肩胛骨内收时前锯肌被激活，用来固定附着点；通过将附着点拉回原来的位置来帮助胸腔扩大；上后锯肌则负责扩大胸腔
背阔肌	在躯干伸展时被激活的背阔肌的后束可协助进行吸气运动
锁骨下肌	功能是向下拉动锁骨并固定它，这表明这块肌肉在避免进行锁骨式呼吸时非常重要
胸大肌和胸小肌	胸大肌在手臂和肩膀被固定时激活；肌肉能够将附着点作为起点提起肋骨和胸骨。胸小肌在强制呼吸时起辅助作用，如果肩胛骨被固定则提起肋骨
竖脊肌、胸肌	通过伸展胸椎，提高肋骨来辅助吸气运动

（改编自F. Kendall，et al. Muscles：Testing and Function）

呼气肌

主要肌肉	功能
腹内斜肌	在呼气过程末激活。下束的强烈收缩可以增加腹内压从而满足呼吸模式的需要并且改善呼吸模式
腹外斜肌	帮助减少胸廓容量的起伏并维持腹内压不变
腹直肌	在呼气过程中与腹斜肌和腹横肌结合活动
腹横肌	在呼气过程末激活。下束的强烈收缩可以提高腹内压，从而满足呼吸模式的需要并且改善呼吸模式
肋间内肌后部肌束	肋间内肌后部肌束参与呼气过程，降低肋骨
胸横肌	同样可以降低胸腔的容量并且通过降低第二肋到第六肋，使胸部变窄
附属肌肉	功能
背阔肌	使躯干屈曲的前束同样在呼气过程中被激活
下后锯肌	将肋骨向后、向下拉
腰方肌	在呼气过程中，通过第12肋固定膈肌后束，防止其被提高
髂腰肌	不是强有力的附属肌肉，但是它附着在第六肋和第七肋，有辅助呼气的可能性

（改编自F.Kendall，et al. Muscles：Testing and Function）

呼吸过程中胸腔容积的改变

吸气

肋间外肌收缩提高肋骨与胸骨

膈肌收缩并下降

呼吸过程中胸腔的活动

吸气

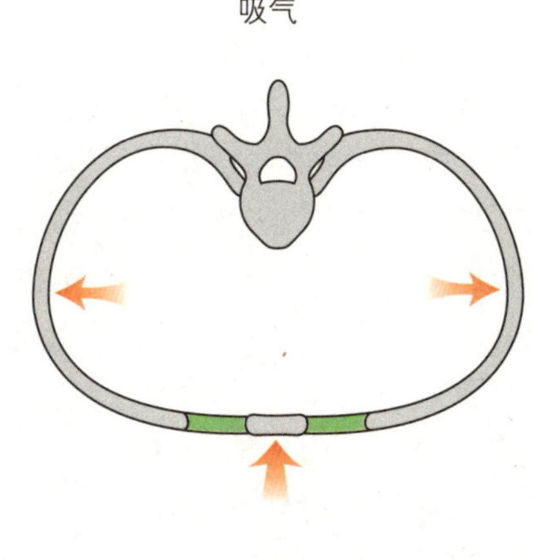

呼气

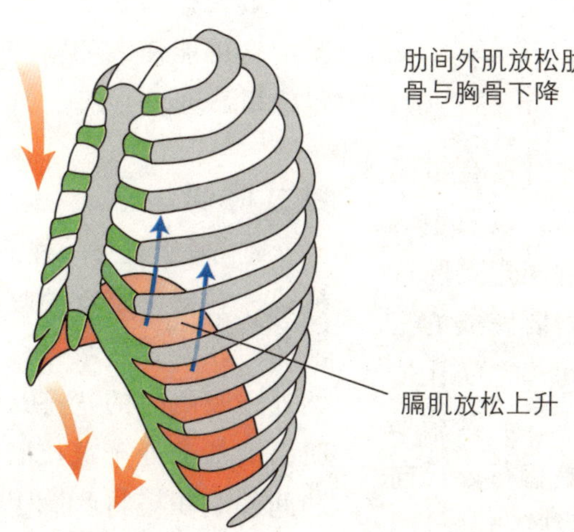

呼气

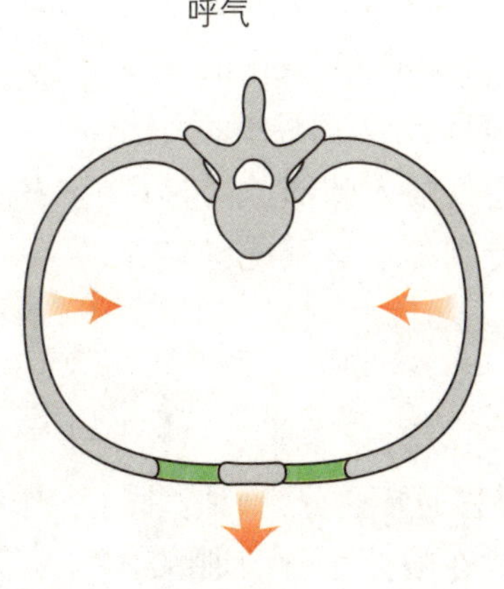

膈肌的功能

有一个有趣的现象经常被忽视，就是肺的大小和它们用来气体交换的巨大容量。肺位于锁骨下方，膈肌上方。据研究，因为不正确的呼吸，人们通常只运用到肺部容量的三分之一。

膈肌非常像一个活塞。吸气时，圆顶形的膈肌收缩并向腹腔下降，扩张胸腔的维度并降低胸腔内的压力，空气流入肺部，肺的容积可扩张到最大。由于膈肌的下降，腹腔内的压力增加，将内脏的位置稍微较其解剖静息位向下向前推移；这个过程可按摩腹部脏器，维持它们的能动性。

在呼气过程中，膈肌放松并回弹入胸腔，温和地挤压心脏和肺部并减少胸腔的扩张。当这个运动发生时，腹部的压力降低，腹腔内容物向着脊柱方向被拉回。

膈式呼吸（diaphragmatically breathing）可以让人用最小的力把最大量的空气吸入肺部。同时对内脏器官特别是消化系统也有着直接作用。

呼吸模式

呼吸过程通常被分为4种。腹式呼吸模式在哈他瑜伽的训练中最为常用。这种呼吸模式的节律性运动直接影响中枢神经系统，使人镇静、放松。还有助于在训练过程中维持静默状态。使用腹式呼吸的人行为上会比较冷静和平衡，并且能处理好应激情况。

腹式呼吸

这个特别的呼吸模式用在放松阶段最合适。在吸气阶段胸廓处于相对静止状态，只是腹部有起伏。不同于膈式呼吸可以使精神保持警觉但是平静，腹式呼吸可以使心灵平静，并把人带入自省的状态，因此腹式呼吸是摊尸式这类放松练习中高效的呼吸模式。

膈式吸气

在膈式吸气过程中（33页图），膈肌向下挤压腹部器官，较下方的腹壁相对保持静止。由于肌肉抵抗，站立、坐位或二者相结合时胸腔的底部向外打开。此呼吸模式可以使人有一个清晰并警觉的精神状态。

反向呼吸模式

影响呼吸模式的因素有错误的姿势和压力的增加，以及生活中的急躁情绪。长时间弯腰驼背面对电脑，满脑子需要完成的工作……几乎没有时间和空间让忙碌的人们关注呼吸模式。其结果是反向呼吸模式开始盛行。反向呼吸模式指的是在吸气与呼气时膈肌处于放松状态。肋间外肌和吸气的辅助肌肉将胸腔、膈肌与腹部器官上提，腹壁下陷。在呼气过程中腹壁、胸腔和腹部器官回弹到原来的位置。

这种呼吸模式可刺激交感神经系统，这是人体中自然的“要么战要么逃”的本性。它在体内产生一种直接作用于内分泌系统的应激反应。内分泌系统主体内的激素分泌。

反向呼吸模式带来的另一种结果是吸气的辅助肌肉比起其所必需的状态变得更活跃，可在肩颈部造成额外的紧张——这是种常见的疾病。

反向呼吸模式的人可能会有焦虑或紧张症状。

反向吸气

在反向吸入呼吸模式下（33页图），膈肌被抬起但是处于放松状态，上胸部被肋间外肌抬起处于最大扩张状态，腹壁被动收紧。这可能使人的精神状态变得焦虑和激动。

胸式呼吸

胸式呼吸是另一种常见的呼吸模式，它常常是反向呼吸模式的前兆。在胸式呼吸过程中膈肌自然处于吸气时的状态，腹壁由于肌肉的活动处于被拉紧的状态。肋间外肌积极将胸廓上提并向外扩张。由于腹壁处的肌张力，胸廓并不会得以充分扩张。呼气过程中胸腔会下降但是腹部会保持相对紧张的状态。

我们处于重视体形的社会，但有些部位的体态难取得满意效果。例如，腹部就是较难保持体态的部位。为了拥有平坦的腹部，人们常通过内收腹壁来完成。不停地重复这个动作就会养成一种错误的呼吸模式。这不是说将腹部收紧是错误的。在进行需要用到核心力量的运动时，持续收紧腹部会使进行呼吸活动的位置提高至胸廓。

习惯性的胸式呼吸，久而久之会造成精神和身体上的疾病。这会慢慢地过度刺激副交感神经，可引起血压问题，以及消化和代谢问题。

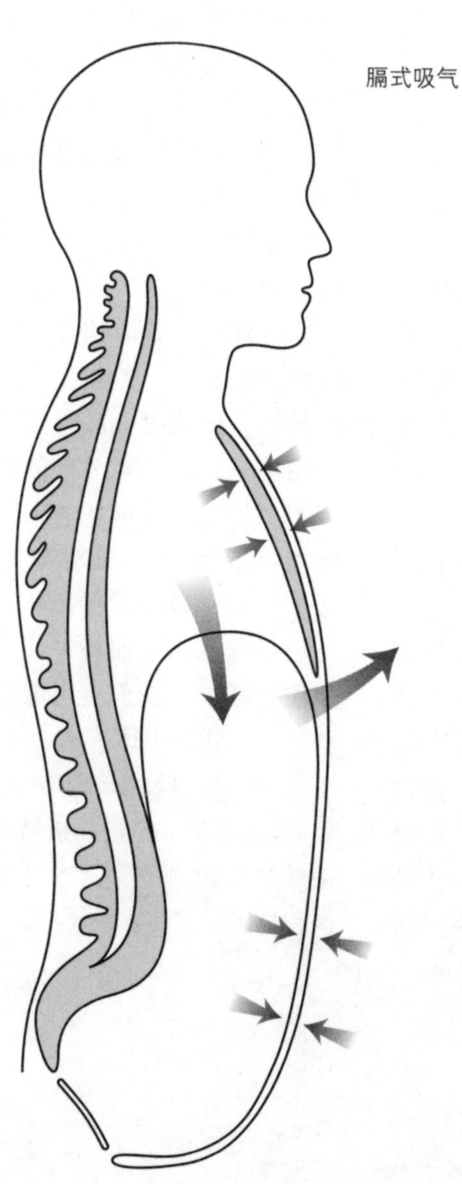

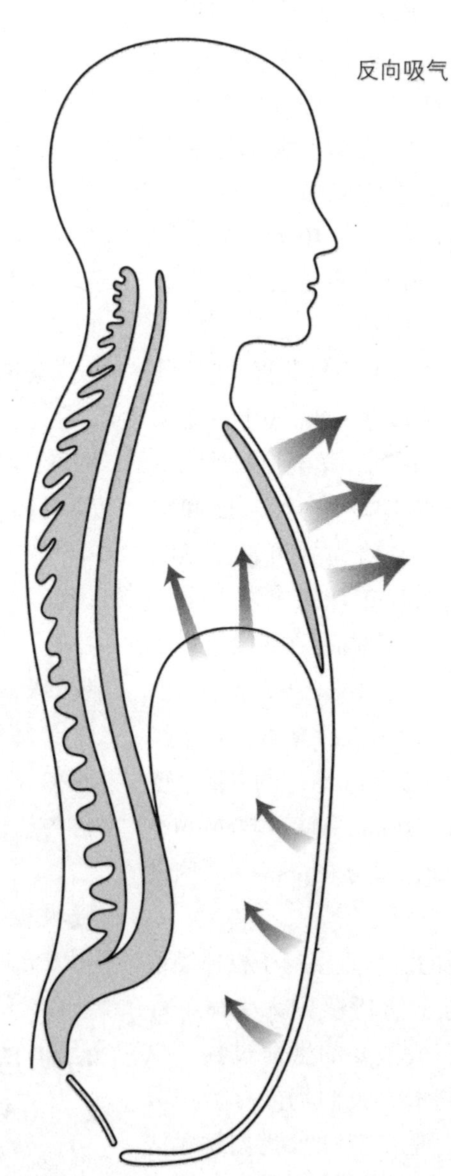

瑜伽与呼吸的协同作用

与呼吸失去联系的瑜伽只是一种单纯的拉伸运动，与体操无异。正是因为对呼吸的关注，使得瑜伽区别于其他的锻炼或运动方式。瑜伽注重培养和增强个体的生命力量，也就是梵文中的prana。古代瑜伽修行者在喜马拉雅山脉耗费数年时间发现，生物的寿命由呼吸频率决定。猫、狗的呼吸频率大约为每分钟40次，它们的寿命为10~20年。而像大象和龟这些动物，它们的寿命远长于此。例如，呼吸频率为每分钟4次的巨龟，它们的寿命长达300年。瑜伽修行者们意识到，学会控制呼吸模式能够直接影响生命的长度和活力。紊乱的呼吸模式可直接影响思想的起伏。正如穆提博大拿大（Muktibodhananda）在《哈他瑜伽之光》（*Hatha Yoga Pradipika*）中所说的，"当prana（生命力量）移动的时候，chitta（意念的力量）也发生移动。Prana不动，则chitta不动。通过此（稳定的prana），瑜伽修行者得以稳定"。

呼吸的过程直接与中枢神经系统相联系。无呼吸则无生命，呼吸是我们最重要的生命过程。没有食物和水，我们仍能存活一段时间，但是没有呼吸我们就无法存活。呼吸模式还与下丘脑相联系。下丘脑是自主神经系统，协调心脏活动、血压、体温、体液平衡和内分泌的主要控制中枢；也是处理情绪状态、生物行为的中枢。下丘脑在转化感知的过程中也发挥重要作用。

有趣的是，下丘脑中还有一个"愉悦中枢"。"'愉悦中枢'可增进进食、饮水及生殖的动力，但同时也使我们危机四伏。几乎无人能够否认，很多我们所做所想的事都是源自'愉悦中枢'。"［（引用自：Marieb,《人体解剖与生理》（*Human Anatomy and Physiology*）］

改善呼吸模式对生理和心理状态有直接影响。本书中这些练习的目的是促进练习者与自身呼吸的联系，理解其运动和能力，以及随着呼吸模式改变所产生的效用。瑜伽图书中有许多被称为"pranayama"（呼吸控制法；"yama"的意思是控制）的呼吸练习。想了解更多的不同练习方式可参照139页推荐的书目。

呼吸运动

在体式练习中特别规定了何时吸气和何时呼气——无论吸入还是呼出，每个动作的完成都需要与呼吸相配合（见35页表格）。动作与呼吸相结合的意思是每个动作都应贯穿呼吸的始终。例如，开始吸气的时候，向上举起手臂；吸气结束时，动作也应该终止。开始呼气时，手臂也开始归位，并在呼气结束的时候完成动作。

动作的整个过程中都应该保持对呼吸的注意，当保持一个体式的时候，意识应该直接关注在呼吸的质量上。若在完成一个困难的站立体式时，呼吸开始变得不稳——这就提醒对自己过于严苛了。如前面所讲述的，随着呼吸紊乱，意识的波动也开始增加，用不了多久，保持体式变得更加艰难。通过保持平稳顺滑，即使是呼吸，我们更可能在整个练习中达到每个体式的"sukha"（在体式中保持舒适的能力）和"sthira"（稳定和机敏）。这正是瑜伽的目的：寻求呼吸、意识和身体的完整统一。

吸气运动

吸气的动作	动作描述
脊柱和肢体伸展	当手臂向上举起时 伸直双腿/双臂时 从地面俯卧姿势抬起时 准备站起时
返回正中位	从一个坐式转体返回正中位时 从侧屈返回正中位时

呼气运动

呼气的动作	动作描述
脊柱和主要的肢体屈曲	当手臂从伸展姿势返回时 弯曲双腿/双臂时 降低到地面时 躺下时 从卧姿转为坐姿时 向前屈曲时
向正中位移动	从卧姿转为坐姿时 向前屈曲时

冥想及其益处

为帮助理解什么是冥想，我们将从现代心理学对意识的分类说起。无意识和潜意识可以分为三个层面：较低意识、中等意识和较高意识。较低意识主要与身体功能相关，如循环、呼吸和内脏器官运作。自我怀疑和自我价值也从意识的这个层面开始产生，同样的还有恐惧和憎恶。这些位于深处的内容滋养着中等意识层面，在该意识层面出现，如愤怒和嫉妒的情感就可以证明。

中等意识与我们觉醒状态下理解所接收到的信息相关。该层面的意识对外在影响进行分析并做出反应、解决麻烦并回答所出现的问题。中等意识属于有意识思维领域。

较高意识属于最高意识层面，是与灵感激发、直觉、天才和创意火花闪现相关的意识层面。该层面是更深层知识的来源。

多数时间我们都处于中等意识层面，只能感知到意识世界无限能力和活力的一小部分。而我们真正的本质存在于这些不同的功能平面背后。生命的核心，真正的自我——这些正是我们在冥想中试图唤醒的，开拓不同于寻常的意识领域，打开通往直觉的大门。冥想时，我们才能将精神带离中等意识层面，远离那些判断和理智，进入内心平和的状态。

在开启冥想之旅前，我们先要学会将意念集中在一个点。初看很容易，但当我们独自坐下时，会发现思绪中充满着许多杂念：当天发生过的事，以及与现时无关的过往等。所以冥想的第一步就是掌握将意念集中于一点的艺术，将思绪集中在当下。要达到这个境界，可以通过自己的呼吸或一张画、一段生活或一段唱诵（mantra）。唱诵是一种音节或诗歌，尤其是梵语颂词，可以用来灌输注意力。唱诵可以在口中反复念诵，或是制造身体摆动，也可以是一种心灵内在的口诀（bija）。通过关注这些，能够帮助我们将意念从本能的渴望或物质爱好上转移开。

一旦掌握第一层，就可以保持平静而内向的意念，有一种自然流淌的思绪和从较低意识层面最深处涌出的憧憬和记忆，自然而然地向前推进。这时个体变成观察者，如同观看电影般看着这些思绪的出现，用心来接纳，在被接纳以后会有许多情感随着思绪一同产生，但不要让自己过度沉浸于“电影”中。这是我们了解自己生活模式的时机：为何我们在面对某人时做出特定的行为；如何与爱人沟通；到底是什么让我们如此烦闷。这时我们要努力做的是接受这一切然后放手。至此已进入到自我的意识中，是时候摆脱它们，不再成为被自己思绪所扰的受害者。

在充分探索较低意识层面、清除杂念以后，就进入到较高意识层面的最高意识中。在这里我们得以触及隐藏于自身的无限知识，唤醒直觉，享受不断的创造力：在这里，开启深度冥想之旅。至此我们超越原有的意识，成为具有最高意识和自我觉醒的个体。

佛陀说：“冥想带来智慧；缺乏冥想的生活只留下无知。了解什么带领你前进，什么阻止你进步，然后选择通往智慧的路。”冥想是一种非凡的自我探索之旅，但不能为了追求结果或渴望自我实现而进行，陷入这种思维怪圈，只会令你渐行渐远。坐下和练习只是为了纯粹的愉悦——自我探索的愉悦。“冥想是在沉静中的自我体验”［E.Schiffmann，《瑜伽：通往沉静的精神和练习》（*Yoga:the Spirit and Practice of Moving into Stillness*）］。

本书选择的冥想练习旨在冥想的第一阶段，教授如何集中意识。如果想进一步了解冥想并进行练习，应在有经验的老师指导下进行。

益处

冥想练习的方式众多，对其效果也已进行了许多科学研究，总体来说，其作用是确切的。冥想能够改善练习者的健康和增强幸福感。冥想产生的深远影响能显著改善意识和内心，还会影响自我评估、自信和自我价值。规律的冥想所带来的益处无穷无尽，以下是科学研究中已经发现的一些益处。

- 减少失眠。
- 促进个人发展。
- 减少压力和焦虑。
- 降低心血管相关疾病死亡的风险。
- 降低血压。
- 改善注意力。
- 改善心境。
- 改善记忆力。
- 增强平静和控制力 。
- 帮助达到深层放松的状态。
- 获得幸福的感觉。

冥想姿势

西方发达国家的人常选择坐在某种椅子上，通常是一张舒适的沙发。很少有人在吃饭、读书时会想到盘腿而坐，因此多数人的骨盆、腿和背部缺乏灵活性，从生理上妨碍我们在地上打坐。谨记，找到舒适的坐姿非常重要。如果坐上几分钟后，身体某个部位开始出现不适，就会使注意力无法集中于冥想。一开始可能忽视这种不适，强迫自己忍痛坚持打坐，但最终这种不适还是会造成干扰，而不得不停止冥想。正如前面所说，打坐和冥想应该是为了体会它们的乐趣，如果开始练习的时候只有坐在椅子上才感觉舒适，那就应该选择这样的姿势。

在冥想的过程中，身体是用来支持意念的，释放意念然后将其集中于一个点。理想状态下应该采用能够保持舒适感、不会引起下背部或上背部疼痛的姿势，以便达到深层次的放松。宁静地打坐正是本书中这些练习的目的。由于需要警醒的意识，比较理想的情况是使身体保持直立；如果选择平躺，就有可能变得昏昏欲睡甚至开始打盹。身体应该处以一种用最少能量就能维持的姿势——这时候心跳声最轻，呼吸也能自如而顺畅。

理想姿势力线

无论是借助或不借助工具坐于地上，还是选择坐在椅子上，调整到理想姿势都是冥想练习的重要部分。骨盆必须保持中立位，既不能过分向前产生前倾，也不能过分向后导致骨盆后倾。只有骨盆位置中立，脊柱才能直立并维持自然弯曲。颈部和头部应该在骨盆基底的中线上，双肩放松自然与耳成一线。全身的重量平均分布在坐骨上，脊柱全程达到平衡与对称。

疼痛

坐姿调整不良的一个明显信号是疼痛。最好忽略一些特定的不适，如发痒或普通的烦躁感——有时候这些不适可能由不稳定的意识状态引起，从而影响达到宁静状态。困顿于这些躁动，就无法达成理想的冥想，要知道这些可能是引起不适的根源。但是在评估不适症状时保持敏感的状态也很重要：打坐时不应该出现双腿麻木、针刺感。出现明显的疼痛是另一个姿势异常的信号；打坐越久，疼痛越明显，也是警告。身体宝贵，所以在练习冥想的时候需保持警醒和关爱。

简易坐（Sukhasana）

简易坐是练习初期最舒适的坐姿，但如果柔韧性太差，可能无法保持脊柱直立的坐姿。如38页图所示坐在瑜伽垫上，有助于保持骨盆中立位。坐在垫子或毯子上最好的方法是将坐骨从支撑物的边缘移开，只用肌肉与其接触。

跪坐（Kneeling）

如果所有坐姿都会带来疼痛和不适，跪坐可能是更容易的选择。为保持背部挺直，可能需要坐在垫子或自己的脚上，这样可以将臀部抬到略高于膝盖的位置。

至善坐（Siddhasana）

至善坐（盘腿坐）是将较低处轮穴（chakra）的能量通过脊柱向上指引的坐姿，能够刺激大脑并安抚神经系统。这个坐姿中脚的位置较低并压向会阴——根轮（mooladhara）区域。

还有许多舒适的坐姿，考虑到本书的目的，这里只展示这三种坐姿。

简易坐

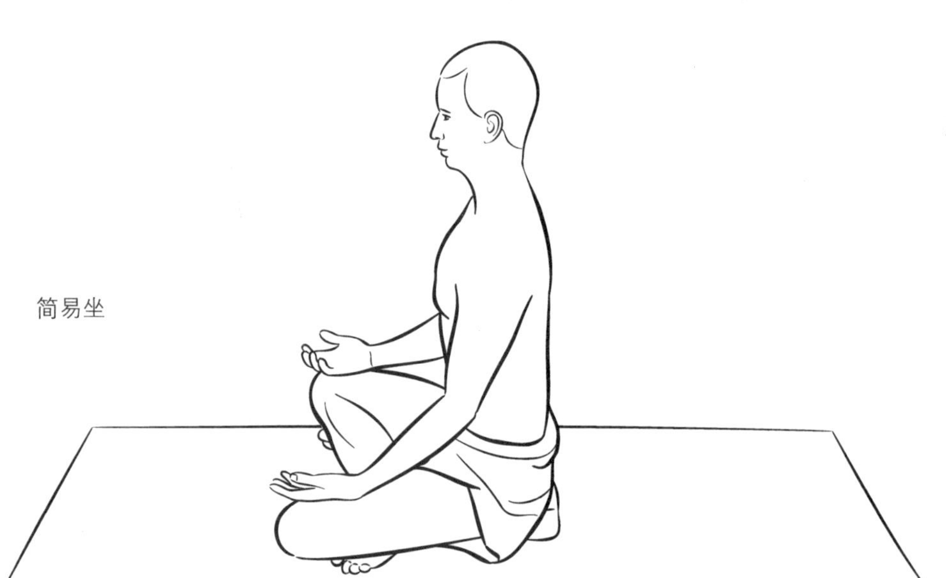

跪坐

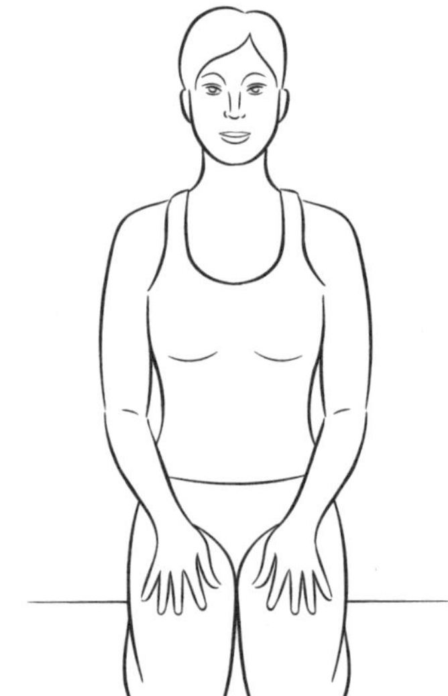

至善坐

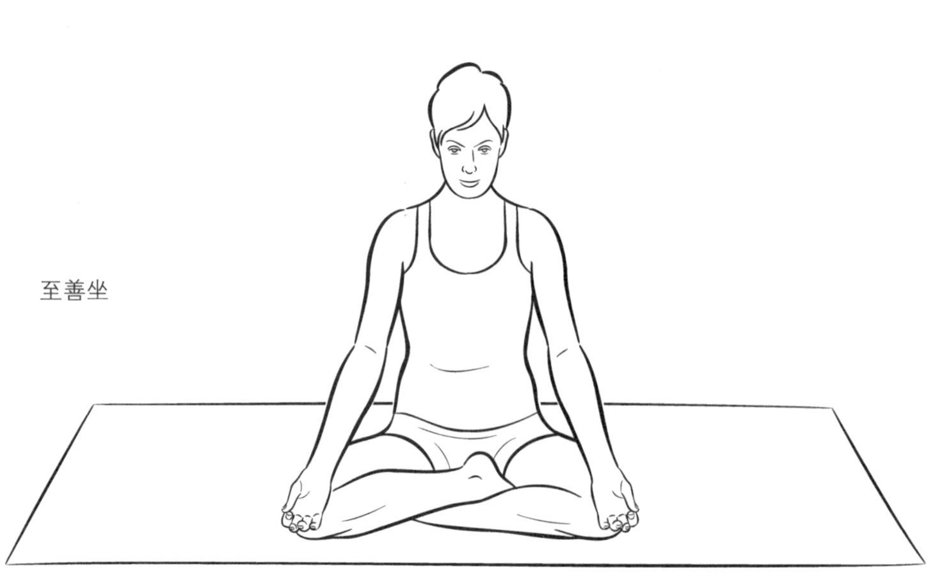

跪坐

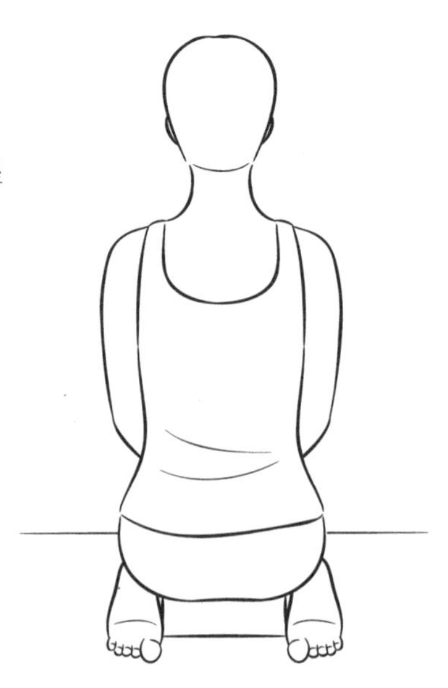

轮穴

轮穴，又称身体的能量中心，是种非常复杂的物质，短篇幅的介绍很难解释清楚。这里学习的目的是为理解轮穴与特定行为模式和姿势失衡的关系。在开始自我探索或改善姿势的旅程时，通往最终目的的每一条路都值得探索。也就是说不仅要进行特定的姿势锻炼，也要探索心灵、情感和意识。当审视我们的身体时，我们只看到自己如何在肉体上改变它，什么练习能帮助我们改善特定的问题。我们很少去想造成圆肩、塌胸的原因可能与缺乏自尊、自信相关。了解那些我们不想要的行为特质和情感模式其实与特定轮穴相关后，我们才能开始思考，接受这些模式，然后抛开它们，在自我进化的道路上更进一步。

轮穴与身体的微妙层面相关——生命力量（prana）、知识（manas）、理解（buddhi）、自我意识（ahamkara）和感受（chitta）。它们是能量流入和流出的部位。有7个重要的轮穴，构架出身体微妙层面与显性物质层面（肉体、骨、脂肪、骨髓、体液等）之间的桥梁。从会阴（生殖器与肛门之间的区域）开始，它们呈线形排列直至头顶，嵌入一条称为脉（nadi）的能量通道。身体内共有72 000条脉，作为能量分布的通道。脉的概念类似于中医和针灸学中的经络。

轮穴一词起源于梵文，意味着“轮”或“盘”，可以想象当生命力量流过时它们的旋转和振动。轮穴经常被描绘成莲花，这是一种被视为代表转化的花——莲花盛开的过程穿过泥土和水，最终进入空气，沐浴在宇宙能量中。人类的旅程与之相似：随着不断进化，我们与宇宙的联系越来越密切，但在此之前，必须经过物质世界并且融入其中。

生命力量是轮穴运作的关键。我们被生物电磁场围绕，轮穴在磁场内产生和传播能量。生命力量在脉和轮穴中自由流动，则轮穴可运转和谐，获得平衡、安宁、平和的生命，远离既往生活的繁重负担。从躯体疾病到情感问题，再到环境毒素，甚至营养不良，生活中存在各种各样的能量障碍。这些障碍影响能量的流动。一个轮穴受到阻碍，振动频率减缓，就会影响其他轮穴。其结果可以是卡顿或约束感，也可以是缺乏激情，甚至可以是抑郁，因此找回身体的和谐与平衡，增强幸福感和积极的活力至关重要。

每个轮穴与生活特定的阶段相联系，在不同的阶段我们学习到不同的东西。任何阶段发生在我们躯体或情感上的事件，如童年时代的巨变、情感创伤、身体伤害——都可能对某个轮穴产生持续影响。要克服它，我们必须先搞懂受阻的躯体或情感记忆位于何处，找到它们，再从中解脱。越了解轮穴失衡/平衡的特征，越能帮助自己达到解脱。

第一个轮穴与我们在这世间的生存相关（1~7岁），第二个轮穴与性欲和同异性的关系相关（8~14岁），第三个轮穴与能力和固执相关（14~21岁），第四个轮穴关系到爱与被爱、怜悯和原谅的能力（21~28岁），第五个轮穴代表沟通能力（28~35岁），第六个轮穴唤醒内在的创造、智慧和直觉本能（35岁以上），第七个轮穴代表着和宇宙及其中万物的关系。

轮穴的平衡

增加体内的生命力量可以帮助驱除障碍，改善姿势和呼吸模式则能增加生命力量。瑜伽姿势能改善姿势，使身体更富有能量。还可以使用声音——每个轮穴都有可唱诵的口诀，一种种子声音（seed sound）。这种声音与特定轮穴的自然频率产生共振，助其恢复平衡。视觉化也有助于增加轮穴的生命力量，注意力集中于轮穴，想象其明亮的色彩。注意力集中在一种形状或模式，也就是具（yantra，坐禅时所用的线形图案）上，背诵积极的誓词，也

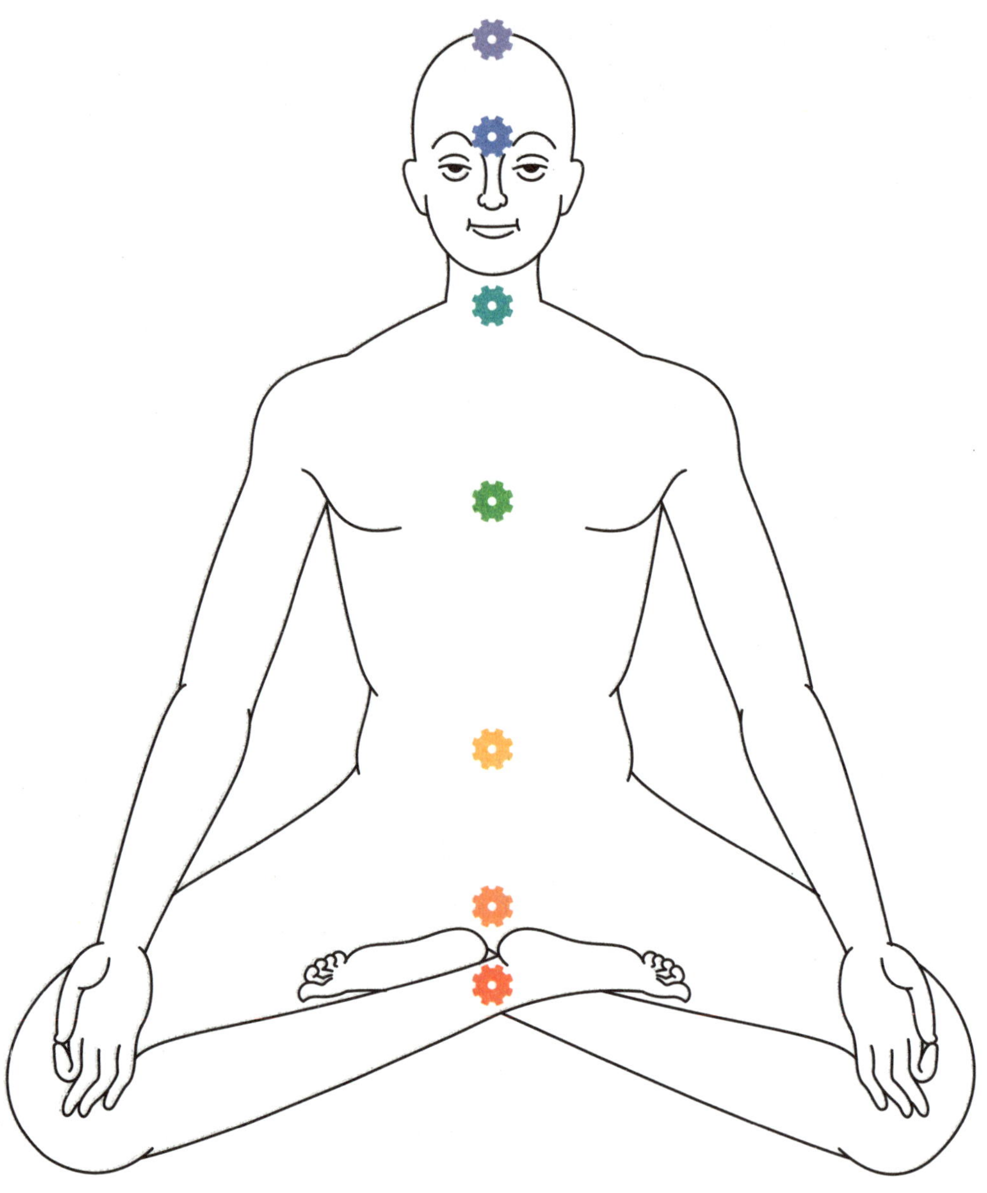

能起到作用。

下面具体介绍轮穴。有些可能与您产生共鸣，有些可能不会。打开心扉尝试与每个轮穴进行接触。一开始也许无法看到共同点，经过细细思考和练习，会发现之前不曾意识到的方面。

根轮：海底轮（muladhara）

轮穴名称	位置	颜色	元素	口诀	躯体相关部位
根轮：海底轮 muladhara （mul=基底 adhara=支持）	会阴，生殖器后方，脊柱的基底，盆腔	红色	土	拉姆（Lam）	骨、骨骼结构

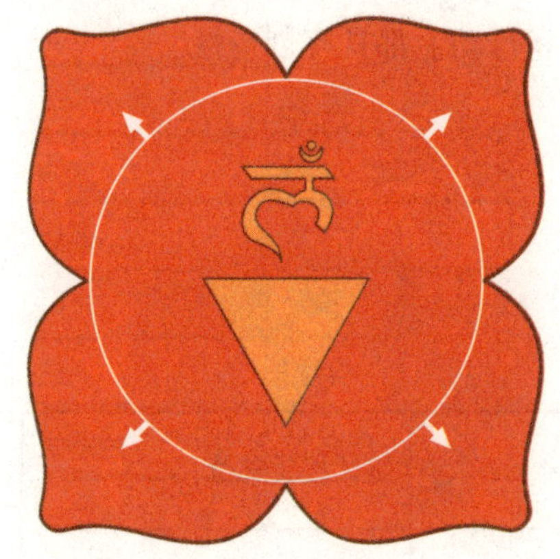

第一个轮穴连接着土元素，和基本的生存、安全需要相关。它关系到我们在环境中如何看待自己。我们的家庭生活充满安全感吗？我们的家庭、经济状况、家人的关系和谐幸福吗？所有这些因素都与根轮直接相关。婴儿的根轮表现往往非常明显。他们面对着全新的世界，在这个陌生的环境中，他们需要探索其界限在哪里。婴儿有着强烈的生存本能，需要知道在家庭中他们是安全无虑的。

根轮失衡，也就是缺乏生命力，会产生以下特征：缺乏安全感，总感到无法提供生活必需品，不间断的家庭冲突，缺乏自信和情感空虚。失衡还会导致自我毁灭行为——吸烟、酗酒、滥用药物或饮食紊乱。躯体层面上，可能出现下腰痛和坐骨神经痛，也可能出现免疫相关性疾病和抑郁。

根轮过度活跃，可导致欺凌行为，过度物质化及自私自利。

根轮维持平衡和正常的旋转振动，能带给身心深层的安全感，使个体达到良好的自信，获得优秀的体能和生命力，无所畏惧地面对生活中各项挑战。

骶轮：生殖轮（svadhishthana）

轮穴名称	位置	颜色	元素	口诀	躯体相关部位
骶轮：生殖轮 svadhishthana［sva=自我（self）或生命力量 adhishthana=住所］	下腹，肚脐与生殖器之间	橘色	水	梵姆（Vam）	性器官、大肠、脊柱下部、盆腔、阑尾、膀胱、臀部区域

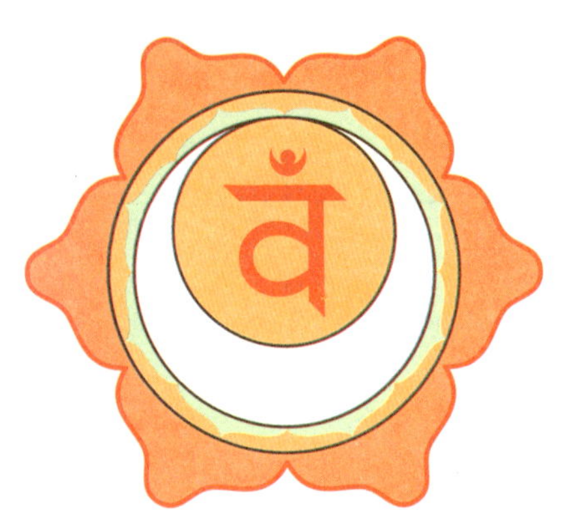

第二个轮穴与连接着生命的水元素相关。广义来说，这个轮穴关系到繁殖、性幻想、性欲和性感。第一个轮穴涉及我们与家庭的关系。第二个轮穴则涉及我们与朋友和异性的关系，由此我们的关注点转向性本质的创造性和幻想。归于这个轮穴的8~14岁儿童已经逐渐成人，开始有时间探索友谊和身体接触。他们的身体也开始发生变化，并有了新的性觉醒。

若该轮穴的振动频率缓慢，个体会变得过分敏感，无缘无故感到内疚，在生活中产生失衡感，从而需要通过外界事物寻求满足感，如性、食物和物质财富。躯体功能障碍中可能出现下背痛、坐骨神经痛、性功能障碍，也有可能出现泌尿系统和妇科疾病。

如果该轮穴过分活跃，也是一种失衡，会出现性本质方面的问题，人会变得易受控制。

当轮穴和谐转动时，个体表现为具有信赖感，善于表达，在交往中富有道德和荣誉感，在思想和行动上都具有创造性。

太阳轮：脐轮（manipura）

轮穴名称	位置	颜色	元素	口诀	躯体相关部位
太阳轮：脐轮 manipura（mani=珠宝或宝石，pura=住所）	与肚脐区域、腹腔神经丛相关的脊柱部位	黄色	火	然姆（Ram）	腹部、胃、肠道上部、肝、胆囊、肾、胰、肾上腺、脾、脊柱中段

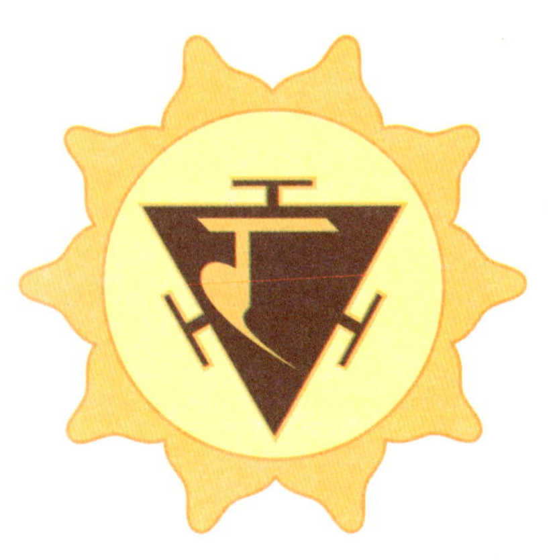

第三个轮穴位于肚脐中心，是情感的处所。该轮穴与我们在社会生活中如何认识自身，和在面对生活挑战时掌握主控权相关。14~21岁的年轻人归于第三个轮穴——这是个体识别的阶段，对个人选择变得自信并开始从家族规则和约束中独立出来。这个年龄段会关心自己的穿着，认为是表达自我的一种方式，其中当下流行趋势起到重要作用。第一个轮穴时主要受到同龄人的影响，第二个轮穴开始发现异性，第三个轮穴开始受到自我能量需求的影响。

该轮穴名为太阳轮，与火元素相关，它关系到成就的决心——所谓“燃烧的愿望（aburning desire）”能很好表达太阳轮的内涵。这种能量同时控制着消化系统：轮穴失衡会导致肠道问题，还会导致慢性消化不良和肾上腺功能障碍。

若太阳轮振动频率降低，人会变得过分关注他人的想法，以他人的目的和志向而活。事事都要再三确认，祈祷自己做出的是正确的决定。自我认知是否正确？是不是一个好人？对能力和选择都有深深的不安全感。

若太阳轮运行过度，会出现相反的情况。人的控制欲会过强，试图控制周围环境而伤害到他人，甚至是自己的家人和朋友。还会变得苛刻挑剔、强势而易怒。

轮穴平衡则能达到深层次的自我接受和自我尊重。有能力承担风险、做出决定，具有解决生活中出现的所有问题的知识。这正是个人能力的真正本质。

心轮（anahata）

轮穴名称	位置	颜色	元素	口诀	躯体相关部位
心轮：anahata（不停或不败的）	脊柱的心脏区域，胸腔的中心	绿色/粉色	空气	炎姆（Yam）	心脏和循环系统、肺、肩和臂、肋骨/乳房、膈、甲状腺

心轮主要平衡我们对他人的爱和对自己的爱。在这个阶段，我们会发现探索完上方的几个轮穴后，可能忘记去了解和关爱自己。通过审视各种关系，我们拥有最佳的机会去了解自身，包括自己的阴暗面。人生的这个阶段，通过建立自我亲近和自我接受的扎实基础，学习如何无条件地爱，以怜悯和慈悲原谅过往的种种伤害。21~28岁的这个时期，行为从心出发，越来越懂得人生的目的，期望拥有爱和长久的关系。

心轮平衡带给我们深层次的爱，使我们拥有无条件爱的能力。内心的安全感意味着不“需要”被爱。内心平衡的人自会发散光芒；他们友善、耐心而且平静。

心轮过度活跃的话，虽宣称有“爱”，却只是肤浅的表演，而非发自内心；猜忌、占有欲和不稳定的情感会出现。

心轮能量过低，人会变得依赖，“需要”爱，但当爱来临的时候却又无能接受。心轮异常最常出现的情感障碍之一就是经常害怕被背叛、被辜负，也害怕被拒绝。

根据心轮的所在，它与心脏和肺都有关，因此也会出现诸如循环系统、肺和心脏的躯体疾病。可能是心脏病、哮喘、呼吸困难，以及颈肩相关的问题等。

喉轮：沟通之源（vishuddha）

轮穴名称	位置	颜色	元素	口诀	躯体相关部位
喉轮：沟通之源vishuddha（shuddhi=净化）	颈根部的中心，颈动脉神经丛	蓝色	太空	汉姆（Ham）	喉、甲状腺、气管、颈椎、嘴、牙和牙龈、食管、甲状旁腺、下丘脑

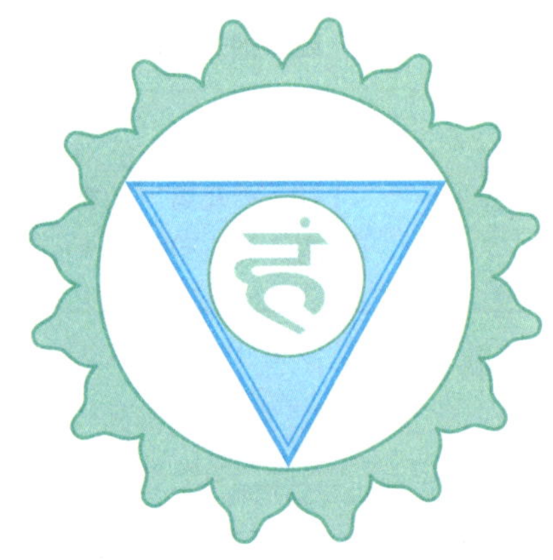

喉轮是第一个带领我们进入更高意识层面和精神领域的轮穴。

它与我们的沟通能力相关，触及内心的声音，使我们言辞友善，使我们接受自己内心深处的感受。28~35岁，是表达喉轮的年龄段。

喉轮运转平衡，则可以开放的心态进行探讨，同时又保有自己的价值和想法。拥有一种能够以不对他人失礼的方式，与伤害和愤怒进行沟通的能力。喉轮平衡的人常担任类似老师或发言人的角色，因为他们能进行热情、积极的沟通。

若喉轮能量涣散，人会词不达意，无法积极有效地与他人沟通。他们可能变得结巴或选择根本不说话。这也会导致喉和颈部疾病，如喉炎、颈痛、甲状腺功能障碍、口腔溃疡和牙龈问题。他们的言语或嗓音尖刺或语调低沉单调。

相反地，如果喉轮过度活跃，人滔滔不绝却毫无有趣之词。存有气焰嚣张和过度自负之嫌。

三眼轮：眉心轮（ajna）

轮穴名称	位置	颜色	元素	口诀	躯体相关部位
三眼轮：眉心轮ajna（三眼轮所在的位置称为bhrumadhaya，bhru=眉，madhya=中央）	眉毛中间偏上，脑髓神经丛，松果体神经丛	靛色	领悟和心灵感应的能量	欧姆（Om）	脑、神经系统、眼、耳、鼻、松果体、垂体

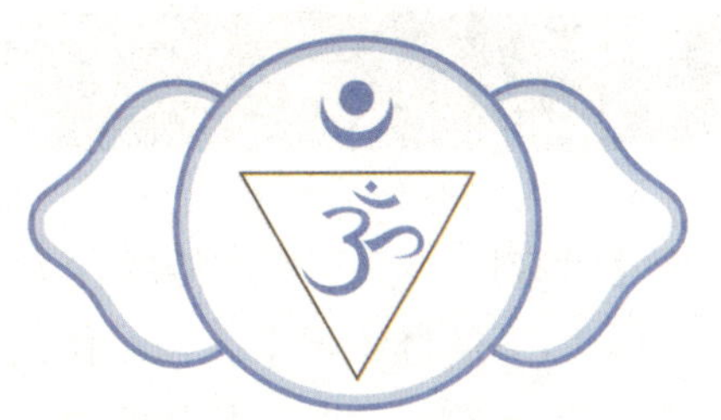

第六个轮穴是关于情感、智慧的；能够开启内在的直觉与智慧。它关系到非对偶性的领悟，整合意识、身体、精神，以及我们与宇宙及其中万物的关系。35岁以后我们受第六轮穴的支配。

日与月的能量在第六轮穴相遇。轮穴平衡则意念不受凡俗纷扰的影响，来自之前轮穴的挑战亦会消散。个体对自己充满信心，相信生活中各种挑战的解决方案在于自身。不畏开启新的征程，对未来拥有清晰的思路、理解和充满期待的积极心态。为唤醒富有创造力的内心，有必要进行冥想和沉思。最终无须评价：他们明白“我即是此，这就是我（I am that, that I am）”。

这个轮穴失衡时，个体常会因恐惧做出决定，尤其是对失败的恐惧。个体将不再聆听自己的内心，或内在的智慧。反而受制于意念中由过去发生的巨变或事故导致的负面影响，其实这些过往对现在根本没有影响。这些消极的想法告诉个体，即使只是思考一下创新可能都是荒谬的，因为个体终将失败。如此，在个体与成功之间建起一堵墙，而个体会感到永远不配获得成功。

第六轮穴的位置与脑和头部区域相连，因此当轮穴失去平衡，会出现视力问题、头痛和听觉障碍。还有导致产生学习困难的可能性。

顶轮：天灵之源（sahasrara）

轮穴名称	位置	颜色	元素	口诀	躯体相关部位
顶轮：天灵之源 Sahasrara（住所）	头顶、冠部、大脑神经丛	白色/金色/紫色	思维/宇宙的能量	没有特定的口诀；也可以使用欧姆（Om）	肌肉系统、骨骼系统、皮肤

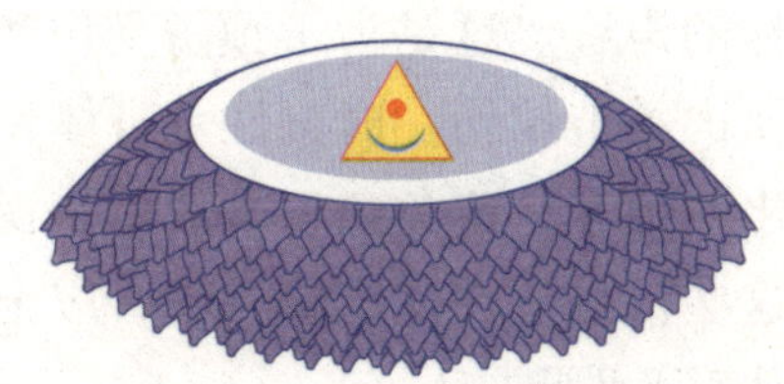

第七个轮穴被描绘成头顶冠部的千瓣莲花。它关系到终极意识觉醒和对“个体自身”错觉的领悟。自带光芒的灵魂或生命的本质都位于顶轮［H.Johari，《轮穴——改造的能量中心》（*chakras-Energy Centre of Transformation*）］。

第七个轮穴使我们开怀拥抱创新的精神，以神圣的指引生活，如同幼儿一般，用充满好奇、爱、惊奇和团结的眼光看世界。

当达到这种终极平衡状态时，个体已拥有真正的平和，无论对自己还是对世界。个体散发出爱、智慧和慈悲。不再受自我意识的管制。有些人甚至可以获得神秘的力量（siddhis，神功），但并无使用这种力量的欲望。他们是富有吸引力的一些人。

顶轮受阻，人拒绝进入甚至拒绝承认更高意识层面。生活充斥唯物主义，个体不禁考虑“这就是我生命的全部意义吗？”却无法看到、找到真正的答案。个体将高度受控于自我意识；会发现自己人生偏航得如此严重，以致完全偏离生活目标的真正本质。这将引起强迫性思维、抑郁和困惑，受害者则会逐渐精疲力竭。

练习

本书中的四个章节根据四种特定姿势类型所著，涵盖肌肉不平衡可能导致的全部潜在问题。

每章包括5个部分；能在一个练习中完成所有部分固然完美，但并非必要。例如，可以在不同时间分别练习呼吸和冥想——清晨即是调整自己，做好一天准备的理想时间。每一章的每一部分均有助于意念和身体的平衡。

现在人们常说没有属于自己的空闲时间，通过每日花一点点时间进行练习，将能体会到其中的益处。若能做到每周练习完整章节3次就很好。也可将练习分成几小段，如第一天练习沉思、呼吸和冥想，第二天练习沉思、拜日式和整个章节。

随着练习时间的增多，关于不平衡是从何处起源的直觉自会出现。这将有助于安排个体化的练习方式。例如，您可能想花更多时间在冥想练习上。重要的是，如果想更好地练习本书中的重点，应该寻找一位有经验的瑜伽教练。

相关轮穴重点

正如我们已经知道的，姿势不平衡可以导致轮穴能量受阻，这部分主要讲述的是可能受阻的轮穴。在学习轮穴以后，您可能已经发现对一些轮穴，能感到是与自己相关联的。若是，将它们谨记于心。每次练习从舒适的坐姿开始，并花一些时间沉思所显示的积极的、肯定的感觉。然后试着培养深层的感恩之情和对这些肯定的接纳。您还可念习口诀3~6次——口头或心中默念均可。尽量熟悉轮穴的位置和颜色，能帮助您将能量准确穿过轮穴。练习开始时，用至少5分钟时间关注这几方面，有助于尽快进入状态和保持警醒。

拜日式

如本文中已经介绍过的，拜日式是开始姿势练习前的热身练习；能够非常有效地激活肌肉、关节，达到热身效果。如果之前从未练习过拜日式，3个回合会是很好的开始。随着力量和柔韧性的增强，逐渐转成6~8个回合。重要的是，练习时应该听取自己身体的声音——如果存在下背痛，在前屈过程中必须特别小心，时刻注意膝关节，如果手腕僵硬，就使用手指或指关节。

顺序

本书选择的每个姿势都是为了使特定不平衡姿势中，虚弱和紧张的部位保持平衡，并令效果最大化。为了增加每个体式的有效性和练习的总体平衡，应该遵守书中列出的顺序。传统哈他（hatha）瑜伽练习中，每个体式仅需完成1次；由于本书的特殊性，每个体式均练习2次有助于达到更好的效果。

若您是一个完全的瑜伽新手，可从每个体式重复练习1次，直至力量增强，然后再进展到2次。保持第一个体式1分钟至90秒，第二个体式保持90秒至2分钟。待力量增强并对各种姿势更加熟悉以后，增加保持时间直至两个体式都能维持2~3分钟。每个体式练习后以山式（48页）呼吸10~20次，然后重复。练习过程中尽量用膈式呼吸，并保持呼吸平稳顺畅。

为了改善姿势，文中也包含一些变式；从变式开始，待感到足够有力且完全掌握变式以后，开始完整体式的练习。

最重要的是，必须聆听自己身体的声音。这是为了预防受伤和肌肉关节拉伤。时刻注意身体发出的信号；避免急于求成而忽视这些信号。在体式练习中，应记住以下步骤。

第一阶段：开始体式时，会感觉到对自身的调整。

第二阶段：随着体式练习的进行，第一个肌肉阻抗屏障出现，这正是需要保持的点。

第三阶段：保持数分钟后，慢慢放松身体稍许；会发现进入更深入的asana。此时能感到一种拉伸的力量，将身体带至舒适度的边缘，然后停止。若感到疼痛，则意味着身体进入危险区域。

试着寻找每个体式的静止点，让意念随呼吸流动，整个体式练习的过程中保持身体的活跃和警醒，避免出现瘫软松弛的倾向。投身于练习体式的过程，从过程中获得享受，而不是结果。

呼吸练习

本书介绍了4种呼吸练习，每种都和特定的姿势失衡相关。但这并不是说这些呼吸不能配合进行其他练习。相反，笔者非常鼓励尝试各种练习，因为各种练习都对形成意念和身体的统一产生积极作用。每一种练习都会对改善自然呼吸模式产生深远影响。

冥想练习

本书选择的冥想练习有助于平衡意念的波动。冥想需要时间和练习——有时冥想的整个过程中精神始终完全集中，但另一些时候意念可能难以控制或是断裂的。难点在于接受所有随之而起的怜悯与慈悲，轻松面对挫折，笑对所达到的沉静状态并享受所拥有的练习时光。

拜日式

Surya namaskar即指拜日式。拜日式有许多变式，但基本是一系列流畅的动作，缓慢屈曲、伸展躯体，向太阳给予的生命致敬。它起到热身和舒展身体的作用，令意念和身体有时间整合到当下。它在我们内部形成变化和生长的空间。

当与呼吸相结合时，流畅的动作才能发挥最大功用；因此整个过程都应由呼吸主导。若还没有开始练习，作为练习中重要的一部分，在每个asana中进行几次呼吸是非常有益的，有助于熟悉正确的排列（alignment）和与呼吸之间的联系。日常练习有助于整个人精神焕发，充满能量与力量。

为了进一步提高所选择的这一系列练习，有必要在开始练习前让身体和意念做好充分准备，拜日式正好能起到这样的作用。可在开始正式练习前练习拜日式6~8次。时间允许的话，也可以练习更多次。

依然要强调的是，任何时刻都要保证练习的安全性，所以开始练习前，先坐下，询问内心，自己的身体愿意做几轮练习——用心倾听发自内心的第一想法。

1. 山式

- 保持体重平均分布于足球状部位（脚趾和脚掌中间）与足跟之间。
- 逐渐感觉足内弓上提。
- 大腿内侧相互靠拢。
- 尾椎下沉（如果存在平脊，请勿进行此动作）。
- 头顶向天花板方向延伸，下巴稍后缩。
- 肩胛骨向脊柱靠拢并下沉，中指沿裤子中缝处放好。
- 避免前肋突出。

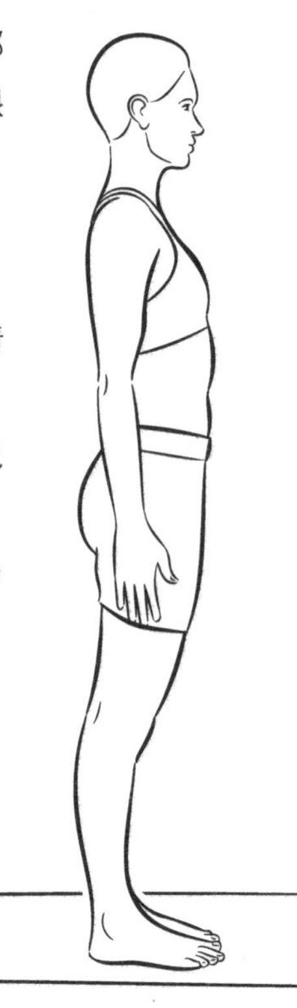

2. 山式——手臂上举（吸气）

- 保持前述姿势。
- 手臂向天花板处伸展，保持肩胛骨和前肋紧张。胸部上方稍向上抬起，目视天花板，保持颈后部长度。

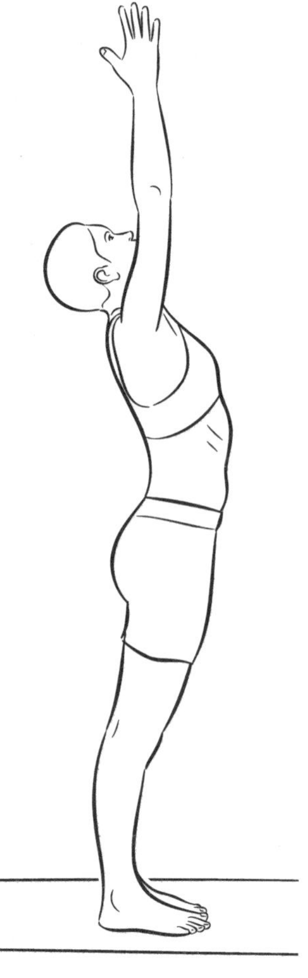

3. 前屈（呼气）

- 保持体重平均分布于双足，不要在足球部或足跟部摇摆。
- 向下屈体的同时收腹，肚脐内收。
- 大腿上段内侧互相靠拢，必要时可以屈膝。
- 保持肩膀远离耳，拉长颈后部。

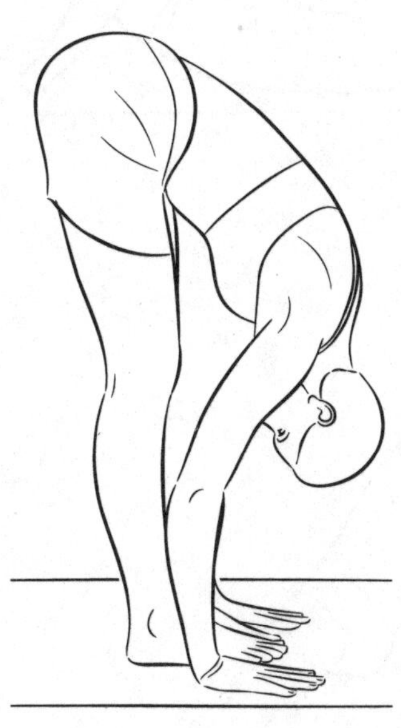

4. 弓步（吸气）

- 深屈膝，双手放于地面，抬起右腿向后跨，呈弓步，距离尽可能远，右膝落于地面。
- 右膝应位于右踝的正前方——若未做到，注意调整姿势。
- 双手臂放在右腿两侧，上胸和下巴上抬，保持颈后部长度。
- 由胸椎开始伸展。

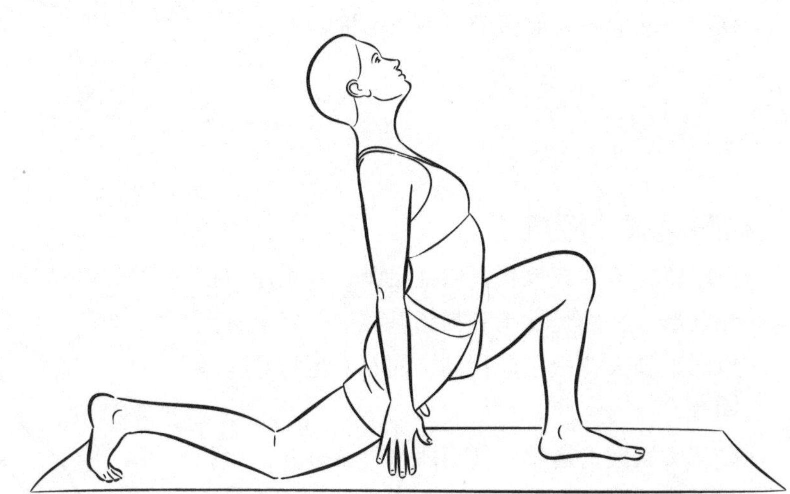

5. 平板（呼气）

- 双手置于地面，左腿收回与右腿并拢。膝关节用力，使身体与地面成一直线，向远处下压足跟部。
- 肚脐内收，尽可能向脊柱靠拢，以激活腹横肌群。
- 双手应位于肩膀的正下方。缓慢下降靠近地面，保持肘部及上臂内侧如同夹着一张纸般紧贴体侧。
- 若能保持双腿伸直，可将足跟下压推离身体。如果这样做难度过大，难以维持姿势，可放下膝关节，双手和双足球部置于地面。

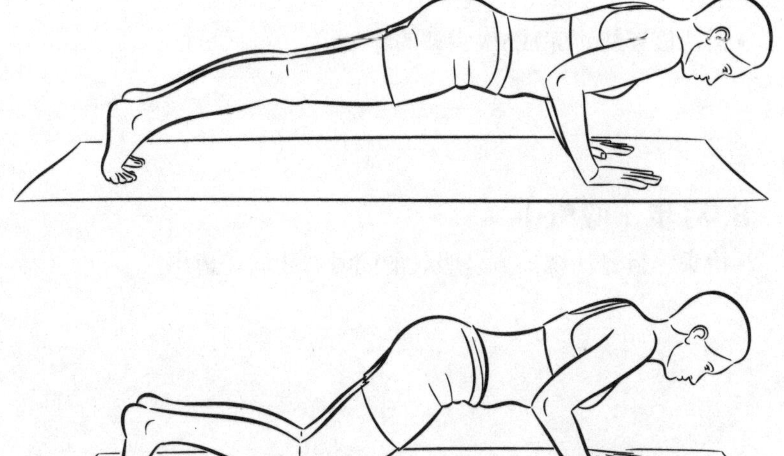

6. 眼镜蛇式变式（吸气）

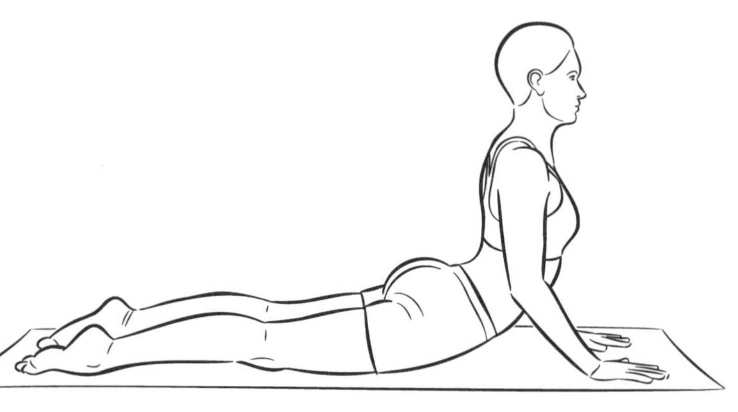

- 双手始终保持在肩膀下方的位置。
- 双侧足背置于地面，包括小足趾顶部。
- 双手用力下压，由胸部引导，抬起上半身，但要保证髋部始终紧贴地面。
- 随着上半身抬起，保持肩胛骨固定，肘部放置在胸部外侧缘。
- 尽可能保持背部流畅顺滑的曲线，目光注视地平线或地面。在眼镜蛇式变式中，颈后部的长度是保持不变的——尽量避免下巴前推。

7. 下犬式（呼气）

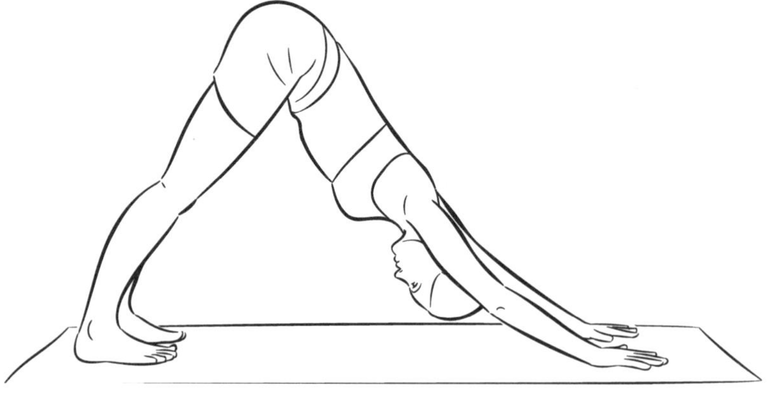

- 由眼镜蛇式变式放松，收拢足趾，双手用力推起背部，特别是示指和拇指基底部。将坐骨向后向上朝天花板方向抬高，同时双足打开与髋同宽。
- 肱二头肌向上运动，使肩膀与耳朵分开，给颈部创造伸展的空间。完全放松颈部，耳朵与手臂内侧在一条线上。
- 将坐骨（坐骨结节）拉向远离足跟的方向，同时双侧足跟始终保持向地面用力。若腿后肌腱过紧，足跟可适当离开地面，将注意力集中在上抬坐骨上。
- 保持该姿势，完成5次完整的呼吸。

回到

8. 弓步（吸气）

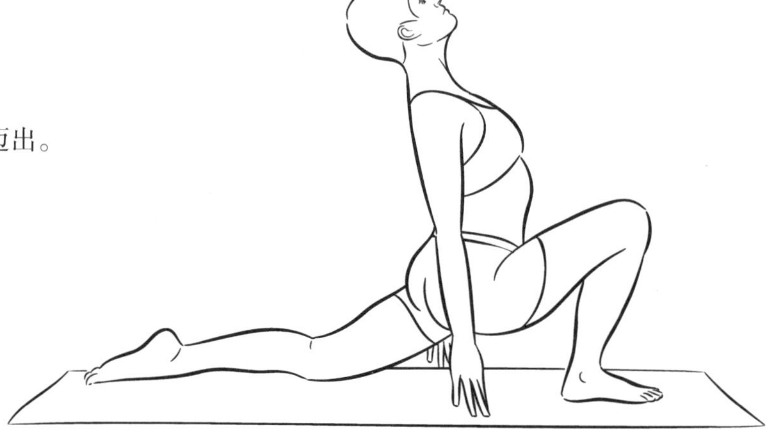

- 抬头，目光注视前方。吸气的同时右腿向前迈出。

9. 前屈（呼气）

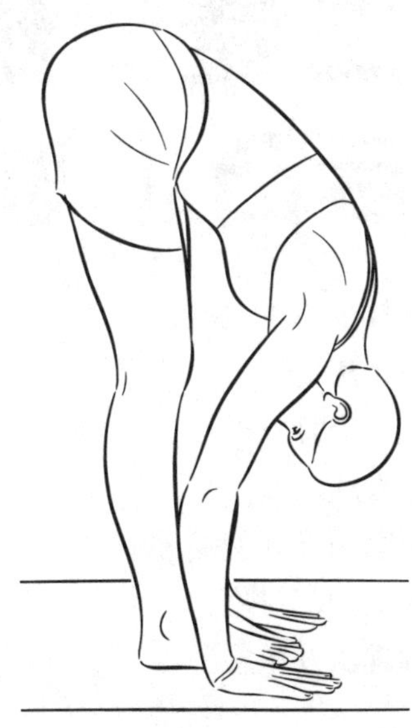

10.山式——手臂上举（吸气）

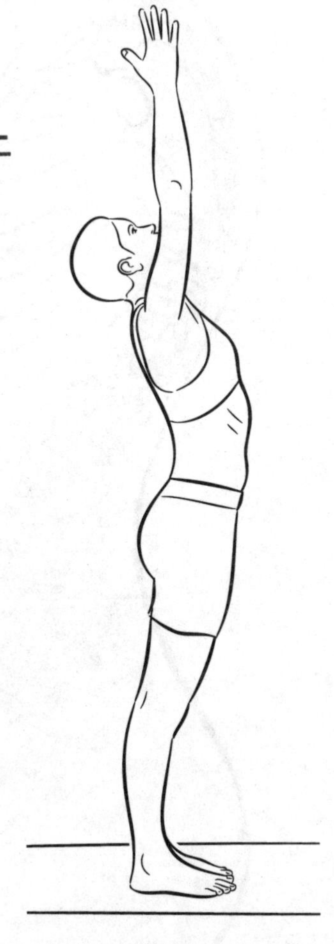

11. 山式（呼气）

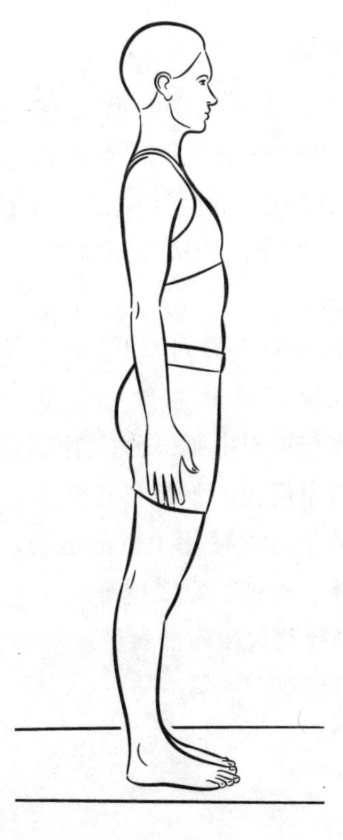

双侧手臂收回至体侧，完成一轮拜日式。下一轮练习时，换左腿先向后进行弓步，在下次练习时，继续更换为右腿，如是，直至完成所选的练习次数。

第二章 练习

脊柱后凸（驼背）

驼背（理论上讲为高度紧张的一种身体姿态）是指胸椎超出正常范围35° ，即T1与T12的距离更近。胸廓弧度增加，继而伴随腰椎弧度改变，甚至骨盆的旋转（前倾或后倾）、髋关节前屈或后伸明显。

胸椎过度弯曲造成的驼背，肩胛骨则会诱导并使头部前倾（正如我们所了解的前伸），造成颈部过度伸长，以使眼睛与视野在同一平面（这种现象发生在动物为了生存的情况下）。

颈部过度伸长造成颈部伸肌的紧张，颈部屈肌过长且易劳损。驼背的身体姿势易造成上腹部肌肉紧张可能胸小肌也会出现紧张，继而造成被动伸展的胸部相关肌肉和肩胛骨内收肌的被动拉长、疲软。

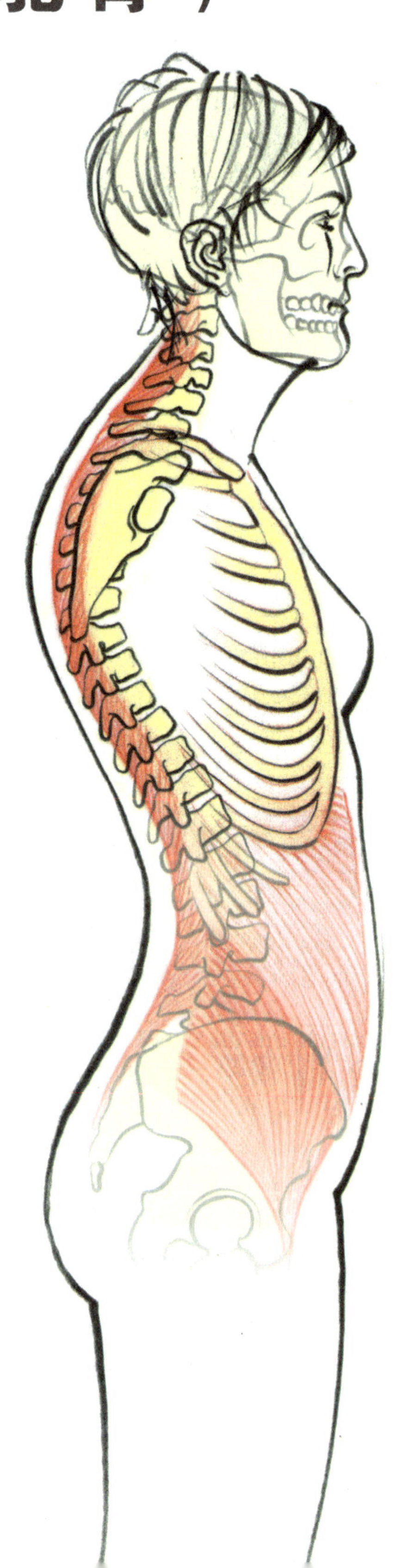

物理因素

驼背由多种原因引起，这些原因通常是由于不正确的身体形态造成的。例如，不正确的肌肉运动模式，包括损伤、过度使用或者不使用。一旦出现错误的动作，紧张的肌肉变短变紧张，拮抗肌则逐渐被拉长、疲软。

造成驼背的原因如下。

- 久坐。
- 工作面对电脑屏幕，座位过低。
- 背单肩包而不是双肩包。
- 从事过度使用上臂的运动，如网球、篮球、游泳、板球、橄榄球等。
- 骑行时过度弯曲背部。
- 过度练习卷腹。

- 头部向前的姿势。
- 视力低下（不断朝前看东西）。
- 寰椎前脱位（Atlas半脱位，第一颈椎排列不齐）。
- 身高过高，不得不低头与他人交流。
- 代偿骨盆、腰椎不适时的身体姿势。

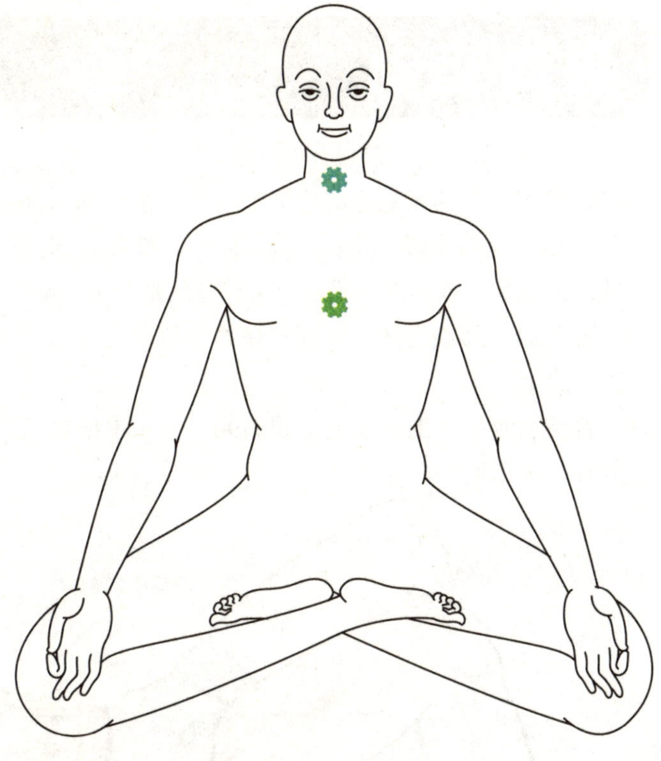

情感因素

胸部的形态与许多重要的心理因素有关。感情、想法、反应和表情都会综合体现在胸部。情感越压抑，越可能影响身体形态。

观察驼背时，必须综合考虑影响的因素：肩关节、颈部、上背部和胸部。

耸肩	含胸	头前倾
增加自我保护感	自我思考与自我判断的能力尚未发育完全	人们首先使用头部认知世界
怕受伤	没有安全感	
易受打击	消极	
强烈的情绪压抑于腹部	长期被恐惧与自卑情绪控制	

可能相关的轮穴

轮穴	积极的感情状态	部位	口诀
心轮 / 第四个轮穴	同情心 无条件的爱 对自己与他人的宽容之心	与心脏神经丛关系密切的脊柱	炎姆（Yam）
喉轮 / 第五个轮穴	真实的演说 对自己讲实话 充分的自我表现	颈部，以及与颈动脉丛有关的颈椎	汉姆（Ham）

纵向运动

益处

- 重力可以帮助拉伸脊柱前侧韧带，维持自然曲线。

- 躺在泡沫轴或两张卷起的瑜伽垫上。缓慢移动泡沫轴，整个脊柱和头部躺在泡沫轴上。如果头部过低，可在头下放一块小毛巾，保持颈后部伸展。
- 大腿弯曲，脚放在地上，调整膝关节与髋关节在一条直线上。
- 上臂与肩水平，肘关节向上屈曲90° ——手指自然分开，手指低于背部水平。
- 在泡沫轴上练习自然呼吸（72页有充分呼吸模式的介绍）。保持该姿势至少5分钟，连续运用充分呼吸模式。
- 动作结束后，缓慢滚动至一侧，在地板上平躺几分钟，使得脊柱充分放松。

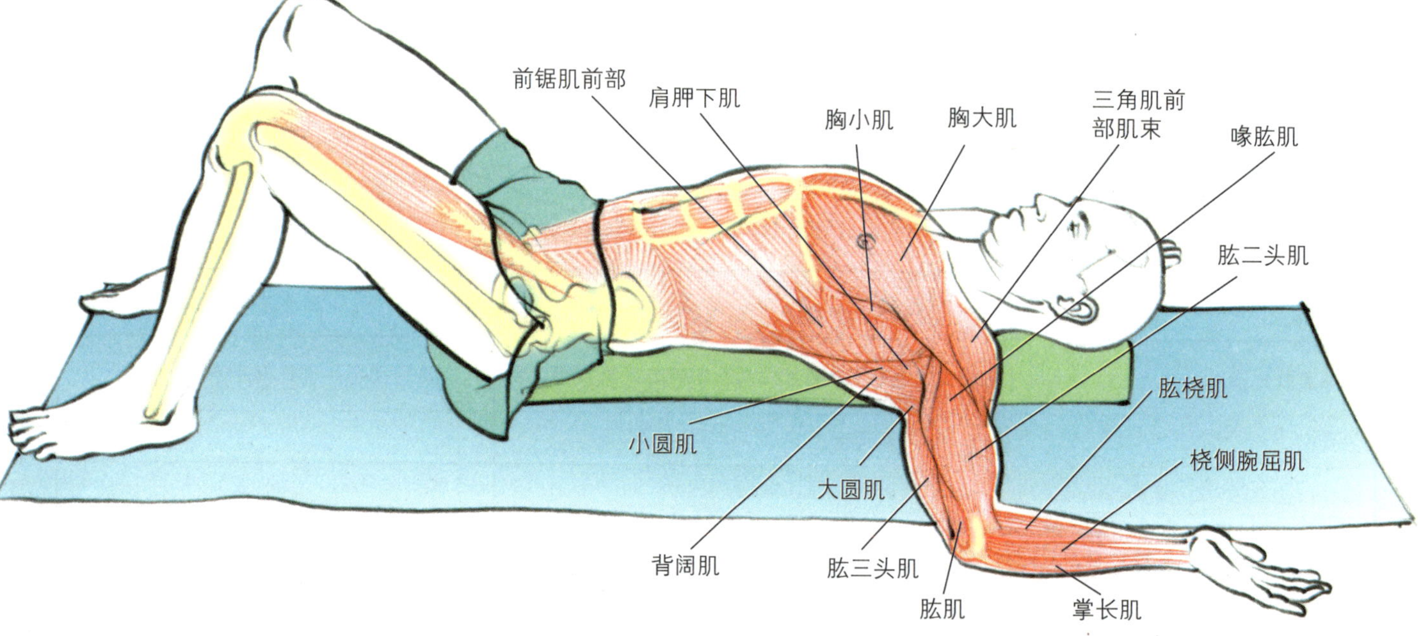

动作分析	区域	关节运动	移动部位
关节1	胸廓	脊柱中段	T4~T8

动作分析	关节	关节运动	活动肌肉	拉伸肌肉
关节1	肩关节	水平内收，外旋	三角肌后部肌束、冈下肌、小圆肌	胸大肌、三角肌前部肌束、背阔肌、大圆肌、肩胛下肌
关节2	肩胛	向下旋转，内收	大菱形肌、小菱形肌、肩胛提肌、斜方肌中束	斜方肌上束和下束、前锯肌、胸小肌
关节3	肘关节	屈曲	肱二头肌、肱肌、桡侧腕屈肌、掌长肌、肱桡肌	

卧式

- 将卷起的瑜伽垫或直径8~10cm的泡沫轴横放于肩胛骨后。
- 双手抱住后颈部，注意不是后脑勺。
- 缓慢移动泡沫轴，后颈部支撑用力，同时呼气。允许自身后背自然下落，尽可能放松，移动至肚脐、后腰部分。
- 维持动作3~5秒，然后返回。重复该动作3~5次。
- 注意做动作时，逐渐移开脊柱，移动胸椎中的每个椎体。
- 完成动作后，逐渐起身，离开泡沫轴，躺在垫子上。

如果感到脊柱不适，很有可能做的次数过多。可减少动作维持时间和次数。

起始位

益处

- 该动作可以有效地动员每个胸椎关节的活动，但是一定要注意，脊柱关节炎和任何脊柱相关疾病，禁止做该动作。

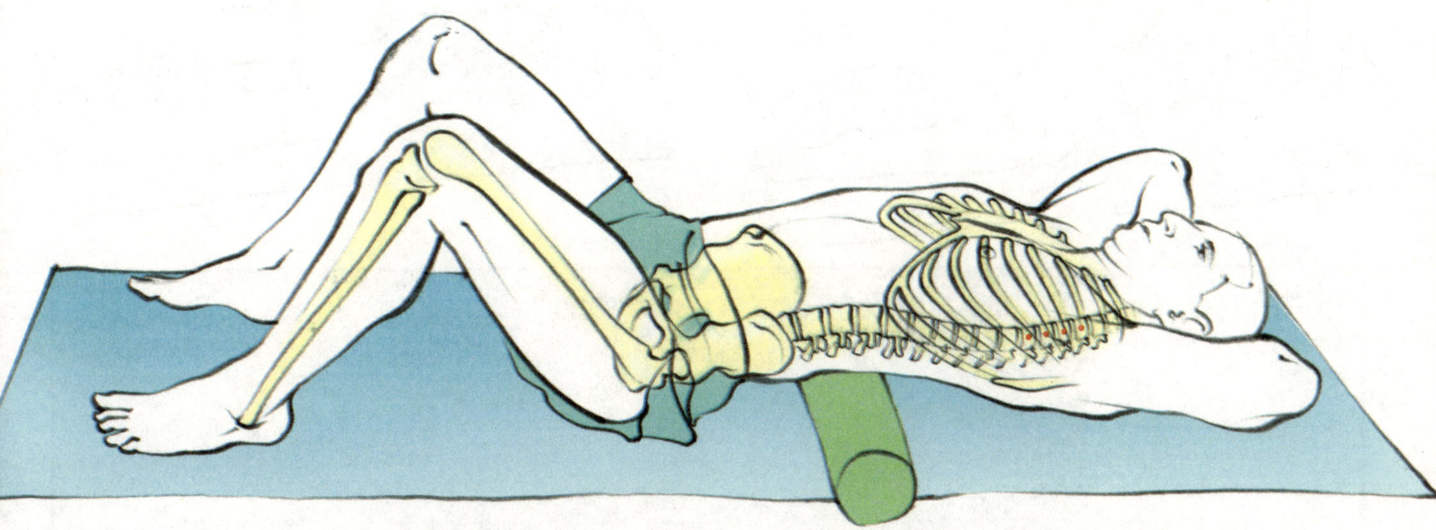

动作分析	区域	关节运动	移动部位
关节1	胸廓	下：伸展 上：屈曲	T7~T3

猫式

- 四点跪位，手在肩关节正下方，膝关节在髋关节正下方。
- 保持颈部和背部的脊柱在一条直线上。
- 深呼吸，将气体吸入下腹部，弓背，尾椎翘起，低头，下巴朝向胸部。
- 臀部轻微用力帮助完成这个动作。
- 手臂用力，抬起腋窝，使得上背部朝向天花板。
- 吸气时，放松臀部，骨盆内收，尾椎自然朝上，使腰椎呈凹陷的拱形。
- 继续靠手臂力量让胸部远离地面，肩胛骨靠近骶骨，感受肩关节撑起身体。
- 头部自然跟随该动作，双眼看地板或面前的某处，保持背部颈部拉长。
- 配合呼吸重复该组动作，8~10次。

益处

- 该动作可以唤醒胸椎、腰椎的屈伸活动，以及骨盆的前倾和后倾。该动作是早晨最理想的练习。

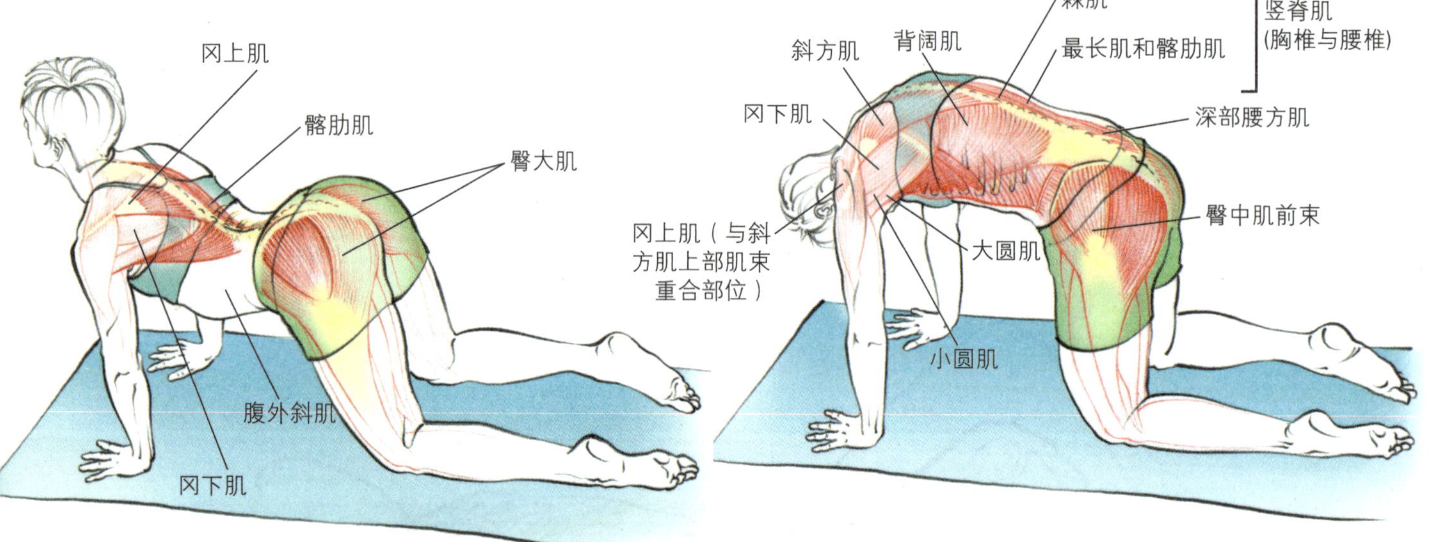

动作分析	关节	关节运动	活动肌肉
关节1	肩胛骨	UM：内收和下压 DM：外展	UM：斜方肌、背阔肌 DM：前锯肌、胸小肌
关节2	脊柱	UM：伸展 DM：屈曲	UM：髂肋肌腰、胸、颈段，颈、腰棘间肌，棘肌、多裂肌、半棘肌附着的颈段和胸段 DM：腹外斜肌、腹内斜肌、腹横肌、腹直肌
关节3	髋关节	UM：屈曲 DM：伸展	UM：腰大肌、腰小肌、髂肌前束、臀中肌 DM：臀大肌

(UM =上升动作，DM =下降动作)

开肩1

- 舒适坐位，脊柱直立。双手紧握弹力带，且保持上臂伸直位。
- 吸气时，逐渐抬高上臂，保持肘关节伸直。
- 呼气时，将手臂抬高后伸至背后。尽量将手臂抬至后方肋骨。
- 双手距离足够宽，才可保持手臂伸直，双眼直视前方。
- 呼气时，弹力带回到起始位置
- 动作尽量平缓，上抬手臂时尽量从肩关节向外伸展。
- 重复该动作6~8次。呼吸与动作一致，所以尽量保持呼吸平稳、缓慢。

益处

- 该动作对肩关节前部和胸部的伸展、缓解其肌肉紧张非常有效，并可提高呼吸肌的柔韧性。

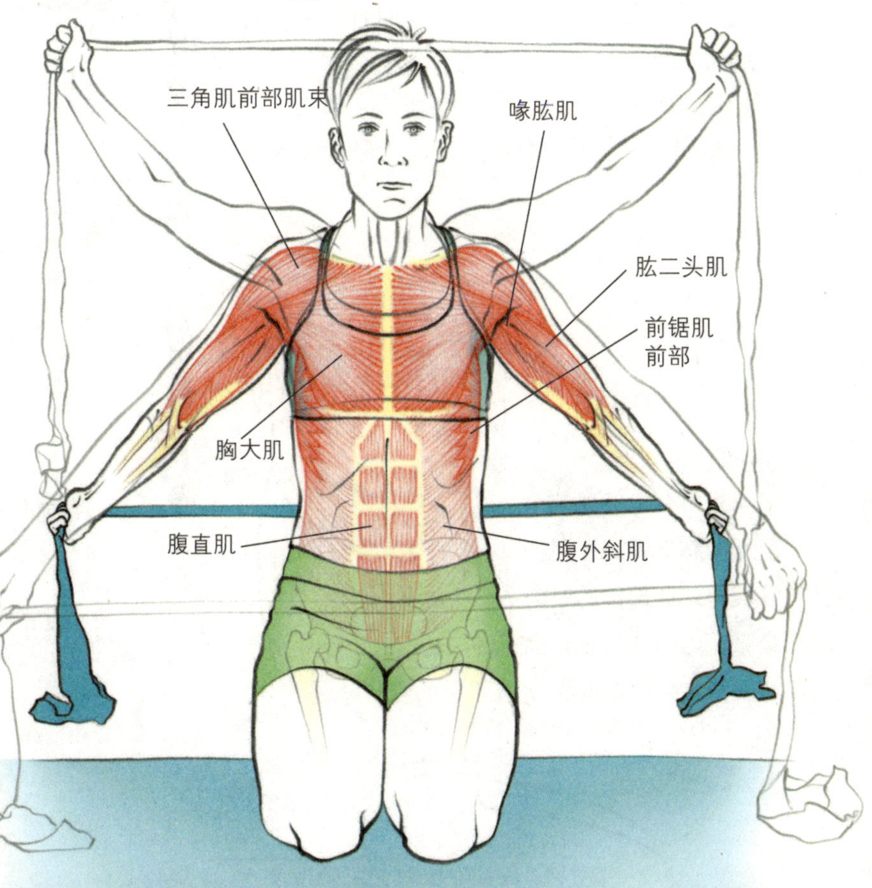

动作分析	关节	关节运动	活动肌肉	拉伸肌肉
关节1	肩关节	UM：屈曲 DM：伸展，外旋	UM：三角肌前部肌束、胸大肌、肱二头肌、喙肱肌 DM：冈下肌、小圆肌、三角肌后部肌束、斜方肌、菱形肌	DM：胸大肌、三角肌前部肌束、肱二头肌、喙肱肌、前锯肌
关节2	肩胛	UM：向上旋转，外展 DM：向下旋转，内收	UM：斜方肌上束和下束、前锯肌、胸小肌 DM：大菱形肌、小菱形肌、肩胛提肌	UM：大、小菱形肌，肩胛提肌 DM：斜方肌上束和下束、前锯肌、胸小肌
关节3	脊柱		腹直肌，腹内、外斜肌，腹横机	

(UM =上升动作，DM =下降动作)

开肩2

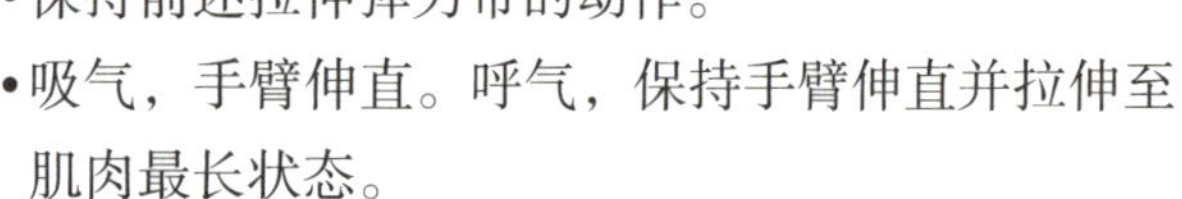

- 保持前述拉伸弹力带的动作。
- 吸气，手臂伸直。呼气，保持手臂伸直并拉伸至肌肉最长状态。
- 保持该动作1~2分钟，均匀呼吸。
- 使用腹肌拉肋骨前部向下，保持上胸部挺起。

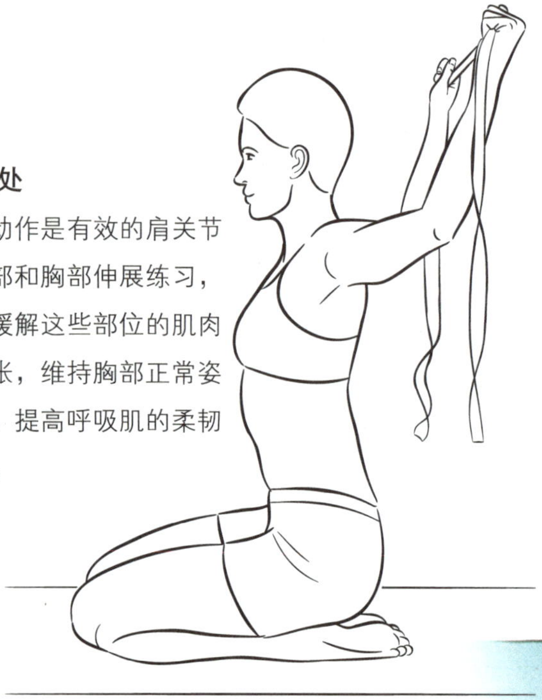

益处

- 该动作是有效的肩关节前部和胸部伸展练习，可缓解这些部位的肌肉紧张，维持胸部正常姿势，提高呼吸肌的柔韧性。

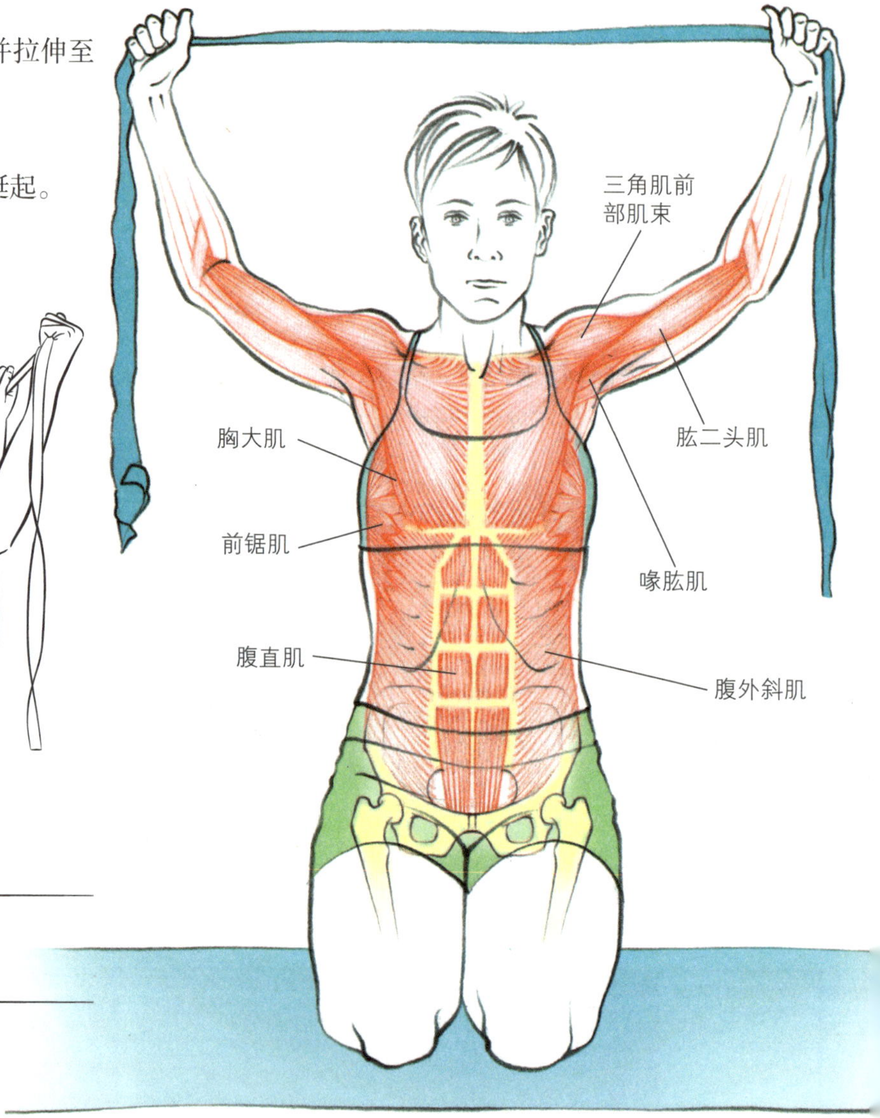

动作分析	关节	关节运动	活动肌肉	拉伸肌肉
关节1	肩胛	向下旋转，内收	大菱形肌、小菱形肌、肩胛提肌	斜方肌上束和下束、前锯肌、胸小肌
关节2	肩关节	伸展，外旋	冈下肌、小圆肌、三角肌后部肌束、斜方肌、菱形肌	胸大肌、三角肌前部肌束、肱二头肌、喙肱肌、前锯肌
关节3	脊柱	维持稳定	腹直肌，腹内、外斜肌，腹横肌	

开肩3

- 向上伸展右臂，屈肘关节，手掌放在两肩胛骨中间。
- 用左手轻轻勾住右肘关节，使肘关节位于头后。
- 保持腹部没有起伏，前肋骨处于较低的位置。
- 保持该动作，呼吸几次，然后重复另一侧。
- 再次抬起右臂至起始位，随之左手在背后缓慢抬起，左手掌心向外。
- 轻柔地使左手上缘靠近右手。此动作宜循序渐进，以利于肩关节适应这项练习。
- 如果手可以互相勾到，轻柔地将肘关节拉向身体中线，肘关节可以轻微活动。
- 保持腹部收紧，前肋骨处于较低的位置。
- 保持这个动作1~3分钟，同时维持平稳的呼吸。

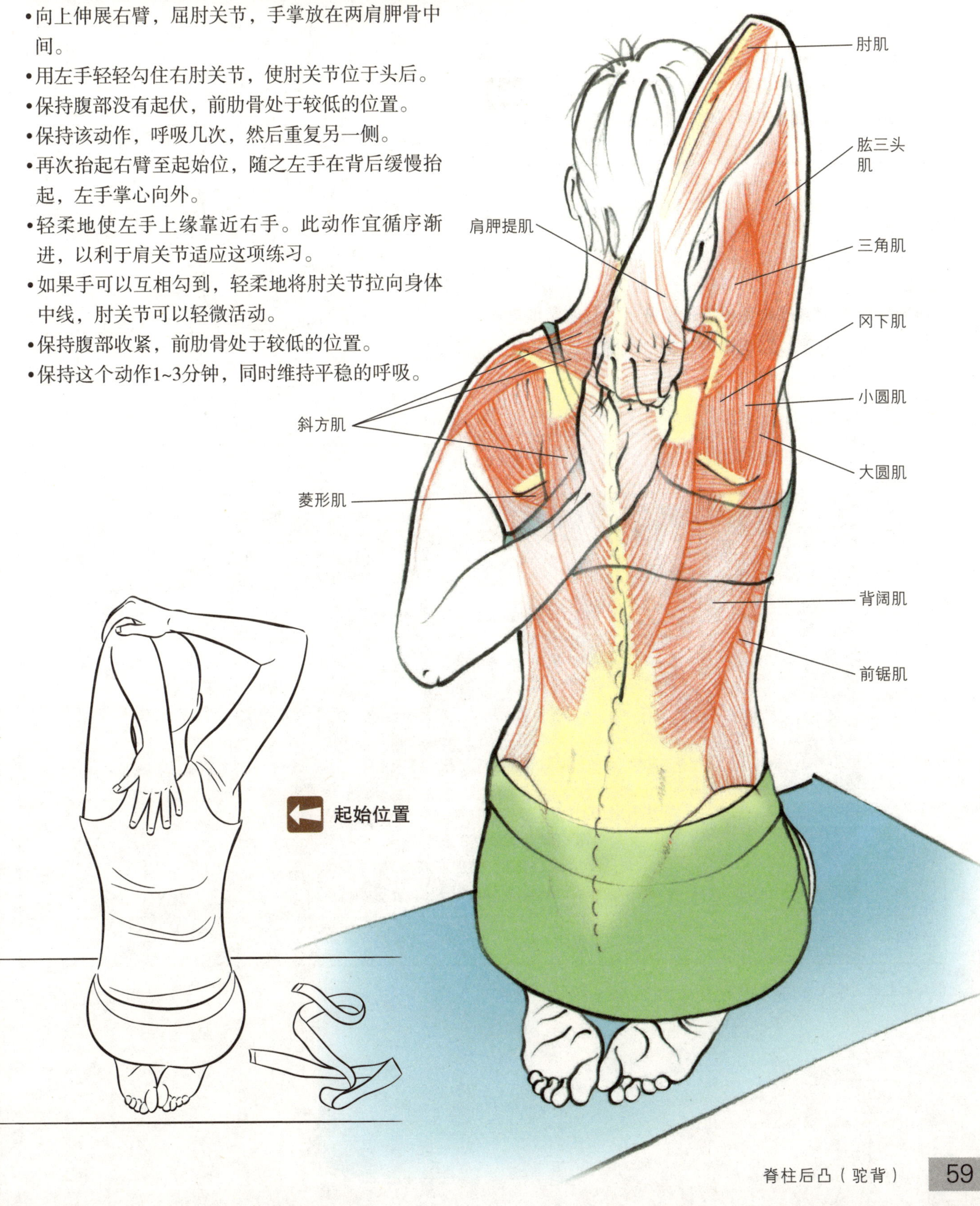

变式

• 如果双手不能互相触及，可以使用绳子或带子连接手之间的距离，停一会儿后再缓慢靠近两手。

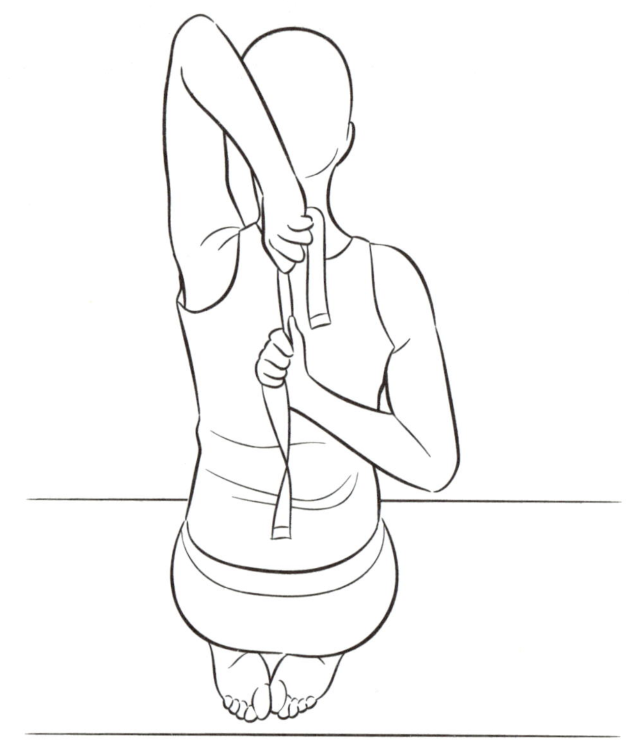

益处

• 可有效缓解上背部和肩关节肌肉紧张，能够帮助增加肩关节活动度。注意拉伸过程中不要过度，以免造成运动损伤。

动作分析	关节	关节运动	活动肌肉	拉伸肌肉
关节1	肩胛	UA：向上旋转，外展 LA：向下旋转，内收	UM：斜方肌的上束和下束、前锯肌、胸小肌 DM：大菱形肌、小菱形肌、肩胛提肌	UM：大菱形肌、小菱形肌、肩胛提肌 DM：斜方肌的上束和下束、前锯肌、胸小肌
关节2	肩关节	UA：屈曲，外旋 LA：伸展，内旋	UA：三角肌、胸大肌上束、肱二头肌、喙肱肌、小圆肌、冈下肌 LA：三角肌前部肌束和后部肌束、背阔肌、大圆肌、冈下肌、小圆肌、胸大肌、肱三头肌长头、肩胛下肌	UA：肱三头肌长头、肘肌、背阔肌、小圆肌、冈下肌、大圆肌 LA：三角肌后部肌束、冈下肌、小圆肌
关节3	肘关节	UA：屈曲，旋后 LA：屈曲，旋前	UA：肱二头肌、肱肌、肱桡肌、桡侧腕屈肌、掌长肌、旋后肌 LA：肱二头肌、肱肌、肱桡肌、桡侧腕屈肌、掌长肌、旋前圆肌、旋前方肌	
关节4	脊柱	维持稳定	腹直肌，腹内、外斜肌，腹横肌	

(UA = 上臂动作; LA =前臂动作; UM =上升动作，DM =下降动作)

开肩4

- 椅背靠墙放置，座位面对自己。
- 双肘关节打开与肩同宽，放于座位边缘，双手呈“祈祷”姿势。
- 双膝关节后移，直至其位于髋关节正下方，脊柱伸展。前额置于座位边缘。
- 朝向脊柱内收脐部；前肋骨内收，远离肘关节。尽量用肘关节外缘承受身体的重量——这样做有助于保持肩膀与耳之间的距离。
- 呼吸至上背部和肩部，缓慢下沉上背部，注意下背部不要拱起。
- 此处保持2~3分钟，注意保持呼吸平稳。

错误动作

- 为了有效地拉伸，腰椎尽量不要拱起。注意使用腹肌预防此动作的发生。

益处

- 这是有效改善手臂内旋不平衡的练习。可提高肩关节柔韧性，增加肩关节后伸的幅度，也能提高呼吸辅助肌的柔韧性。

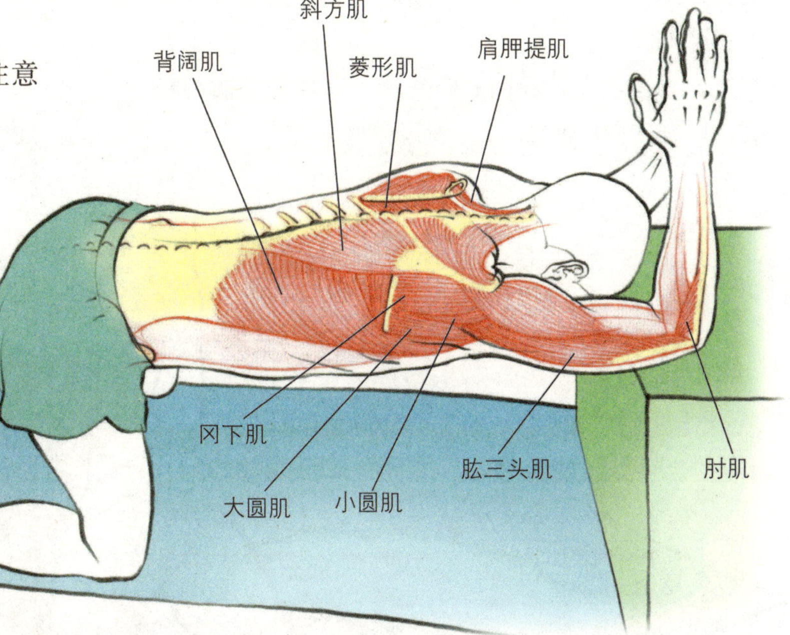

动作分析	关节	关节运动	活动肌肉	拉伸肌肉
关节1	肩胛	向上旋转，外展	斜方肌上束和下束、前锯肌、胸小肌	大菱形肌、小菱形肌、肩胛提肌
关节2	肩关节	屈曲，外旋	三角肌、胸大肌上束、肱二头肌、喙肱肌、小圆肌、冈下肌	肱三头肌长头、肘肌、背阔肌、小圆肌、冈下肌、大圆肌
关节3	肘关节	UA:屈曲，旋前	肱二头肌、肱肌、肱桡肌、桡侧腕屈肌、掌长肌、旋前圆肌、旋前方肌	
关节4	脊柱	维持稳定	腹直肌，腹内、外斜肌，腹横肌	

(UM =上升动作)

坐姿扭转

- 弯曲双腿，左膝向下放于瑜伽垫上，左足跟放于右髋外侧。尽量使左膝位于身体中线。交叉右腿到左膝外侧，右脚紧贴左膝。保持右脚踇趾贴地。
- 双手握住右小腿，身体重心落在坐骨的前方。
- 吸气，增大胸腔。抬右臂向后，放于地面并与尾骨成一直线。呼气。
- 吸气，屈曲肘关节90°，手指朝上。上抬左臂并移至右膝外侧。
- 呼气，将左上臂轻压向右膝外侧，以保持平衡和稳定，使脊柱得以伸展。

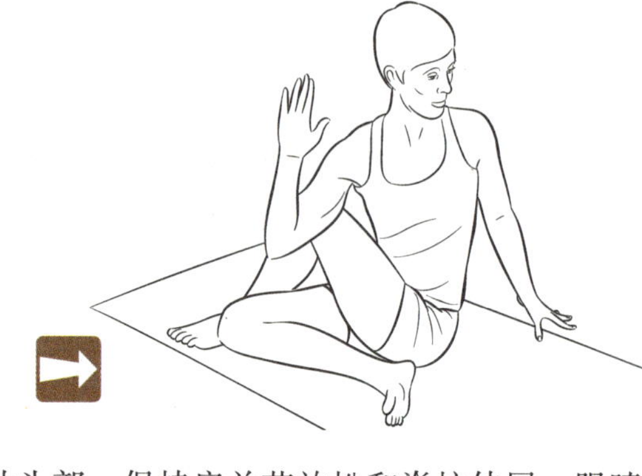

前面观

- 缓慢移动头部，保持肩关节放松和脊柱伸展，眼睛越过右肩，双眼平视同一水平面，不要看地面。
- 保持2~3分钟，缓慢、均匀地呼吸。尽量用腹部呼吸，保持胸部放松。

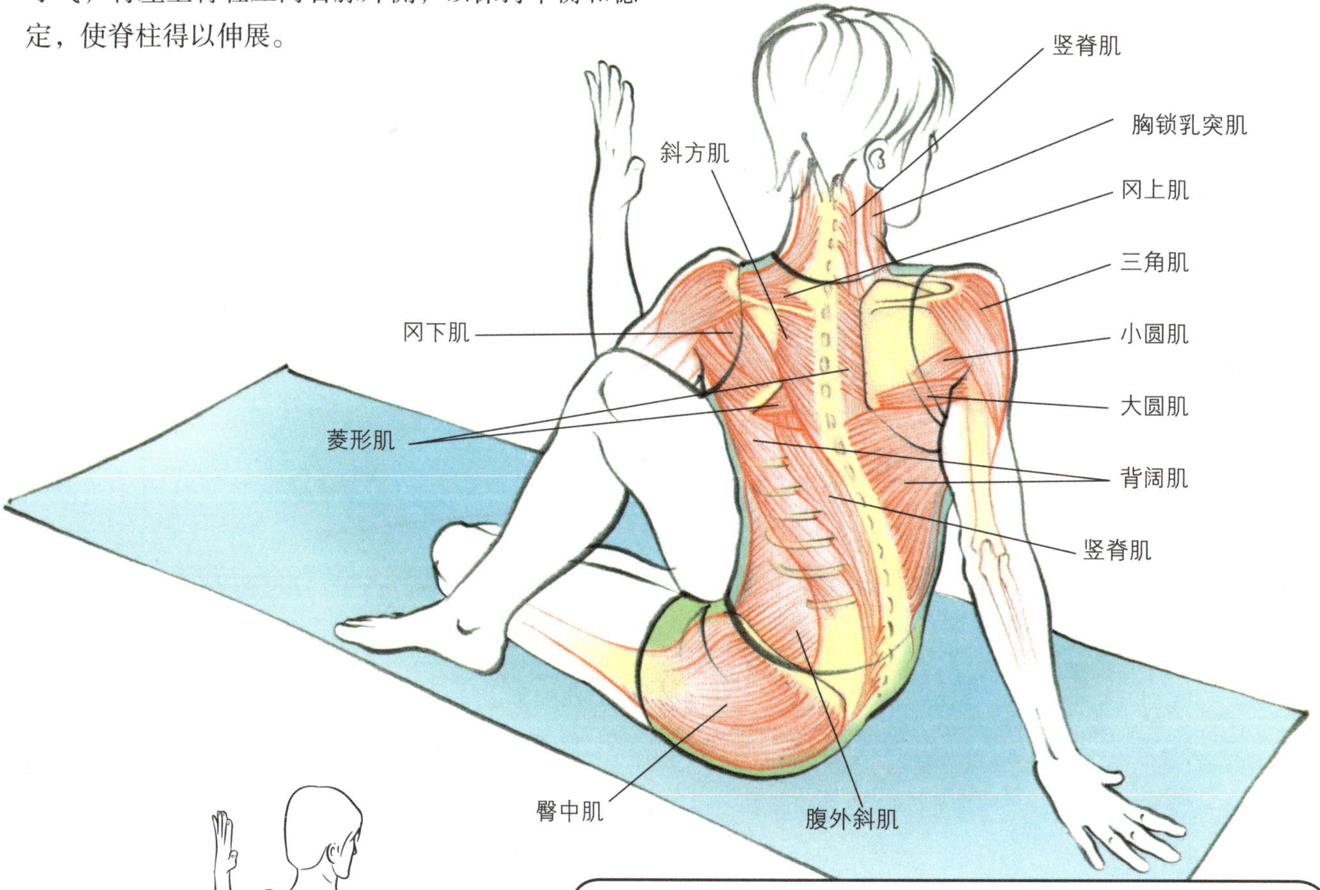

竖脊肌
胸锁乳突肌
斜方肌
冈上肌
三角肌
冈下肌
小圆肌
大圆肌
菱形肌
背阔肌
竖脊肌
臀中肌
腹外斜肌

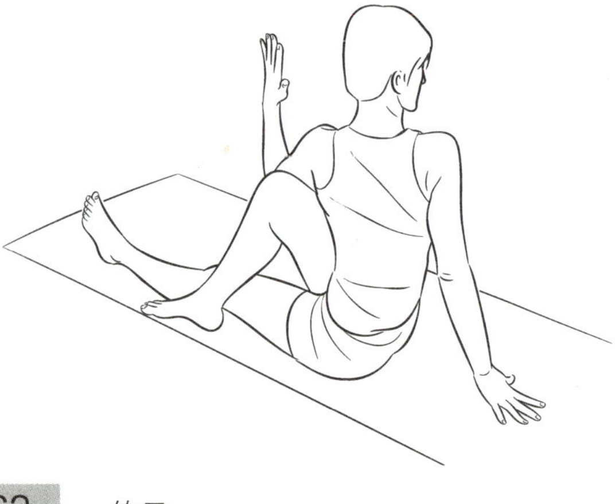

变式

- 起始动作左腿伸直，延伸至左足跟，仿佛碰到墙面一样。
- 屈曲右腿，将右脚放置左大腿外侧，右脚掌及脚趾全部着地；继续扭转腰部。

益处

- 有效增进脊柱旋转度的练习，对于保持脊柱健康移动是非常必要的。这些动作可以刺激循环系统及内脏器官，帮助其排除存储在肌肉和内脏组织中的毒素。

动作分析	关节	关节运动	活动肌肉	拉伸肌肉
关节1	肘关节	FA：屈曲 BA：伸展	FA：肱二头肌、肱肌、肱桡肌、桡侧腕屈肌、掌长肌 BA：肱三头肌、肘肌	
关节2	腕关节	FA：中立位 BA：伸展		BA：桡侧腕屈肌、尺侧腕屈肌、掌长肌、指浅屈肌，指深屈肌
关节3	肩关节	FA：屈曲，伸展，外展，外旋 BA：外旋，伸展	FA：三角肌、胸大肌上束、肱二头肌、喙肱肌、三角肌、背阔肌、大圆肌、冈下肌、小圆肌、胸大肌、肱三头肌长头、肩胛下肌、冈上肌 BA：三角肌、背阔肌、大圆肌、冈下肌、小圆肌、胸大肌、肱三头肌长头	BA：可能是胸大肌、三角肌前部肌束
关节4	肩胛	FA：中立位 BA：中立位	FA：菱形肌 BA：菱形肌	
关节5	脊柱	脊柱朝向上腿扭转，中立位伸展	TLS：腹内斜肌、竖脊肌、头夹肌 BLS：腹外斜肌、回旋肌、多裂肌、胸锁乳突肌、棘肌、最长肌、髂肋肌	LS：腹外斜肌、回旋肌、多裂肌、胸锁乳突肌 BLS：腹内斜肌、竖脊肌、头夹肌、背阔肌
关节6	髋关节	TL：屈曲，内收，内旋 BL：屈髋，内收，外旋	TL：股直肌、内收肌、腓骨长肌、耻骨肌、股薄肌、腰大肌、髂肌、臀中肌、臀小肌、半腱肌、半膜肌 BL：股直肌、大收肌、腓肠肌、耻骨肌、股薄肌、腰大肌、髂肌、股二头肌、臀大肌后部、缝匠肌、梨状肌、股方肌、闭孔内肌、闭孔外肌、上孖肌、下孖肌	TL：梨状肌、上孖肌、下孖肌、闭孔内肌、闭孔外肌、股四头肌、臀大肌、臀中肌、臀小肌 BL：梨状肌、臀中肌、臀小肌
关节7	膝关节	屈曲	股二头肌、半腱肌、半膜肌、股薄肌、腓肠肌、腘肌	

(FA = 手臂前部；BA = 手臂后部； TLS =上腿侧；BLS =下腿侧；TL =上腿；BL =下腿)

蝗虫式

- 俯卧位，伸直双腿，足背贴在地面上，膝关节抬起。
- 双臂及手掌自然放于体侧，前额放在地板上。
- 内收脐部，与核心建立联系。
- 缓慢吸气，然后从地板上抬起胸部、肩关节、手和头部。双手掌心向外，保持颈后部拉长，眼睛看向地板。抵抗阻力，并且下巴贴近胸脯。
- 头顶向前延展，保持脊柱伸展。

变式

- 手掌放在地面上，抬起头、胸部和前额。头顶向前延展，脊柱伸展，眼睛看向地板，下巴轻微贴近喉咙。

- 保持呼吸平稳，维持该动作4分钟。这个动作可以提高背部肌肉的力量。

益处

- 可增强下背部和上背部的肌肉力量，并对消化系统有益。

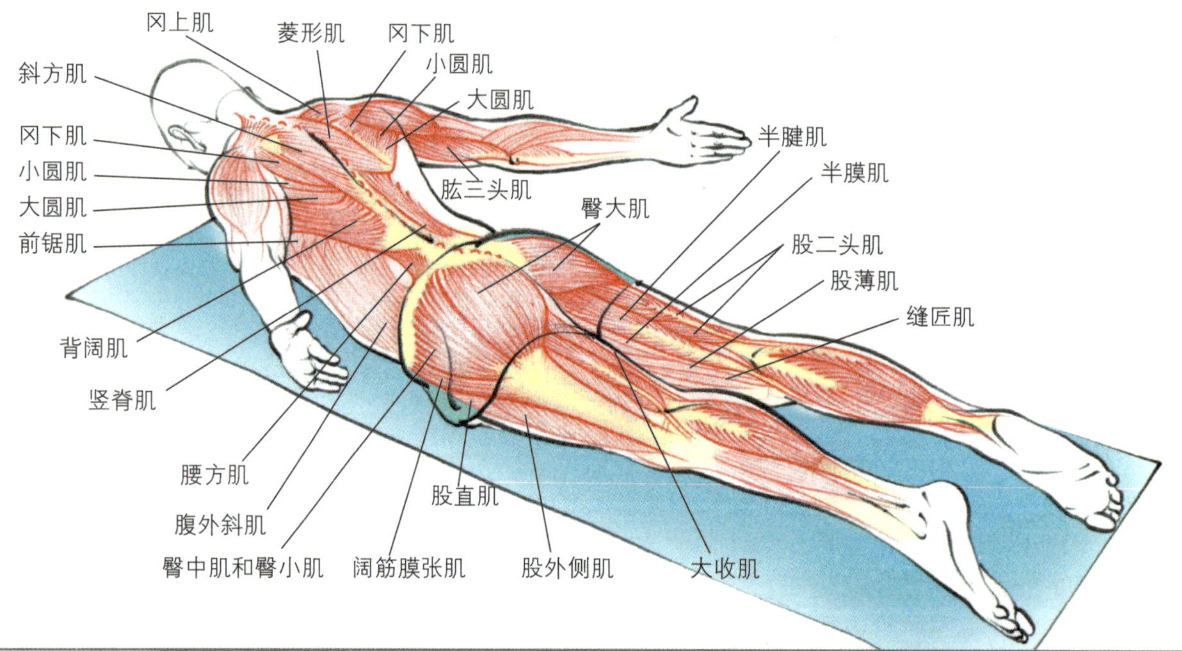

动作分析	关节	关节运动	活动肌肉
关节1	肩胛	向下旋转，内收	大菱形肌、小菱形肌、肩胛提肌
关节2	肩关节	伸展，外旋	三角肌后部肌束、背阔肌、大圆肌、肩胛下肌、胸大肌、小圆肌、冈下肌、肱三头肌长头
关节3	脊柱	伸展	棘肌、最长肌、髂肋肌、多裂肌、回旋肌、半棘肌、横突间肌、棘间肌
关节4	髋关节	伸展，内旋，内收	股二头肌、半腱肌、半膜肌、臀大肌、臀中肌前束、大收肌、腓肠肌、股薄肌、耻骨肌、阔筋膜张肌
关节5	膝关节	伸展	股直肌、股外侧肌、股中间肌、股内侧肌

桥式

- 仰面平躺于地板上，屈膝，使足跟与坐骨在一条直线上。
- 手臂自然放于身体两侧，掌心朝下。
- 呼气时，用力下压双脚和双臂，慢慢将髋关节抬起。
- 抬起髋关节于下背部较为舒适的高度，保持膝关节与髋关节在一条直线上。臀部向双腿的方向移动，耻骨向上抬起。
- 几次呼吸之后，将前臂背面靠近，手指交叉，用力下压上臂，尽量抬起胸骨。如果可以，再抬高一点髋关节。
- 脐部内收，以保护下腰部。
- 维持呼吸平稳，保持该动作2~3分钟。

益处

- 增加前肩和胸部的柔韧性，改善呼吸模式，增强背部肌肉力量。

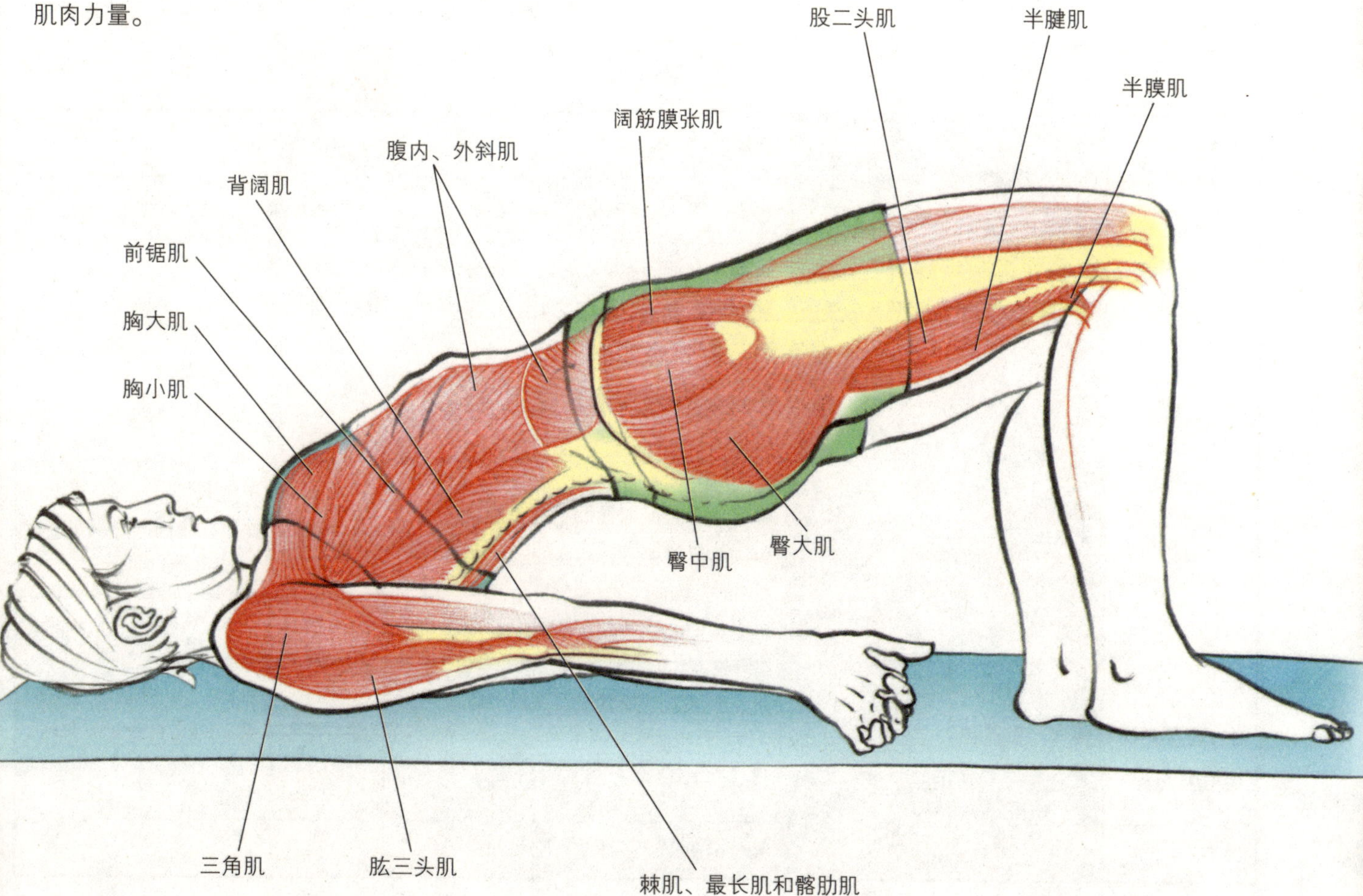

桥式

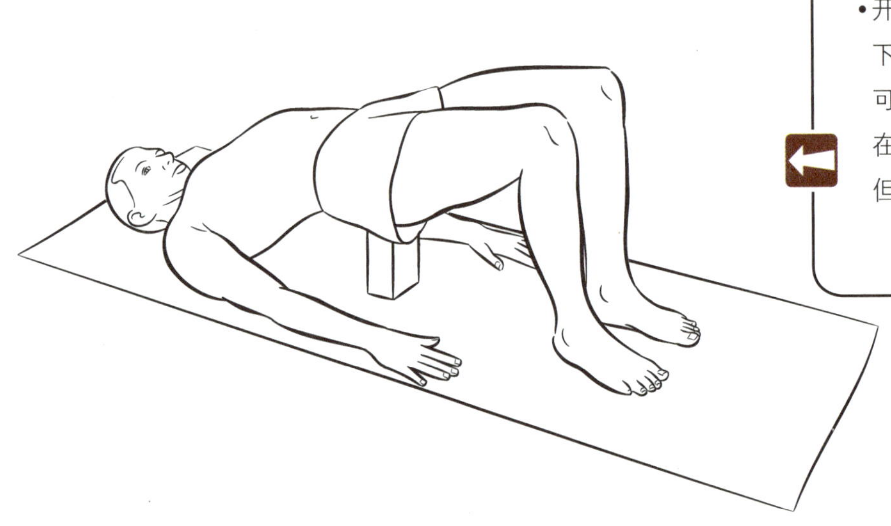

变式

- 开始的动作相同，当抬高臀部时，在骶骨下放一块瑜伽砖。这并不是让腰椎休息。可根据自己的柔韧性调整瑜伽砖的方向。在这种姿势下，臀部可以得到完全休息，但脚和手臂依然处于活跃状态。

动作分析	关节	关节运动	活动肌肉	拉伸肌肉
关节1	肩胛	向下旋转，内收	大菱形肌、小菱形肌、肩胛提肌	斜方肌上束和下束、前锯肌、胸小肌
关节2	肩关节	伸展，外旋，内收	胸大肌、背阔肌、大圆肌、肩胛下肌、胸大肌、胸小肌、冈下肌、肱三头肌长头、喙肱肌	胸大肌
关节3	肘关节	屈曲，旋后	肱三头肌、肘肌、肱二头肌、旋后肌、肱桡肌	
关节4	脊柱	伸展	棘肌、最长肌、髂肋肌、多裂肌、回旋肌、头半棘肌、横突间肌、棘间肌	胸小肌，腹直肌，腹内、外斜肌
关节5	髋关节	伸展，内旋，内收	股二头肌、半腱肌、半膜肌、臀大肌、臀中肌后束、大收肌、长收肌、短收肌、股薄肌、耻骨肌、阔筋膜张肌	股直肌、腰大肌、髂肌
关节6	膝关节	屈曲	股直肌、股外侧肌、股内侧肌、股中间肌	
关节7	踝关节	背屈	胫骨前肌、趾长伸肌、踇长伸肌	

骆驼式

- 起始位置采用双膝跪位。使髋关节位于膝关节正上方，保持膝关节与踝关节在一条直线上，且保持足背伸直。
- 下压小腿、膝关节和足背在地面上，伸展脊柱、头部弯曲，眼睛直视天花板。收紧两侧大腿但并不移动它们，依然保持大腿与地面呈垂直状态。
- 挺胸，拉长腰部。下压骶部、尾椎。
- 将手放于臀部、指尖向下。肘关节相对。
- 吸气挺胸；呼气内收脐部，弓背。挺胸时，肘关节向后向下移动。缓慢松开双手，朝足跟移动；保持腿部发力，大腿直立。

益处

- 可以充分拉伸胸部区域，缓解腹部肌肉的紧张，内脏器官。有效改善呼吸模式。

- 肩关节后撤，手向后下推，挺胸。尾椎向前移时，注意脊柱伸展的长度。
- 腰部不应感到紧张。可参照68页变式。
- 完成这个动作，要通过双脚用力下压，大腿保持直立。注意脊柱不可以扭曲。
- 注意保持呼吸均匀、平稳。一旦呼吸不平衡即应结束动作。如果呼吸平稳，保持此动作3分钟。

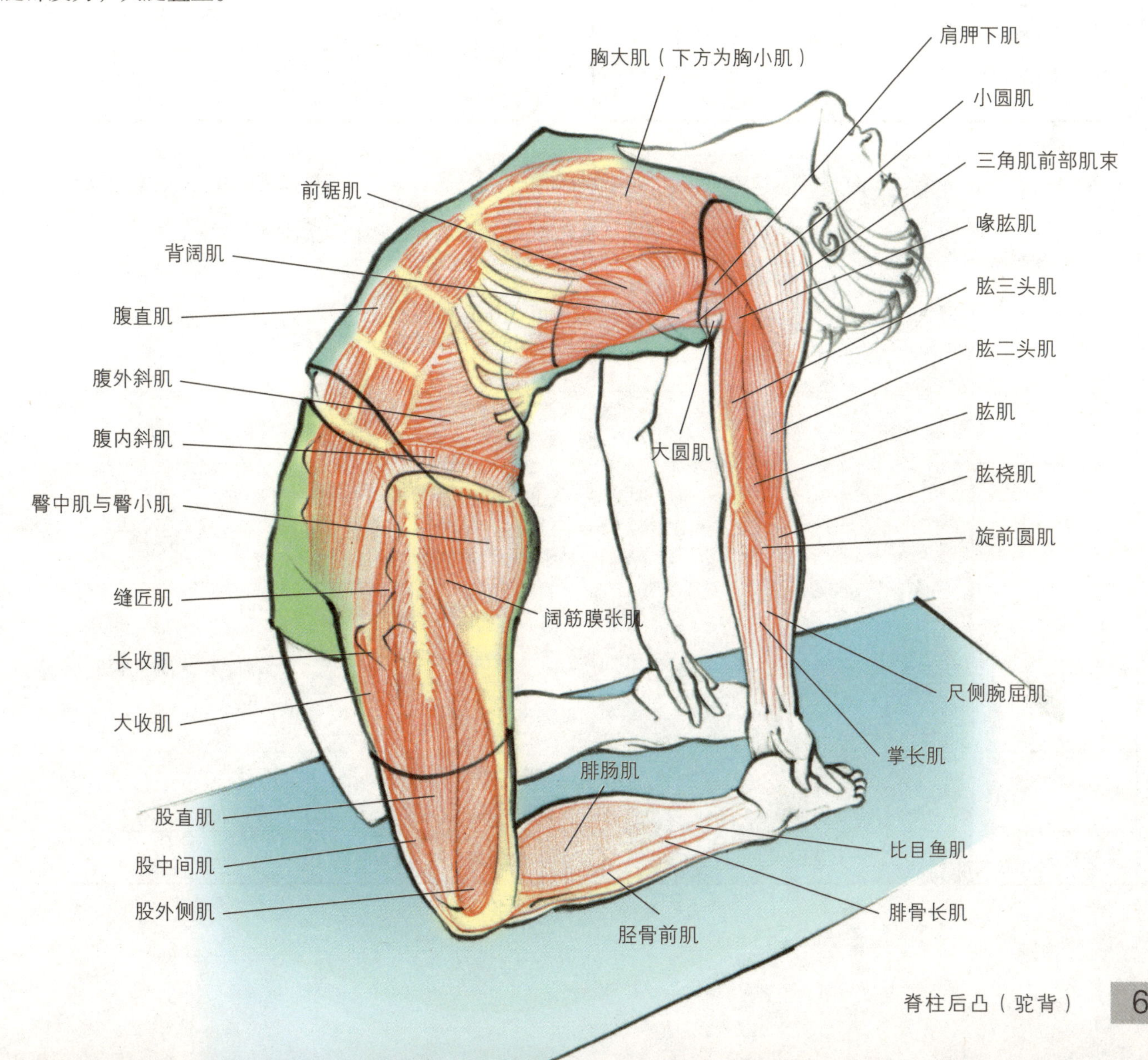

骆驼式

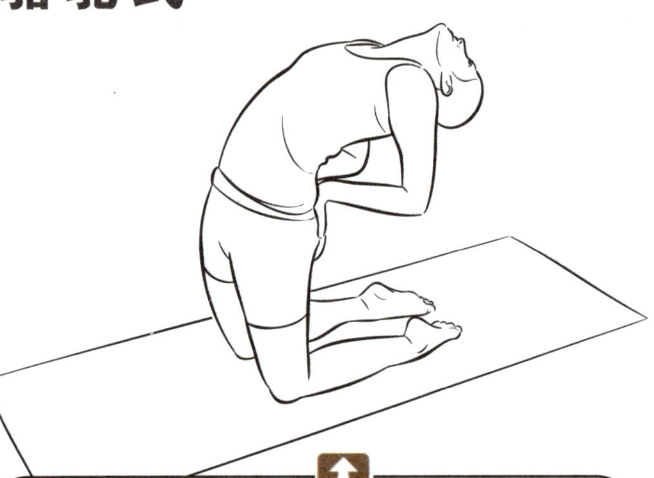

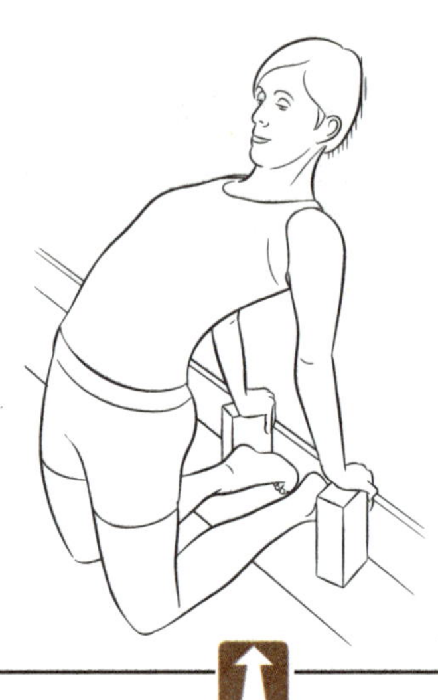

变式1

• 将手放于臀部，注意大腿的活动度。保持肘关节内收，向下用力，该动作能够有效打开、上抬胸部。

变式2

• 做该动作时，身体靠近墙边，并在两脚外侧各放一块坚硬的物体（如图所示）。步骤同前文所述，可以将手放到两脚外侧的物体上。头部抬起轻靠于墙面，不要用力压向墙面，这样有助于支撑颈部，使其得到休息。

动作分析	关节	关节运动	活动肌肉	拉伸肌肉
关节1	肩胛	向下旋转，内收	大菱形肌、小菱形肌、肩胛提肌	前锯肌、胸小肌
关节2	肩关节	伸展，外旋，内收	三角肌后部肌束、背阔肌、大圆肌、肩胛下肌、胸大肌、小圆肌、冈下肌、肱三头肌长头、喙肱肌	胸大肌
关节3	肘关节	伸展，旋后	肱三头肌、肘肌、肱二头肌、旋后肌、肱桡肌	喙肱肌、肱二头肌
关节4	脊柱	伸展	棘肌、最长肌、髂肋肌、多裂肌、回旋肌、半棘肌、头半棘肌、横突间肌、棘间肌	腰小肌，腹直肌，腹内、外斜肌
关节5	髋关节	伸展，内旋，内收	股二头肌、半膜肌、半腱肌、臀大肌、臀中肌后束、大收肌、长收肌、短收肌、股薄肌、耻骨肌、阔筋膜张肌	股直肌、腰大肌、髂肌
关节6	膝关节	屈曲	股直肌、股外侧肌、股中间肌、股内侧肌	
关节7	踝关节	背屈	胫骨前肌、趾长伸肌、踇长伸肌	

半肩倒立

- 仰卧于瑜伽垫上，将足跟朝向地面，双臂置于身体两侧，掌心朝下。
- 吸气，接着呼气时双手用力下压，髋关节抬离地面，逐渐将膝关节靠近头部。
- 吸气，呼气时弯曲手臂，前臂与地面垂直。肘关节尽量靠近，然后逐渐降低臂部至手部。
- 将上臂置于瑜伽垫上，展开肩关节，肘关节内收，该动作类似骆驼式。
- 保持胸椎抬起尽量不要落下来。伸直大腿，抬至舒适高度。大腿内侧紧靠，绷直脚背。
- 保持该动作2~3分钟，维持平稳、均匀的腹式呼吸。
- 完成该动作，注意膝关节弯曲至胸部，手臂放至瑜伽垫上，掌心向下，缓慢将背部落回瑜伽垫。脚落到瑜伽垫上后，每次伸直一条腿。

起始位置

益处

- 能够较好地舒缓神经系统。平衡内分泌功能和代谢作用，改善循环功能、减轻水肿。对改善呼吸模式也非常有效。

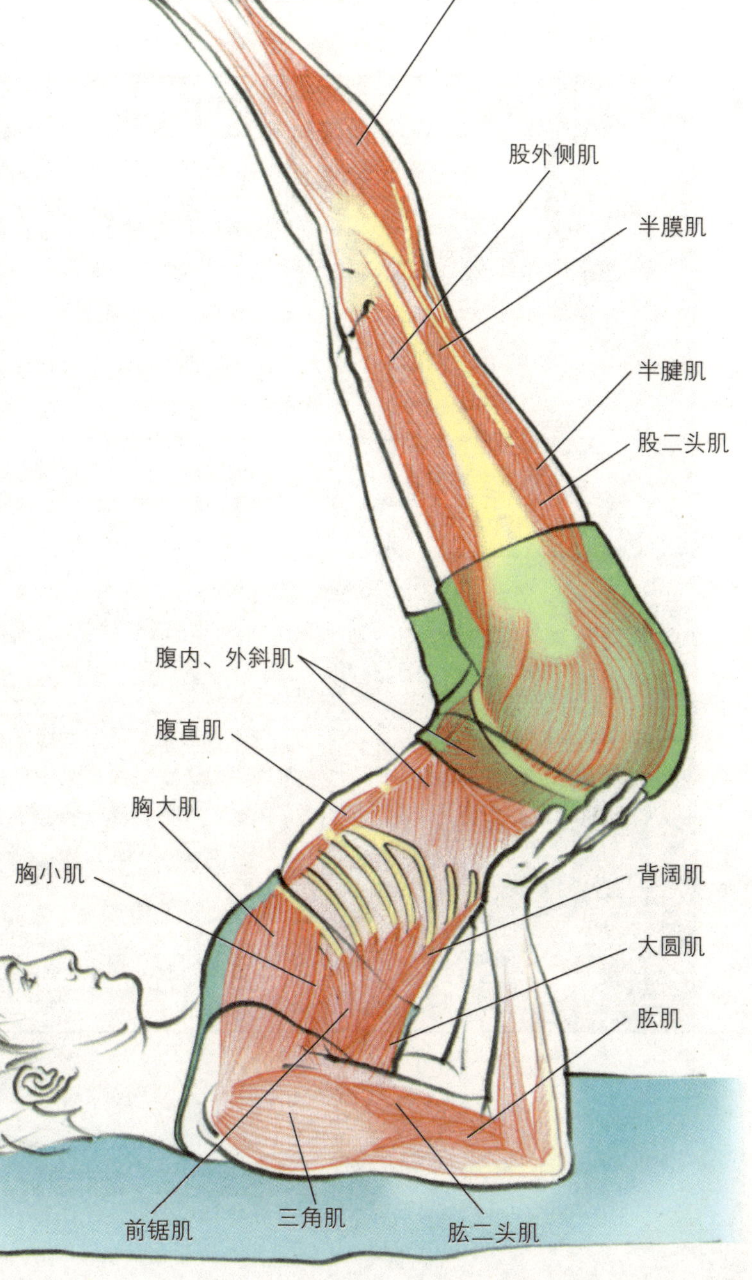

半肩倒立

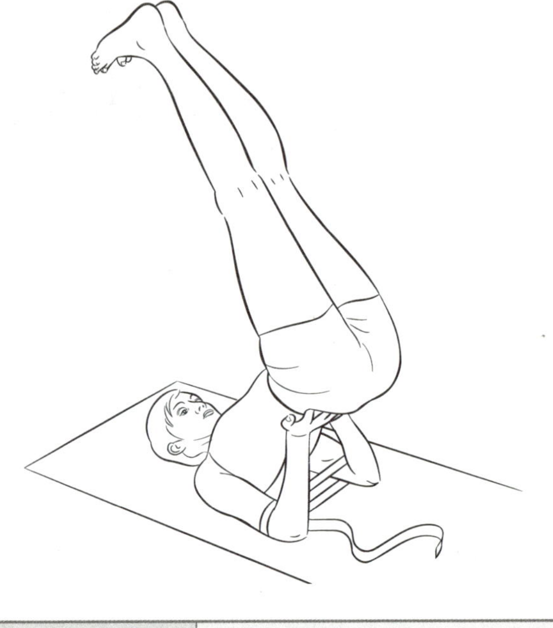

变式

• 将一条环形带子套在一只手臂的肘关节上方，然后臀部抬离地面，双腿朝向头部伸展。此时，把另一只手臂伸进带子。双肘屈曲，双手放于背部。

动作分析	关节	关节运动	活动肌肉	拉伸肌肉
关节1	肩胛	向下旋转，内收	大菱形肌、小菱形肌、肩胛提肌	前锯肌、胸小肌
关节2	肩关节	外旋，伸展，内收	三角肌后部肌束、冈下肌、小圆肌、背阔肌、大圆肌、胸大肌、肱三头肌长头、喙肱肌	喙肱肌、胸大肌
关节3	肘关节	屈曲，前臂旋后	肱二头肌、肱肌、肱桡肌、桡侧腕屈肌、掌长肌、旋后肌	跨越肘关节的肌肉都可以被拉伸
关节4	腕关节	背曲	桡侧腕长伸肌、桡侧腕短伸肌、尺侧腕伸肌	桡侧、尺侧腕屈肌，掌长肌，指前屈肌
关节5	脊柱：颈椎、上胸段	屈曲	颈部屈肌不会主动收缩	斜方肌上束、肩胛提肌、头夹肌颈夹肌、头后大直肌、头后小直肌、头上斜肌、头半棘肌、头最长肌、颈最长肌、髂肋肌
关节6	脊柱：下胸段、腰椎	伸展	棘肌，最长肌，髂肋肌，多裂肌，回旋肌，半棘肌，头半棘肌，横突间肌，腹内，外斜肌，腹直肌，腹横肌（离心收缩）	躯干肌肉都可以被激活
关节7	髋关节	屈曲，内收，内旋	腰小肌	
关节8	膝关节	伸展	股直肌、股外侧肌、股内侧肌、股中间肌	腓肠肌

摊尸式

摊尸式梵语为savasana，“sava”是指尸体。摊尸式是一种深度放松的体式，身体就像尸体一样一动不动。人们大部分的日常生活都在移动，很少享受静止；练习这种体式可提供时间来体验深度的内心平静。注意力集中在微妙的呼吸和腹部的起伏上。每次呼气都有放松的感觉，让身体屈服于重力。尽量不要被不必要的思绪打扰，只是感受身体的变化。

- 由背部开始，脚跟朝向坐骨，一次缓缓伸直一条腿。双腿向远处伸展，耻骨向上伸展;片刻后，伸展下背部，放松。
- 双腿分开比髋稍宽。上臂伸直，与身体分开，掌心向上，肩关节下沉、放松。头部向远处伸展。
- 放松面部皮肤，嘴略张开。保持这个姿势5~10分钟。
- 结束动作时，向右侧身，放松几分钟，睁开眼睛。缓慢坐起，感知四周。
- 在练习期间，如果觉得颈部肌肉紧张，可以放小垫子于颈后部，被动拉长颈部肌肉。同样，也可以在膝关节下垫毯子，以缓解下背部压力。使用眼罩可以有效镇静神经系统。

益处

- “仰卧在地上，完全舒展身体，像尸体一样，可以消除由其他身体姿势引起的疲劳，获得内心的平静。”（S.Muktibodhananda，《哈他瑜伽之光》）该体式可充分放松身体，享受宁静，对神经系统具有一定的镇静效果。

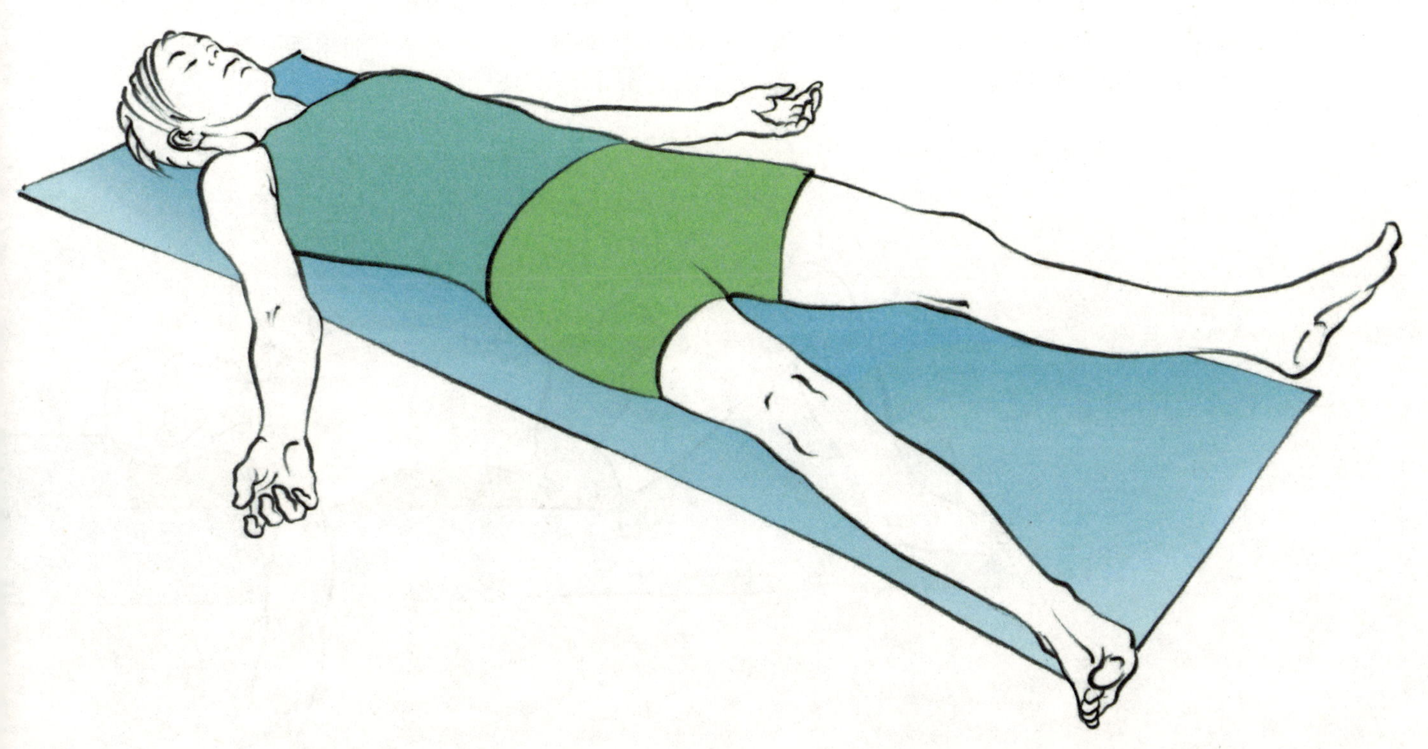

呼吸练习

在脊柱后凸的姿势中，胸椎后凸较多，会影响肋骨位置，以及呼吸运动模式。肺部的充分扩张必须依靠内部肌肉（即肋骨与肋骨之间的肌肉）、肋骨及脊柱的共同运动。下述呼吸模式重点强调胸腔的伸展和移动。

充分呼吸

需要泡沫轴和瑜伽垫。缓慢躺在瑜伽垫上，注意泡沫轴与脊柱在一条直线上，头部枕在其上，用于休息。弯曲双腿以便双足能抓牢地面，手臂与肩关节水平，手掌朝上。

做好起始动作后，让肩关节背部、肘关节下降，感受轻微的上胸部拉伸。放松颈部肌肉和面部肌肉。保持该动作片刻，逐渐将心与身体结合，关注细微的呼吸运动。放松身体每一块肌肉和每一个关节。

安定心、身后，双手放于腹部。开始直接进入腹式呼吸。吸气时，感到腹部在抬起双手，呼气时，腹部靠近脊柱，双手也随之向下。这样呼吸几次。然后双手移动至胸腔的底部，手掌的根部放在胸廓的最外侧，手指放于胸廓上。开始直接在胸廓的最低部分呼吸。感受胸廓在吸气时扩张，呼气时变小。这样呼吸几次。

然后，将手移至上胸部。呼吸几次，吸气和呼气到胸部——切记这种呼吸不要做太久。回到原来自然的呼吸状态。一只手放在腹部，另一只手在胸部。分三步吸气。先吸1/3的气至腹部，感受置于腹部的手随吸气上移。然后吸1/3的气至胸廓下部。最后再吸1/3的气至胸部，感受位于胸部的手随吸气略上移。缓慢、均匀呼气。继续重复该循环动作，吸气时扩张整个躯干的圆周，努力意识到身体前面和后背微小的移动。

继续保持以上动作节奏5分钟。在最后几分钟的练习里，双手放回地面，双臂与肩水平；被动拉伸胸部肌肉。一旦不用双手的辅助也可完成这种呼吸练习时，双臂可在整个练习中放在与肩同高的水平。

上胸部动作的注意点——尽量不要只是机械地练习这些动作，这样会导致肩关节和颈部的紧张。应通过整个练习，保持面部、颈部和肩关节的放松。

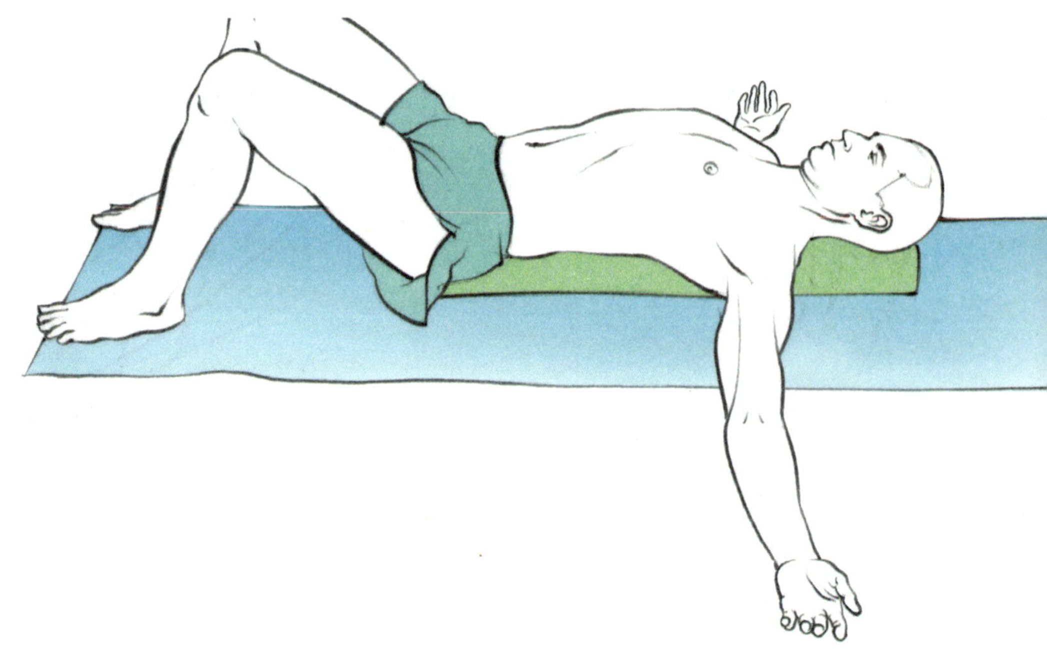

冥想练习——So Hum Mantra

Mantra（曼陀罗）是瑜伽冥想的核心组成部分。冥想既不是心理上的也不是口头上的，它是一种震动效果，可以在心理和生理上转换能量。重要的是，冥想时，冥想的意识应充满思想，没有思考的空间。

So Hum一般是最普遍的冥想或者"mahamantra"——最伟大的曼陀罗。它和呼吸的声音息息相关。当意识集中于呼吸时，吸气的声音听起来像"so"，呼气的声音像"hum"。与其说听到这样的声音是mantra的特点，不如说是个人意识的转换效果。"So Hum"转变成"我是这样的"或"我就是这样的"。Mantra的目的就是将自我的意识与本能的意识统一起来，继而意识到你看到的就是你自己，观察者就是观察者。

练习

找一个舒适的座位盘腿坐下，双手使用智慧手印（jnana mudara）姿势（示指与拇指互捏，手指向下，以平静思绪）。开始时，让你的意识控制身体，环顾身体，依次感受身体的每一部分。首先，感受右手拇指、示指、中指、环指、小指、手掌、手掌根部、手腕、前臂、肘关节、上臂、肩关节、右胸、右肩胛骨、右腰、身体右侧背部、右髋、右臀、右大腿、右膝、右胫腓骨、右踝关节、右足跟、右足掌、右跗趾及右2~5趾。注意力移至左手拇指、示指、中指、环指、小指、手掌、手掌根部、手腕、前臂、肘关节、上臂、肩关节、左胸、左肩胛骨、左腰、身体左侧、背部、左髋、左臀、左大腿、左膝、左胫腓骨、左踝关节、左足跟、左足掌、左跗趾及左2~5趾。暂停片刻，然后开始关注呼吸。

周身融融，放松身体。感觉头顶逐渐被举起拉向天花板，下巴轻微内收靠近喉咙。呼吸平稳、均匀，气息走鼻腔，放松腹部。

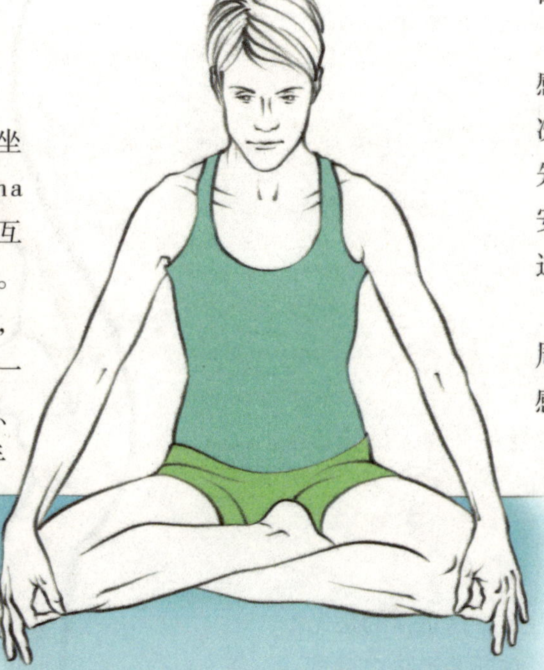

观察呼吸起伏。

之后的吸气时可以对自己默念"so"，"so"应贯穿整个吸气。

呼气时，对自己默念"hum"，"hum"应贯穿整个呼气。

集中注意力感受呼吸，默默重复"so""hum"这两个音节。呼吸通过喉咙，逐渐开始聆听自己呼吸的声音。让你的注意力关注在声音上。如果注意力被身体的感知、周围环境和内心的嘈杂声影响，要逐渐把注意力转移到关注呼吸的"so""hum"上。这种情况可能会发生几次，但是不要过于急躁，这是瑜伽旅程中的一部分。慢慢地，心会跟随注意力回到应该达到的境界。

如果你是新手，冥想的时间以感到舒适为止。适应以后，可每次冥想10~30分钟。练习结束时，先把意识从呼吸转移到曼陀罗，安静坐好。静下心来思考"我是这样的"本质与超我的联系。

准备好后，慢慢睁眼，环顾四周，拉伸身体，让心中充满爱与感恩。

脊柱前凸

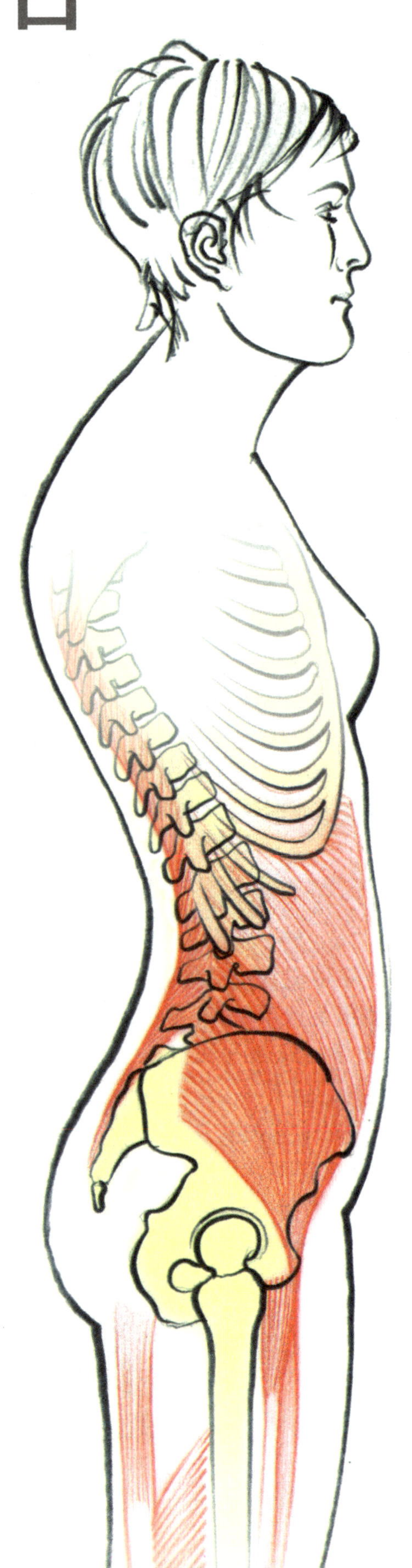

脊柱前凸是指腰椎弯曲超过正常范围35°，L1椎体更加接近L5椎体的一种姿势。除了腰椎弯曲,增加通常还伴随骨盆前旋转和髋关节屈曲。

为了保持重心，位于腰椎上方的胸椎会代偿性地后凸，这样就形成了探头的姿势。随着胸椎后凸的增加，肩胛骨会出现外展。由于腿出现向后的角度，以及身体重量转移到脚前部，双膝会过度伸展，脚踝会稍稍跖屈。

脊柱前凸几乎总是伴有髂腰肌、股直肌和其他髋屈肌的收紧。颈伸肌通常是紧张的，竖脊肌通常强劲，可能缩短，也可能不缩短。

腹外斜肌、颈屈肌和胸伸肌也会延长和疲软。腘绳肌往往伸长，力量可能减弱，也可能不减弱。下腹部肌肉（肚脐下方的腹直肌、腹内斜肌、腹外斜肌）往往比较薄弱。

物理因素

脊柱前凸可以由很多因素引起，包括错误的负重形式。

人们普遍认为，脊柱前凸是由腰肌紧张开始的。其他失衡的肌肉试图在其基础支持之上尽可能多地保持平衡。

腰肌紧张可由以下几种原因引起。

- 久坐。
- 运动，如:
  - 长跑。
  - 骑自行车。
  - 练武术。
  - 踢足球。
  - 练体操（由于频繁和过度的腰椎伸展，体操运动也可以产生脊柱前凸）。
- 穿高跟鞋。
- 跳舞。
- 结构性的扁平足（罕见）。 请注意，这里指的是先天性的扁平足。通常这类人的足弓在开始走路之后发育，在7岁时发育结束，发育期较短。

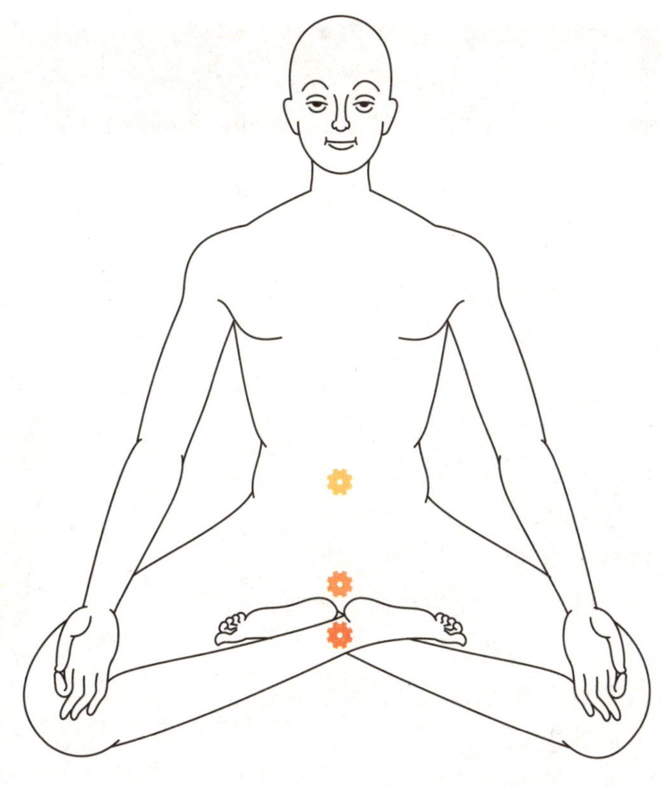

心理因素

有很多重要的心身关系都在骨盆和腹部。腹部被称为“身心的感觉中心”(Dychtwald，K.，*Bodymind*)。腹部是情感和激情的发源地。当遇到挑战性的事情时，人们会说：“我心里七上八下的。”（I have butcerflies in my stomach）置身于矛盾冲突中时，有人会说：“我觉得想吐。”（I feel sick to my stomach）锁住来自腹内表达不完全的情感与感觉将使这个区域变得紧张。它们存储在该区域的时间越长，就越有可能产生身体上的变化。

观察脊柱前凸的结构性变化时，必须考虑所有区域受到的影响。骨盆是物理变化明显的区域。因为与骨盆的对线关系，上半身也会随之发生变化。

骨盆前倾	圆肩	含胸
性能量的加强	承担过多责任	不善自我表达和阐述观点
安全感的极度需要	感觉生活负担重	更多的是出于一种慢性恐惧和自卑
担心别人的需求		比起侵略性更加被动
丰富的内心情感		不安全感

轮穴	积极的情感培养	部位	口诀
根轮 / 第一个轮穴：海底轮	接地 内在力量 稳定	会阴 肛门之上生殖器之下 尾骨内 盆腔神经丛	拉姆（Lam）
骶轮 / 第二个轮穴：生殖轮	自爱 值得爱的 接受你有多完美	生殖器区域 腹下丛	梵姆（Vam）
太阳轮 / 第三个轮穴：脐轮	自信 勇敢 无畏生活的挑战	与肚脐区域、腹腔神经丛相关的脊柱部位	然姆（Ram）

前屈式

- 站立，双脚分开与髋同宽，将身体重量平均分布在脚掌和脚后跟上。
- 保持内踝垂直，不要内收或外旋；膝盖骨（髌骨）向上提起，收紧大腿肌肉。
- 从头顶向上延展脊柱，微收下巴，感觉颈后侧肌肉的舒展。
- 放松腋窝，肩膀下沉。
- 吸气，扩展胸部，双手延展至头顶。呼气，以髋为轴向下弯曲，同时坐骨向上提高。
- 双手放在膝关节下方，伸展脊柱，上抬坐骨。
- 从头顶向前延展。在下一个呼气时，将双手移到脚踝，拇指指向地板，肘向后弯。大腿内旋，肩膀抬高。保持脊柱的长度和肋骨与腿之间的空间。如果可以把手掌平放在地板上，那就这么做，尽量在感觉舒适的范围内做得更好。
- 重要的是保持脊柱伸直。如果腘绳肌特别紧，可以弯曲膝关节，随着呼吸逐渐将腿伸直。一定不要过度伸展膝关节；如果发生这种情况，可微微弯曲膝关节。
- 保持这个姿势3分钟，注意保持呼吸平稳、均匀。

益处

- 有助于加强腿和后背的灵活性。可缓解胃痛，有效镇静神经系统。

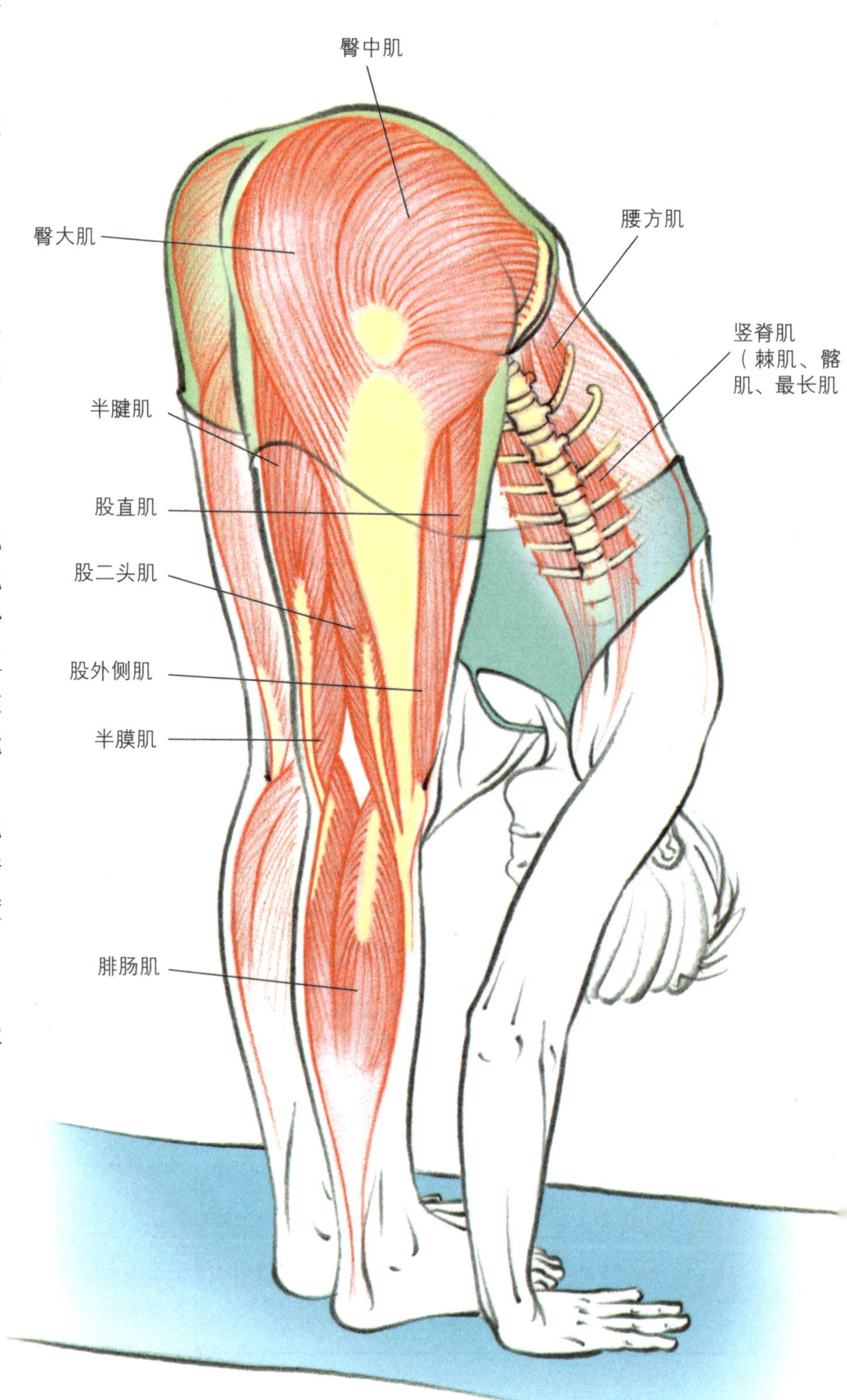

注意

- 在这个姿势下，重力会拉躯干向下。当腘绳肌特别紧张时，练习者往往会把重心放低，这样可导致腰肌和腹肌的紧张。最好的做法是保持膝关节弯曲，用双手握着脚踝以固定。

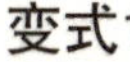

变式1

- 如果腘绳肌太过紧张，保持膝关节弯曲。

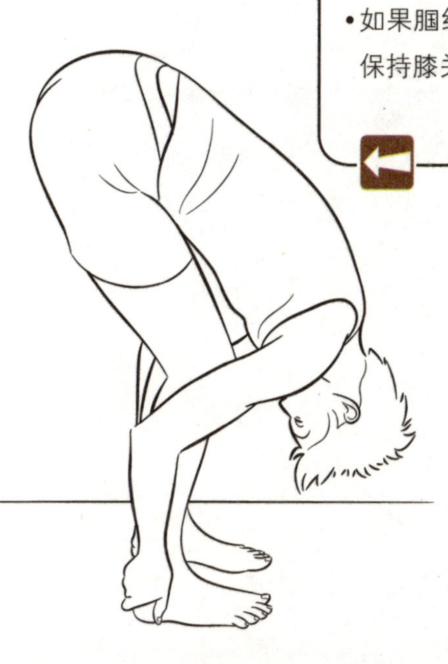

变式2

- 在双脚前各放一块瑜伽砖。依照76页步骤练习，将手放在瑜伽砖上而不是放于地板或脚踝。也可以使用椅子。

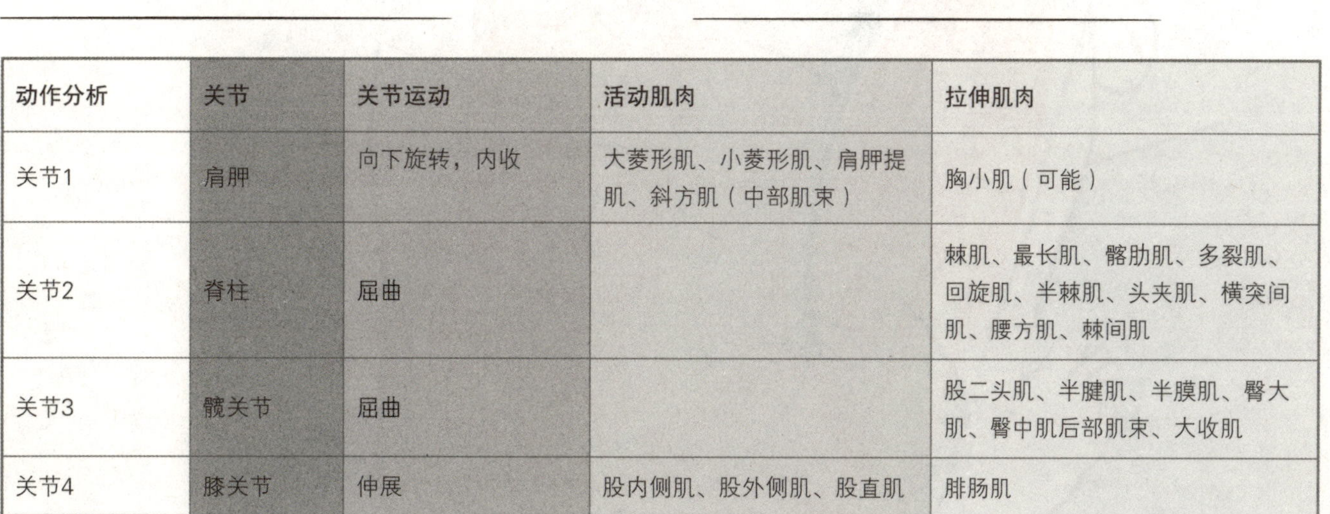

动作分析	关节	关节运动	活动肌肉	拉伸肌肉
关节1	肩胛	向下旋转，内收	大菱形肌、小菱形肌、肩胛提肌、斜方肌（中部肌束）	胸小肌（可能）
关节2	脊柱	屈曲		棘肌、最长肌、髂肋肌、多裂肌、回旋肌、半棘肌、头夹肌、横突间肌、腰方肌、棘间肌
关节3	髋关节	屈曲		股二头肌、半腱肌、半膜肌、臀大肌、臀中肌后部肌束、大收肌
关节4	膝关节	伸展	股内侧肌、股外侧肌、股直肌	腓肠肌

瑜伽蹲

- 站立，双脚分开比髋略宽，双脚向外打开约30° 。吸气，在呼气时慢慢弯曲膝关节，尽力下蹲。内收肚脐，激活腹部肌肉。
- 将手臂放在膝关节前方，手臂与膝关节相互抵抗。这么做的同时，打开胸腔，延展脊柱。
- 上提盆底、会阴和腹横肌。
- 呼吸平稳，保持这个姿势2分钟。

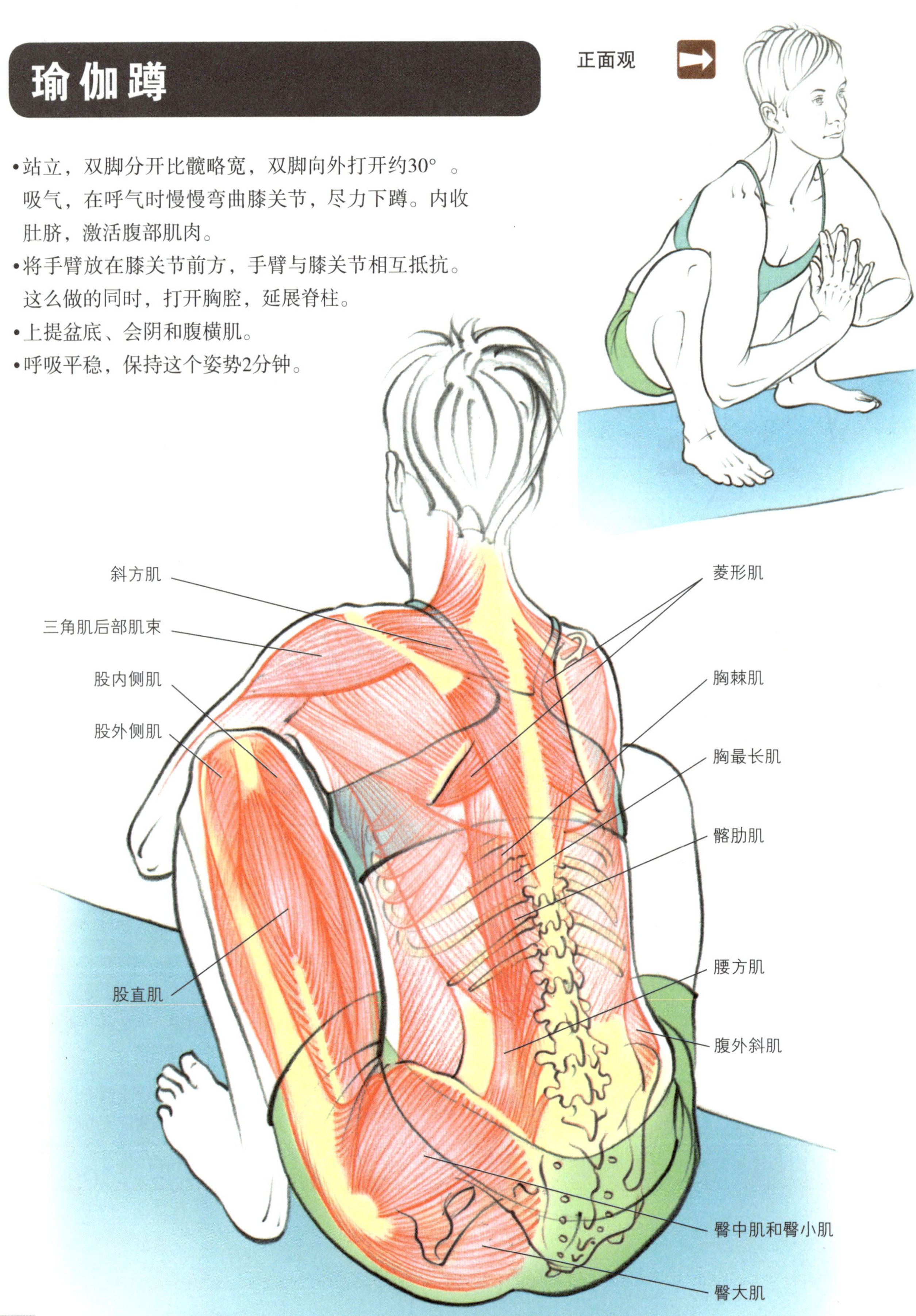

益处

- 增加踝和足的灵活性和力量，帮助消化，增加脊柱灵活性。

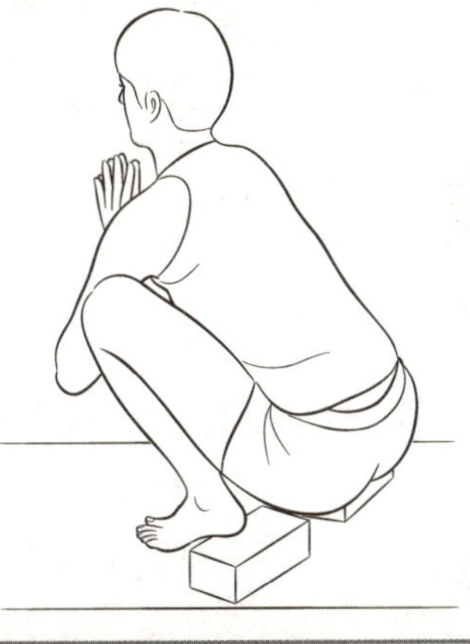

变式

- 深蹲时，可在脚跟下放瑜伽砖或者一块卷起的毯子。确保不会对辅具产生依赖，因为辅具可阻止跟腱和比目鱼肌伸展，跟腱和比目鱼肌与脚踝的运动范围有关。

动作分析	关节	关节运动	活动肌肉	拉伸肌肉
关节1	脊柱：颈椎、胸椎	伸展	棘肌、最长肌、髂肋肌、多裂肌、回旋肌、半棘肌、头夹肌、横突间肌、棘间肌	
关节2	脊柱：腰椎	屈曲	腹直肌、腹外斜肌、腹内斜肌	脊肌下部肌束、最长肌、髂肋肌、回旋肌、多裂肌、头半棘肌、横突间肌、棘间肌
关节3	肩胛	内收	斜方肌中间肌束、大菱形肌、小菱形肌	
关节4	肩关节	外旋，内收，伸展	三角肌后部肌束、冈下肌、小圆肌、背阔肌、大圆肌、胸大肌、肱三头肌、肱二头肌长头、喙肱肌	
关节5	肘关节	屈曲，旋前	肱二头肌、肱肌、肱桡腕屈肌、掌长肌、旋前圆肌、旋前方肌	
关节6	腕关节	伸展	桡侧腕长伸肌、桡侧伸腕短肌、尺侧腕伸肌	
关节7	髋关节	屈曲，外展	股直肌、臀中肌前部肌束、臀小肌、阔筋膜张肌、缝匠肌、腰大肌、髂肌、臀大肌	长收肌、短收肌
关节8	膝关节	屈曲	股二头肌、半腱肌、半膜肌、股薄肌、缝匠肌、腓肠肌、腘肌	
关节9	踝关节	背屈	胫骨前肌、趾长伸肌、踇长伸肌	腓肠肌、比目鱼肌、腓骨长肌、腓骨短肌

大腿前部伸展

- 直立跪位，然后一条腿向前，双腿都弯曲90° 。前膝关节略超过脚趾。吸气。
- 呼气时，将后腿的脚跟拉伸至臀部。用一只手固定后脚，内收肚脐，把臀部向下压（骨盆后倾）——这个动作可通过向胸骨方向上拉耻骨完成。
- 如果保持平衡有困难，可把一只手放在椅子上支撑。
- 如果膝关节不舒服，可在膝下垫一个垫子，也可向前移动前腿，以改变后腿的角度，将身体的重量更多地分布在膝关节上方。
- 保持这个姿势3分钟。尽量保持平稳、绵长的呼吸。

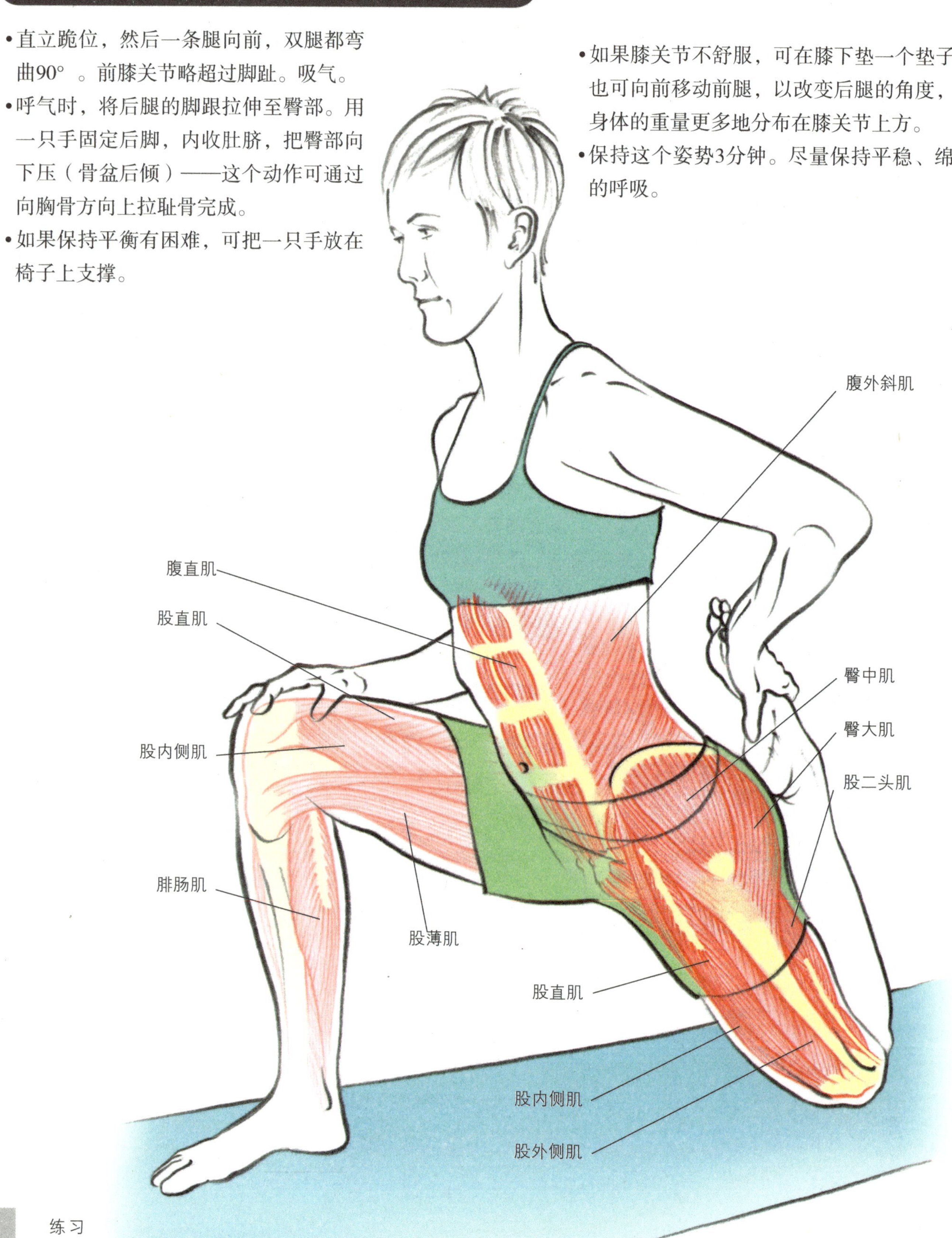

变式

• 后脚靠墙。膝关节越靠近墙壁，伸展的力量就越大，所以小心。尽量保持骨盆后倾。

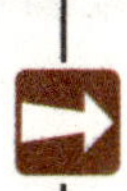

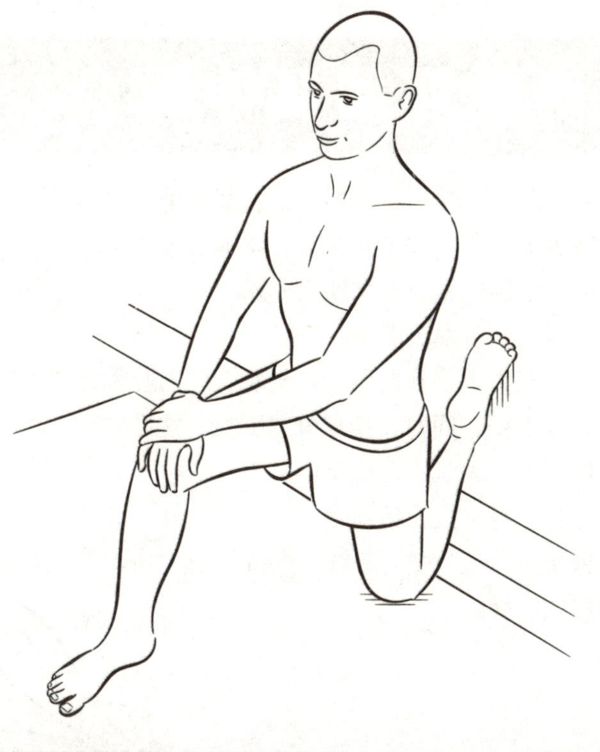

益处

• 改善大腿前部的柔韧性。如果大腿肌肉较短，特别是股直肌，可影响骨盆的拉力，产生不平衡。这种拉伸还可以改善腰椎曲线相关的背部问题。

动作分析	关节	关节运动	活动肌肉	拉伸肌肉
关节1	骨盆	后倾	腹直肌，腹内、外斜肌，臀大肌，大菱形肌，股二头肌，半腱肌，半膜肌	腰大肌、腰小肌
关节2	髋关节	FL: 屈曲 BL: 伸展	FL：股直肌、臀中肌前部肌束、臀小肌、阔筋膜张肌、缝匠肌、腰大肌、髂肌 BL：股二头肌、半腱肌、半膜肌、臀大肌、臀中肌后部肌束、大收肌	FL: 维持稳定 BL:腰大肌、髂肌
关节3	膝关节	屈曲	FL：股二头肌、半腱肌、半膜肌、股薄肌，缝匠肌、腓肠肌、腘肌（等长收缩）、股外侧肌、股直肌 BL：股二头肌、半腱肌、半膜肌、股薄肌	FL：等长收缩维持稳定 BL：股内侧、外侧肌和股中间肌，股直肌
关节4	踝关节	FL：背屈 BL：跖屈	FL：胫骨前肌、趾长伸肌、踇长伸肌 BL：因脚被抬高，跖屈的肌肉是被动收缩的	BL：胫骨前肌、趾长伸肌、踇长伸肌

（FL=前腿；BL=后腿）

跪位髋屈肌伸展

- 直立跪位，然后一条腿向前。前腿呈直角，膝关节位于踝关节正上方，踝关节垂直于地面。前膝外侧应与臀外侧平齐。
- 后膝位于后髋正下方。
- 把注意力集中在耻骨上：把耻骨朝向肋骨的方向上提，同时，把尾骨向下拉。这样做有助于后臀大肌进行挤压作用。
- 保持上身挺拔，抬锁骨。
- 保持这个姿势2~3分钟，保持平稳、均匀的膈式呼吸。

益处

- 有助于改善骨盆内的姿势失衡。还可以改善腰部曲度增加引起的腰背痛。

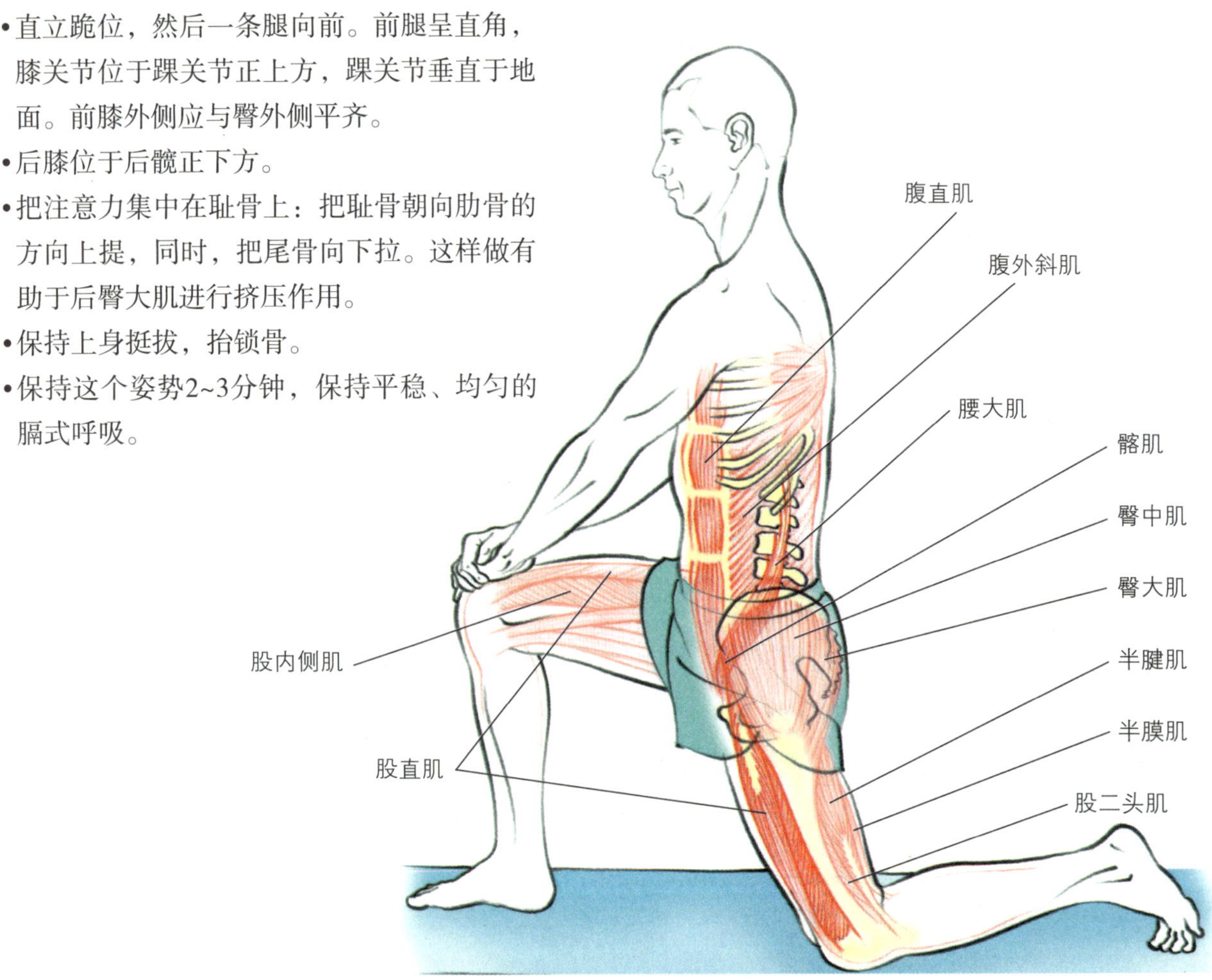

动作分析	关节	关节运动	活动肌肉	拉伸肌肉
关节1	骨盆	后倾	腹直肌，腹内、外斜肌，股二头肌，臀大肌，臀中肌后部肌束，半腱肌，半膜肌	
关节2	髋关节	FL：屈曲 BL：伸展	FL：股直肌、臀中肌前部肌束、臀小肌、阔筋膜张肌、缝匠肌、腰大肌、髂肌 BL：股二头肌、半腱肌、半膜肌、臀大肌、臀中肌后部肌束、大收肌后部肌束	FL：维持稳定 BL：腰大肌、髂肌、腹直肌

（FL=前腿；BL=后腿）

勇士1式（变式1）

- 站姿，双脚分开，两脚平行。将右脚向外旋转90°。再将左足跟抬离地面，脚掌向外旋转90°，髋关节自然朝向右足。
- 如果感觉很难控制起始动作的平衡，可使用椅子来支撑。将后脚移到瑜伽垫边缘，使其像在火车轨道上一样。
- 保持后腿伸直，弯曲前腿至90°。不要让膝关节超过脚尖。
- 吸气，向后转动前大腿内侧肌肉，使后髋朝前。
- 呼气，前足跟向下向前按压瑜伽垫，就像要把瑜伽垫推开。保持前膝外侧与前髋外侧在一条直线上。
- 吸气，将后腿脚跟向下踩，后膝向上抬，后腿伸直。
- 呼气，在前面拉伸的基础上，上提耻骨，激活腹部深处的肌肉，同时下拉尾骨。
- 保持躯干向前，吸气，向后旋肩。双手在体后十指交扣，上提。
- 保持平稳的呼吸，脚的动作与呼吸相连。
- 保持这个姿势2~3分钟，使用膈式呼吸。

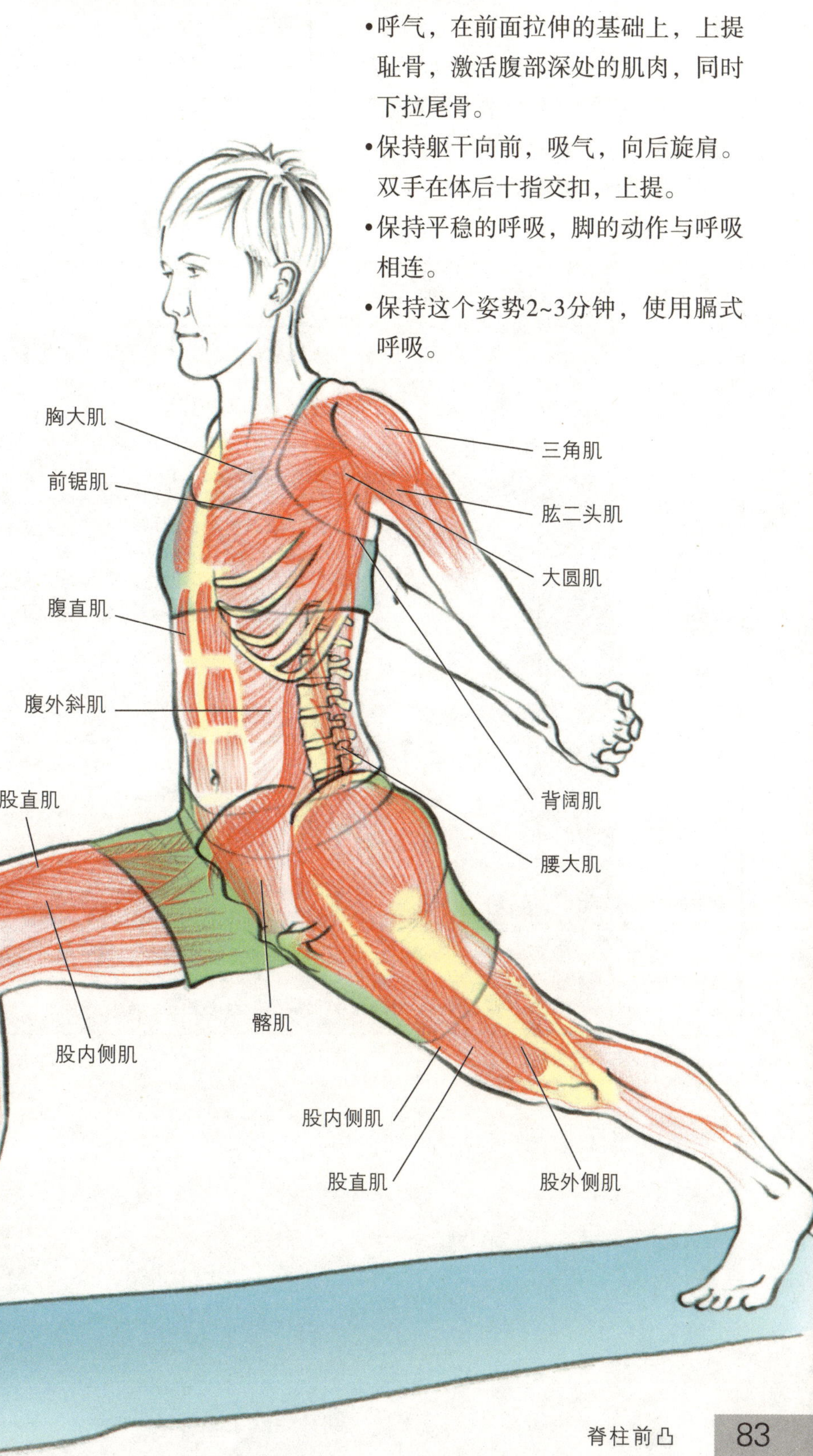

勇士1式(变式1)

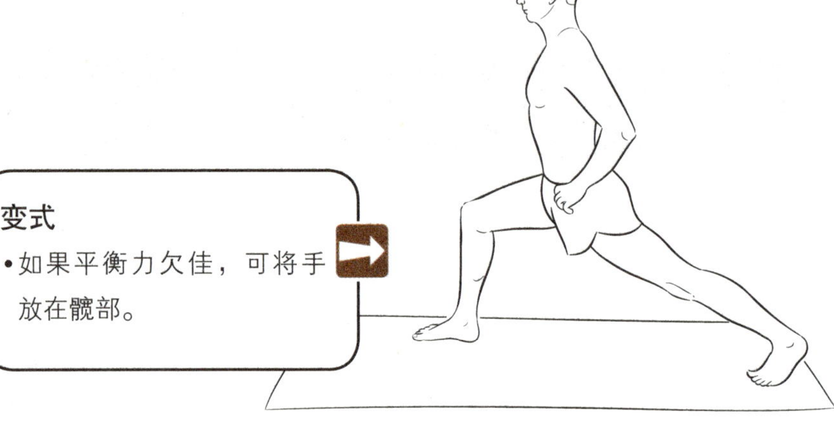

益处

• 这一传统的体式已经被改良，以适应腰椎曲度过大的姿势不平衡。它对骨盆不平衡的重新调整有效。也可帮助消化，增强腹肌力量。

变式

• 如果平衡力欠佳，可将手放在髋部。

动作分析	关节	关节运动	活动肌肉	拉伸肌肉
关节1	肩胛	向下旋转，内收	斜方肌中部肌束、大菱形肌、小菱形肌、肩胛提肌	斜方肌上部肌束和下部肌束、前锯肌、胸小肌
关节2	肩关节	伸展	冈下肌、小圆肌、三角肌后部肌束、背阔肌、大圆肌、胸大肌下部肌束	胸大肌、前三角肌前部肌束、肱二头肌、喙肱肌
关节3	肘关节	伸展、微旋前	肱三头肌、肘肌、旋前圆肌、旋前方肌	
关节4	脊柱	伸展	棘肌，最长肌，髂肋肌，多裂肌，回旋肌，头半棘肌，横突间肌，棘间肌，腹直肌，腹内、外斜肌	
关节5	髋关节	FL：屈曲 BL：伸展	FL：股直肌、臀中肌前部肌束、臀小肌、阔筋膜张肌、腰大肌、缝匠肌、髂肌 BL：半膜肌、股二头肌，半腱肌，臀大肌、臀中肌后部肌束、内收肌后部肌束	FL：维持稳定 BL：髂肌、腰大肌、股直肌
关节6	膝关节	FL：屈曲 BL：伸展	FL：股二头肌、半膜肌、股薄肌、缝匠肌、半腱肌、腓肠肌、腘肌（等长收缩），股外侧肌、股内侧肌、股直肌 BL：股中间肌、股直肌，股外侧肌和股内侧肌	FL：维持稳定 BL：可能是股直肌
关节7	踝关节	背屈	胫骨前肌、趾长伸肌、踇长伸肌	BL：可能是腓肠肌、比目鱼肌

(FL = 前腿；BL = 后腿)

英雄式（变式）

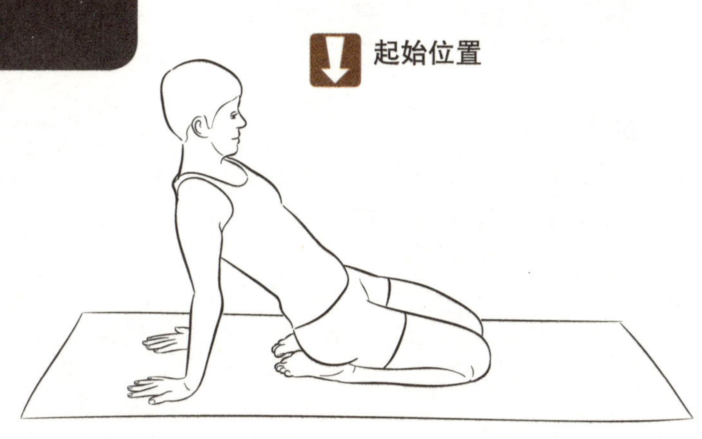

- 跪姿，双膝并拢。
- 慢慢向后倾斜。双手放在地板上，指尖向后。此时，可能会感觉到下背部向上拱起。同上一个体式，注意将耻骨拉向肋骨，同时收缩臀部，卷尾骨向下。
- 在这里停留几个呼吸，然后向上抬起臀部，手向下推，同时抬起胸部和胸骨。向后旋肩。
- 头向后倾斜，把舌头放在口腔硬腭处支撑脖子。
- 保持稳定、缓慢、均匀的膈式呼吸；保持这个姿势3分钟。
- 返回时，慢慢抬头，确保舌头抵住上腭。

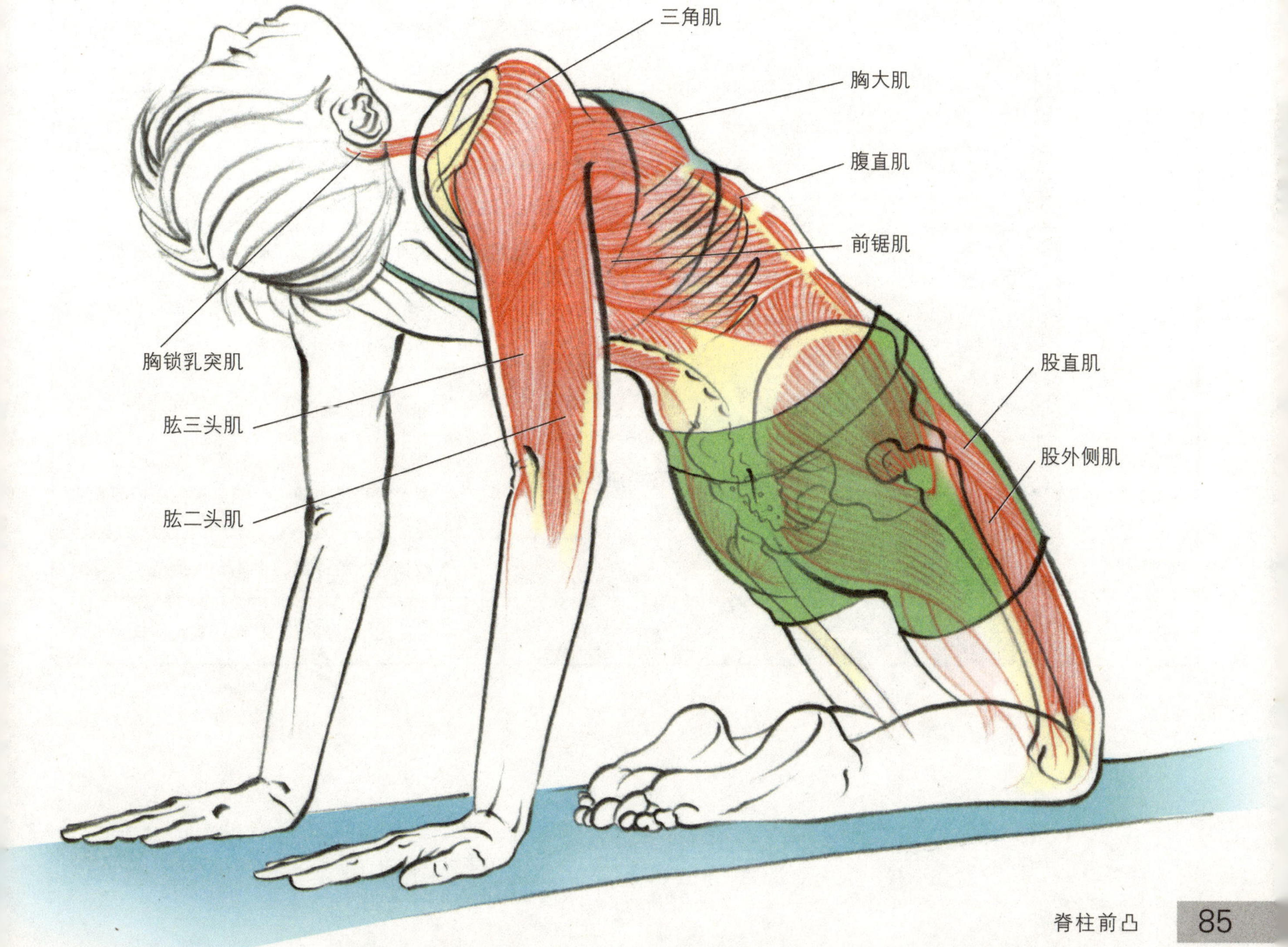

英雄式（变式）

益处

- 增加胸腔、肩膀前部的灵活性，有助于改善呼吸功能。可以通过增加内脏运动来改善消化。

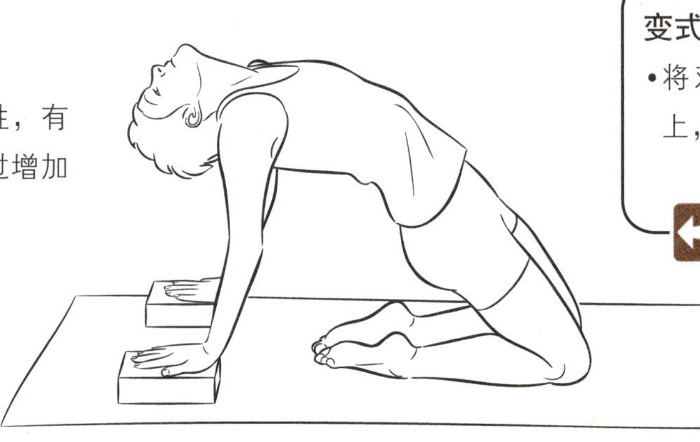

变式

- 将双手放在臀部后的瑜伽砖上，可减小胸腔的打开程度。

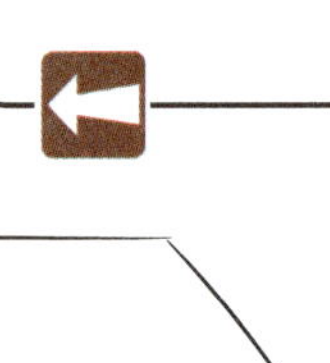

动作分析	关节	关节运动	活动肌肉	拉伸肌肉
关节1	颈	被动伸展		胸锁乳突肌、三角肌前部肌束、头长肌、颈长肌
关节2	肩胛	向下旋转，内收	斜方肌中部肌束、大菱形肌、小菱形肌、肩胛提肌	斜方肌上部肌束和下部肌束、前锯肌、胸小肌
关节3	肩关节	伸展，内收，外旋	三角肌、冈下肌、小圆肌、背阔肌、大圆肌、胸大肌、肱三头肌长头、喙肱肌	胸大肌、三角肌前部肌束、肱二头肌、喙肱肌、前锯肌、背阔肌、大圆肌、肩胛下肌
关节4	肘关节	伸展，旋后	肱三头肌、肘肌、肱肌、旋后肌	肱肌、肱桡肌、桡侧腕屈肌、掌长肌
关节5	腕关节	被动伸展		桡侧腕屈肌、尺侧腕屈肌、掌长肌、指浅屈肌、指深屈肌
关节6	脊柱	伸展	臀大肌、臀中肌前部肌束、大收肌前部肌束	可能是腹直肌
关节7	髋关节	伸展	臀大肌、臀中肌后部肌束、大收肌后部肌束	腰大肌和腰小肌，可能还有髂肌、股直肌
关节8	膝关节	被动屈曲		股直肌，股外侧、中间和内侧肌
关节9	踝关节	被动跖屈		可能是趾长伸肌、胫骨前肌，踇长伸肌

婴儿式（变式）

- 从之前的体式转至跪姿。臀部坐在脚踝上，保持这一连接；然后，手向前移动，直到手臂和手指贴在地面上伸直。
- 保持双臂张开，将左手移到垫子外面，然后把右手放在左手上，交叉手指。
- 双臂向前伸，保持右臀坐在右踝上，可以将前额贴在地面上。将气体吸进腹部。
- 每侧保持这个姿势3分钟。

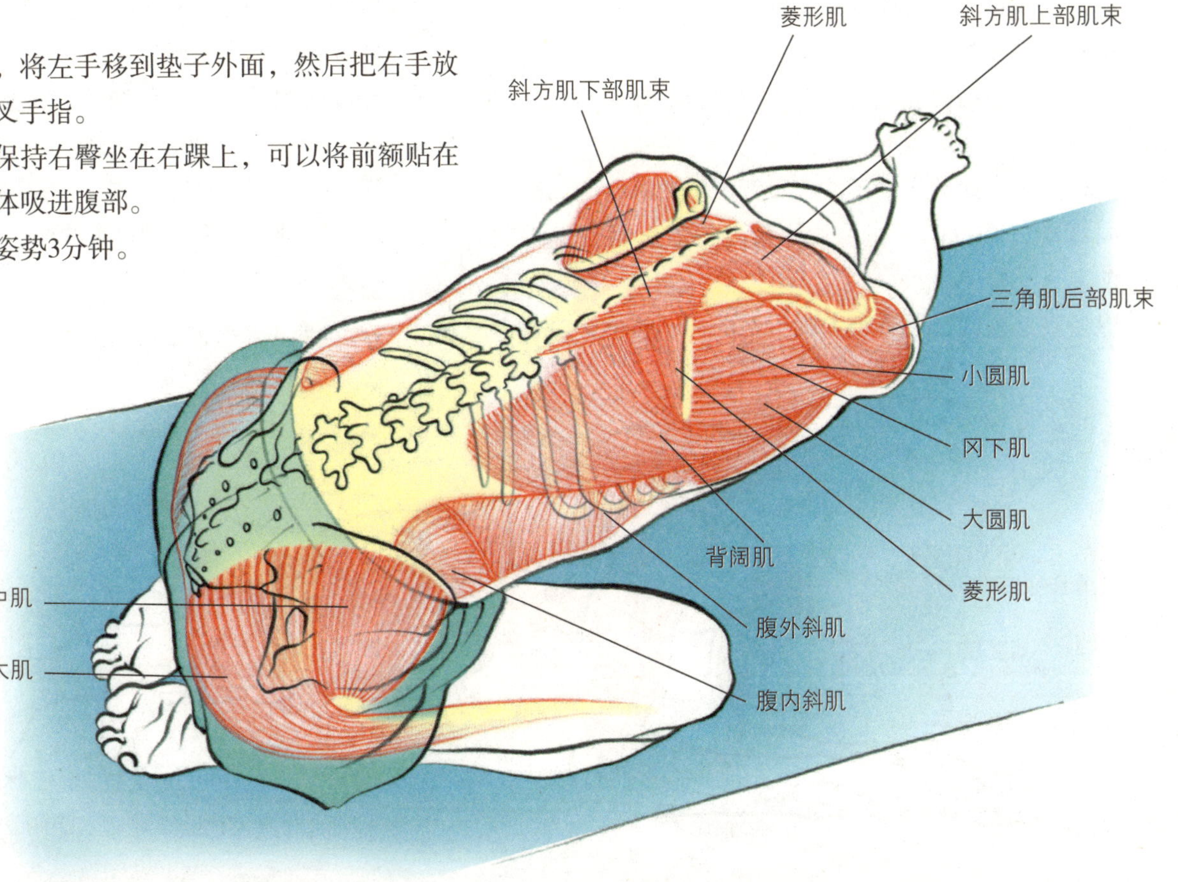

益处

- 释放髋部和背部的紧张，手臂、颈部和头部也可得以休息。瑜伽练习中常把这个体式作为休息姿势。这个体式还可缓解腹胀。

菱形肌
斜方肌上部肌束
斜方肌下部肌束
三角肌后部肌束
小圆肌
冈下肌
大圆肌
菱形肌
背阔肌
腹外斜肌
腹内斜肌
臀中肌
臀大肌

动作分析	关节	关节运动	活动肌肉	拉伸肌肉
关节1	肩胛骨	向上旋转，内收	斜方肌上部肌束和下部肌束、前锯肌、胸小肌	斜方肌中部肌束、大菱形肌、小菱形肌
关节2	肩关节	屈曲，内旋，内收	三角肌前部肌束、胸大肌、肱二头肌、喙肱肌、大圆肌、肩胛下肌、冈下肌、小圆肌、肱三头肌长头	背阔肌、小圆肌、冈下肌、三角肌后部肌束
关节3	脊柱	被动屈曲，主动朝向下方手臂转动	多裂肌、回旋肌，腹外斜肌和腹内斜肌	
关节4	髋关节	深度被动屈曲		臀大肌、臀中肌前部肌束

平板

- 趴在瑜伽垫上，肘关节位于肩关节正下方，腕关节与肘关节在一条直线上。胸廓上提，离开地板；肩胛向下放松，远离耳朵，保持身体的连接。
- 脚趾抵住地面。
- 呼气，上提前臂和膝关节，保持脊柱与地面平行；只有前臂和脚趾在地面上。
- 前臂向下、向前压垫子。腋窝舒展，肩胛骨向骶骨的方向运动，脚跟向后压，放松颈部，下巴微收，头顶向前。
- 保持腹部收紧，尾骨朝向脚后跟的方向拉伸，骨盆微微后倾。
- 保持一个稳定的缓慢呼吸，有助于保持动作的精确和强度。
- 逐步增加动作保持的时间，直到能坚持4分钟。注意动作的调整，不要变形。如果觉得没有力气了，结束动作。不要在错误的姿势上停留，因为这可造成下背部过度紧张。

变式

- 把膝关节放在垫子上，其他要领保持不变。

益处

- 增强躯干和腹部核心力量。

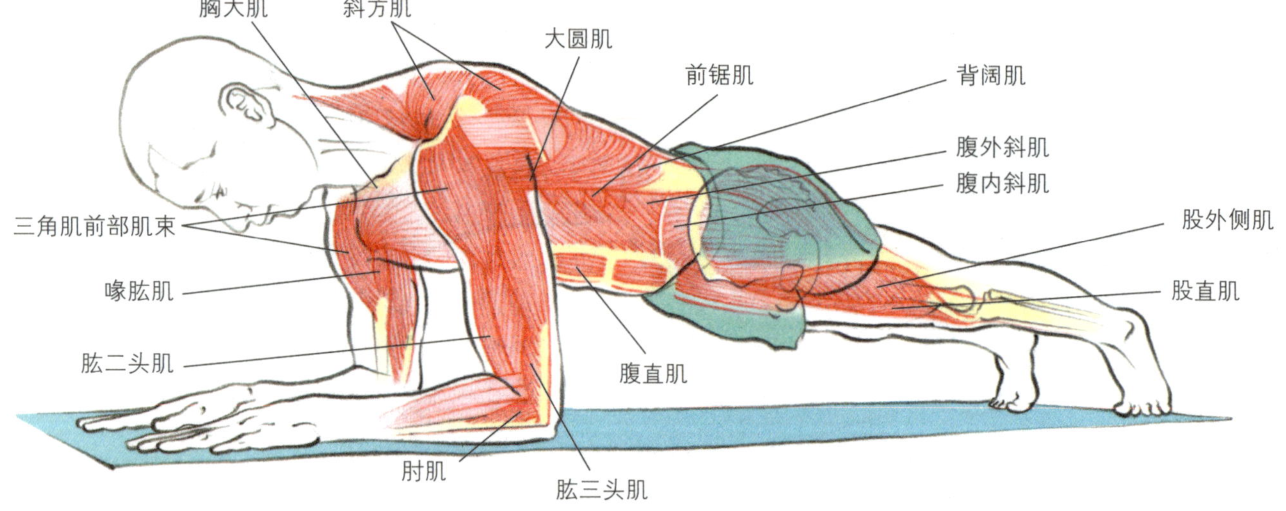

动作分析	关节	关节运动	活动肌肉
关节1	颈	伸展	斜方肌上部肌束、肩胛提肌、头夹肌、颈夹肌、头后大直肌和小直肌、头上斜肌、头半棘肌
关节2	肩胛	向上旋转，内收	斜方肌上部肌束和下部肌束、前锯肌、胸小肌
关节3	肩关节	伸展，内旋，水平内收	三角肌前部肌束、胸大肌、肱二头肌、喙肱肌、大圆肌、肩胛下肌、背阔肌
关节4	肘关节	被动屈曲到伸展	肱三头肌、肘肌
关节5	脊柱	中立位	棘肌、背最长肌、髂肋肌、多裂肌、回旋肌、头半棘肌、横突间肌、棘间肌、腰方肌、腹直肌、腹内斜肌和腹外斜肌，腹横肌
关节6	髋关节	中立位	股二头肌、半腱肌、半膜肌、耻骨肌、短收肌、长收肌、大收肌

腿部起落

益处

- 增加腹部的力量，也有助于改善与腰椎曲度增大有关的骨盆部位姿势不平衡。

- 仰卧，手臂摊开放在身体两侧，掌心朝上，弯曲膝关节，双脚平放。
- 弯曲膝关节，使其位于髋关节正上方。
- 呼气，内收腹部，腰椎压向地面，卷尾骨向上。
- 弯曲膝关节，腰背部压向地面。呼气，脚掌踩在地面上。吸气，保持腹部不动，抬起双小腿。再次呼气，双脚回到踩向地面的位置。
- 重复动作15~20次，保持呼吸平稳。
- 确保后背始终紧贴地面。

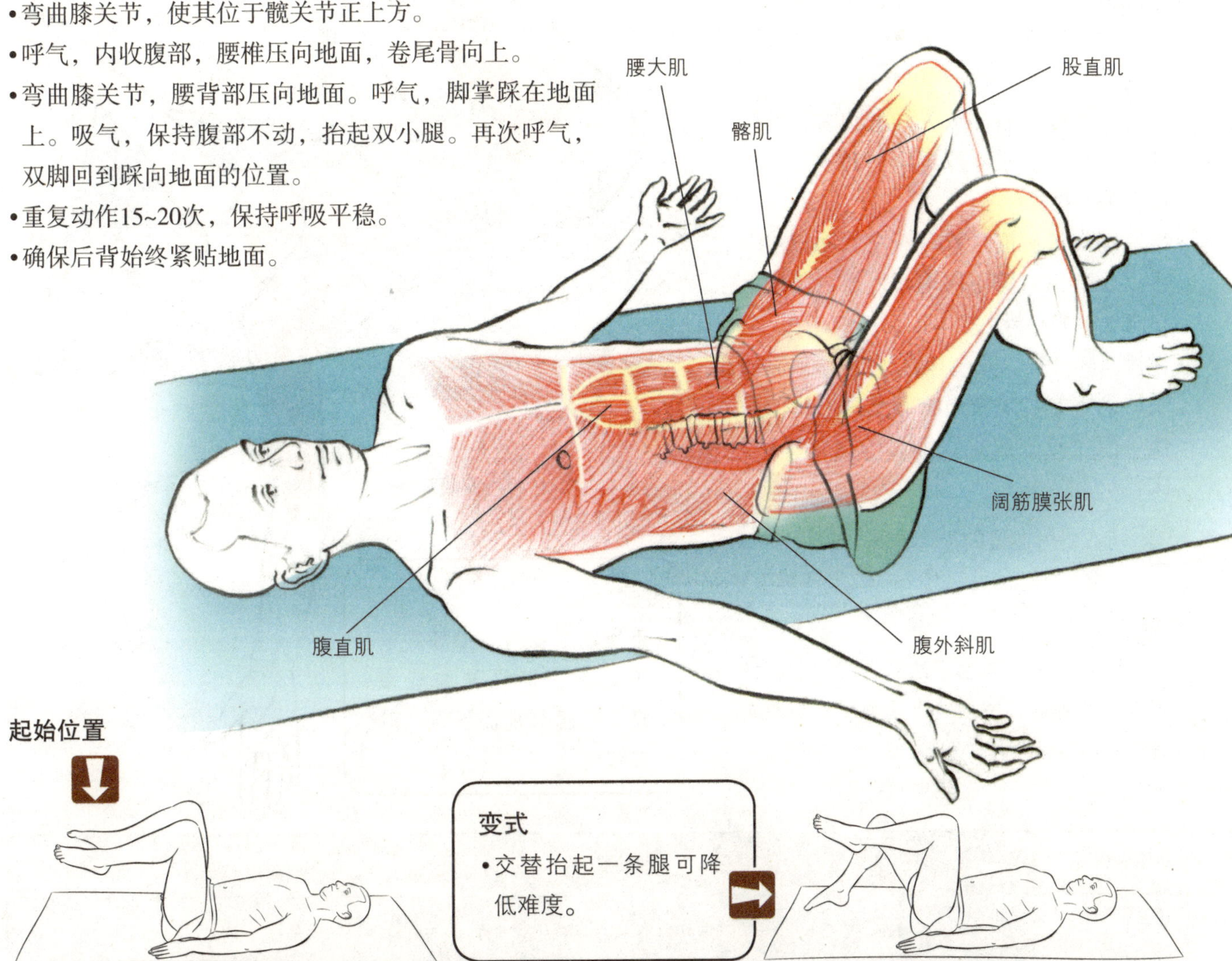

起始位置

变式

- 交替抬起一条腿可降低难度。

动作分析	关节	关节运动	活动肌肉
关节1	腰椎	屈曲	股直肌、腹外斜肌、腹内斜肌
关节2	髋关节	屈曲，内收	股直肌、臀大肌前部肌束、臀小肌、大收肌、长收肌、耻骨肌、阔筋膜张肌、缝匠肌、腰大肌、髂肌、股薄肌
关节3	膝关节	被动屈曲至伸展	股直肌、股外侧肌、腹内侧肌、股中间肌

腿部扭转式

- 仰卧，双臂展开，与肩水平；掌心朝上。
- 抬膝关节至髋关节正上方，腰背部下压地面，双腿向上垂直地面伸直。保持腿部收紧，大腿并拢，双脚背屈。
- 呼气，双腿向右侧放下，直到右脚的脚趾几乎碰到右手。双腿应一起放下，保持膝关节收紧。
- 当双腿靠近右侧手臂时，左侧肋骨向左移，左肩和左臂压向地板，控制其向上抬离地板的趋势。
- 保持双腿并拢、完全伸直2分钟，然后慢慢回到中心。接着另一侧重复同样的动作。整个过程收紧腹部。每侧练习1~3次。

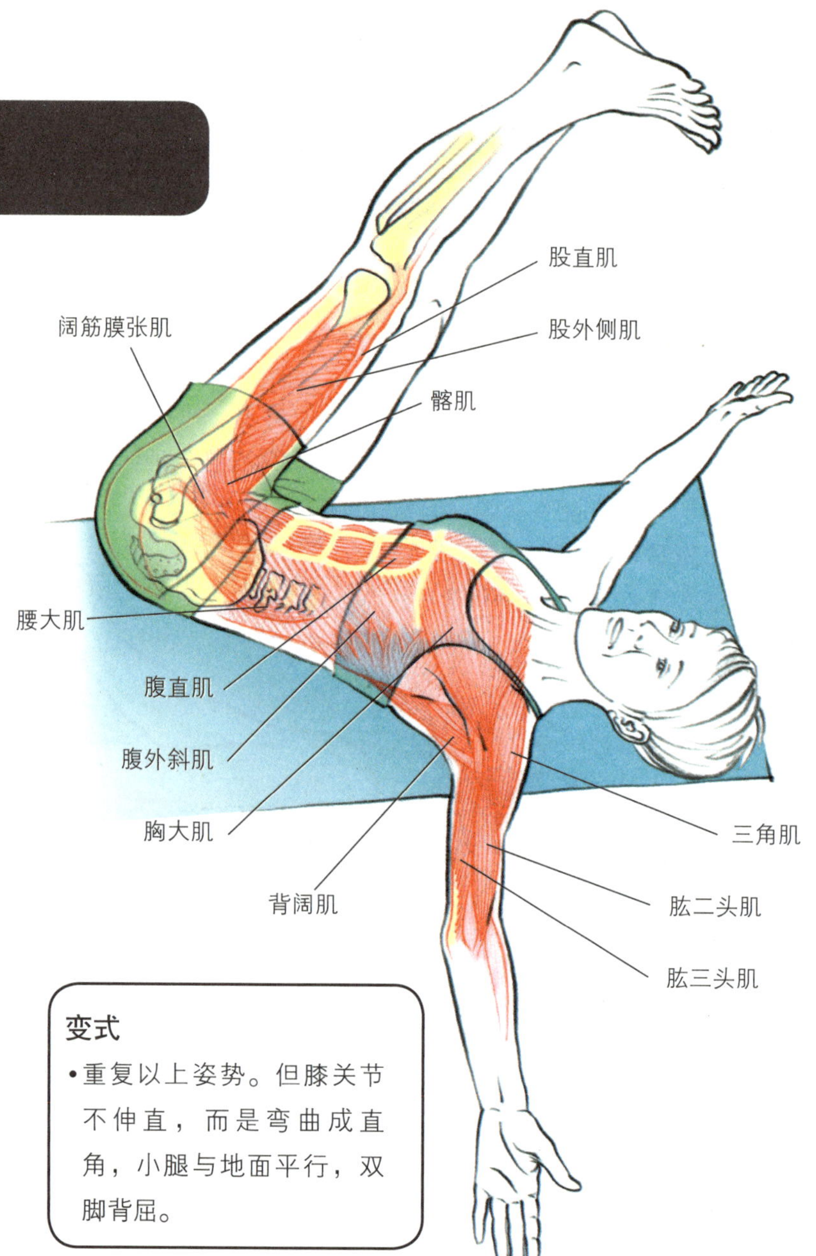

益处

- 增加腹部力量；有助于改善与腰椎曲度增大有关的骨盆部位姿势不平衡；也可改善脊柱的扭转能力。

变式

- 重复以上姿势。但膝关节不伸直，而是弯曲成直角，小腿与地面平行，双脚背屈。

动作分析	关节	关节运动	活动肌肉
关节1	肩胛	向下旋转，内收	大菱形肌、小菱形肌、肩胛提肌
关节2	肩关节	水平外展，外旋，伸展	三角肌后部肌束、背阔肌、大圆肌、肩胛下肌、胸大肌、小圆肌、冈下肌、肱三头肌长头、冈上肌
关节3	脊柱	屈曲、旋转	腹直肌、腹横肌、腹内斜肌和腹外斜肌、多裂肌、回旋肌
关节4	髋关节	屈曲、内收	股直肌、臀中肌前部肌束、臀小肌、大收肌、长收肌、短收肌、耻骨肌、阔筋膜张肌、缝匠肌、腰大肌、髂肌、股薄肌
关节5	膝关节	伸展	股直肌、股外侧肌、股内侧肌、股中间肌

摊尸式

摊尸式梵语为savasana，“sava”是指尸体。摊尸式是一种深度放松的体式，身体就像尸体一样一动不动。人们大部分的日常生活都在移动，很少享受静止；练习这种体式可提供时间来体验深度的内心平静。注意力集中在微妙的呼吸和腹部的起伏上。每次呼气都有放松的感觉，让身体屈服于重力。尽量不要被不必要的思绪打扰，只是感受身体的变化。

- 由背部开始，脚跟朝向坐骨，一次缓缓伸直一条腿。双腿向远处伸展，耻骨向上伸展；片刻后，伸展下背部，放松。
- 双腿分开比髋稍宽。上臂伸直，与身体分开，掌心向上，肩关节下沉、放松。头部向远处伸展。
- 放松面部皮肤，嘴略张开。保持这个姿势5~10分钟。
- 结束动作时，向右侧身，放松几分钟，睁开眼睛。缓慢坐起，感知四周。
- 在练习期间，如果觉得颈部肌肉紧张，可以放小垫子于颈后部，被动拉长颈部肌肉。同样，也可以在膝关节下垫毯子，以缓解下背部压力。使用眼罩可以有效镇静神经系统。

益处

- “仰卧在地上，完全舒展身体，像尸体一样，可以消除由其他身体姿势引起的疲劳，获得内心的平静。”（S.Muktibodhananda，《哈他瑜伽之光》）该体式可充分放松身体，享受宁静，对神经系统具有一定的镇静效果。

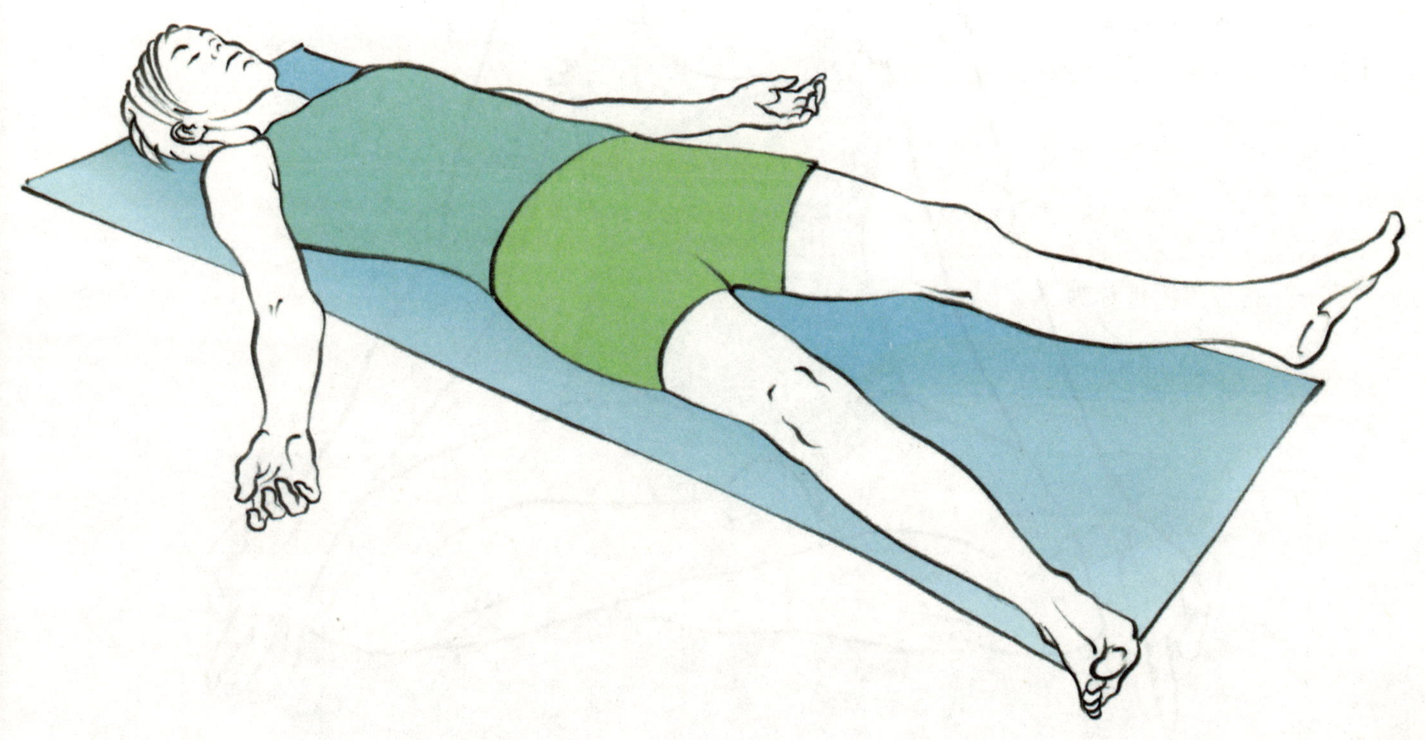

呼吸练习

脊柱前凸造成的腰椎过度弯曲与下腹部薄弱相符。下面的延长呼气练习可以帮助唤醒腹横肌与盆底的连接。延长呼气的另一个益处是自主自发加深吸气的过程；因为呼气过程的延长对副交感神经系统有很重要的影响，有助于人进入一种更加舒适、平和的状态。

三步呼气法

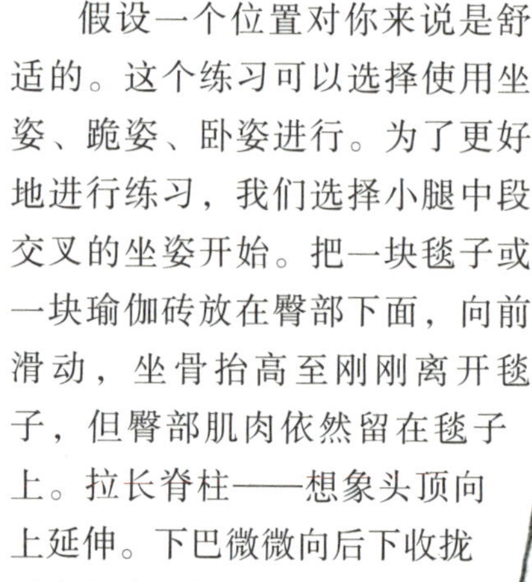

假设一个位置对你来说是舒适的。这个练习可以选择使用坐姿、跪姿、卧姿进行。为了更好地进行练习，我们选择小腿中段交叉的坐姿开始。把一块毯子或一块瑜伽砖放在臀部下面，向前滑动，坐骨抬高至刚刚离开毯子，但臀部肌肉依然留在毯子上。拉长脊柱——想象头顶向上延伸。下巴微微向后下收拢（向喉咙处收拢）。

伸直手臂，双手手背放在膝关节上。拇指和示指相对捏合，其余三指自然伸直——这种手形被称为智慧手印，是向内探求知识的象征。示指代表个体灵魂，拇指代表宇宙灵魂，两者的结合象征知识。

放松脖颈、肩膀和面部表情。将意识带进呼吸：呼吸的速度、品质，气息在体内的流动。不要改变意识内观的过程，只是静静感受体会到的每一部分，感受呼吸。保持几分钟，感受身体和心灵的连接。然后将注意力转移到呼气上。观察呼吸的长度，渐渐地将呼气的过程等分成三部分：从喉咙到心脏，停留；从心脏到肚脐，停留；从肚脐到耻骨，停留。在最后一个阶段，内收腹壁，上抬骨盆。

开始吸气时，放松骨盆。吸气保持在一种舒服的状态，不强制。呼吸动作的停顿应该更像是短暂的停顿而不是屏住呼吸。保持这种节奏10~15次。在整个练习中，注意保持脊柱、肩部和颈部的直立，下巴要始终保持在放松状态。闭上眼睛对练习也有帮助，有助于感受内心的变化。

冥想练习——基础冥想

我们日常生活中的大部分时间都在考虑要做什么和没有做什么。有些时候，这样会带来巨大的压力，我们会希望一切放慢或停止，以便可以得以喘息。基础冥想是帮助心灵和身体平静下来的一种有效方式，在繁杂的思绪中留一点宁静的空间。

同本书中的其他冥想口诀一样，建议练习者跟着录音慢慢讲清楚。如果这不适合你，可多读几次冥想口诀，这样比较容易进入状态。创造出自己的冥想口诀。

这一过程可坐在椅子上，双脚紧贴地面进行。

练习

取坐姿，慢慢让头脑和身体平静下来。从头到脚内观身体，感觉任何可能感到不舒服的地方并改善。

现在把意识专注到呼吸上：注意呼吸的质量和长度，感受气息来到肌肉、骨骼和器官，直到感到平静。

开始感受身体与地板的连接。渐渐感受这个连接的每一个区域，并开始想象从连接点扎根地面。感受根部越扎越深，直到扎入地心。让身体感受。让身体屈服于根的拉力。感受所有的紧张、压力和消极情绪从根部排出、远离。均匀轻柔地呼吸。现在，身体已经很放松了，想象一个治愈能量球汇集在根底，并开始由根部移动到你的身体。从根部汲取更多的能量，当它靠近身体时，想象它穿过肢体，渗透到每一个细胞、每一块肌肉和骨骼。当它到达腹部时，在此处稍作停留。

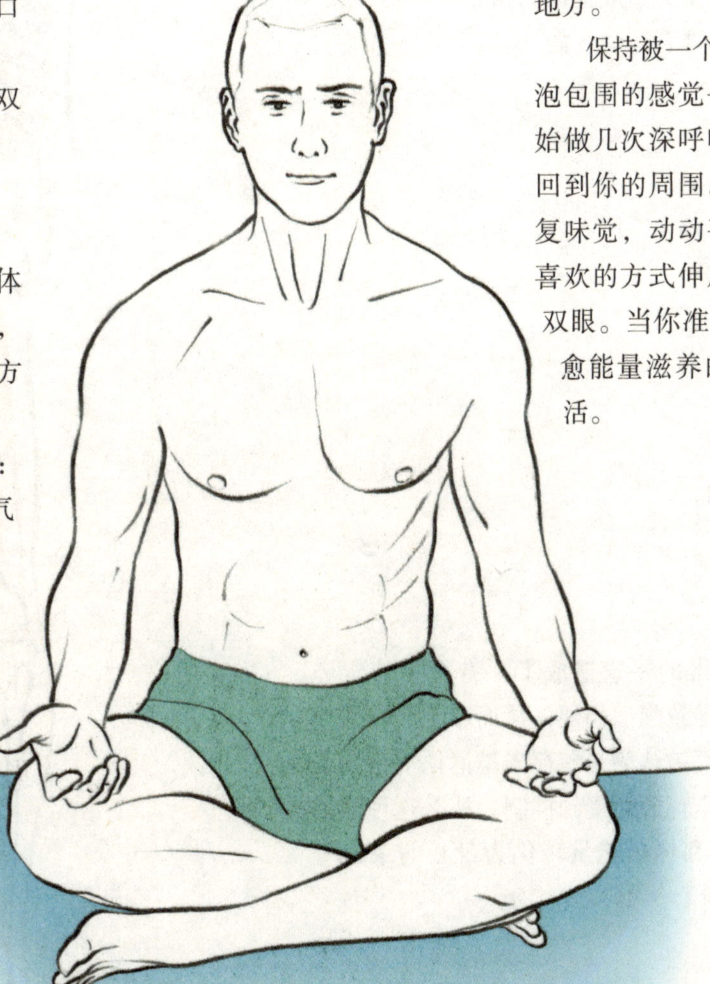

练习时，专注于这种能量，观察它对身体、情绪或心灵的任何一点影响。沉浸在这些感觉中。当你准备好了，想象这个能量球慢慢膨胀，把你包裹在一个泡泡里。感受它的保护，知道自己处于安全的环境中。在这里暂停，拥抱这种安全感，连接到大地。只要需要，可以尽情停留在这个地方。

保持被一个接触的大地和保护泡包围的感觉一段时间。然后开始做几次深呼吸，使头脑和身体回到你的周围。做吞咽动作以恢复味觉，动动手指、脚趾，以你喜欢的方式伸展身体，逐渐睁开双眼。当你准备好了，带着被治愈能量滋养的心情开始你的生活。

平 脊

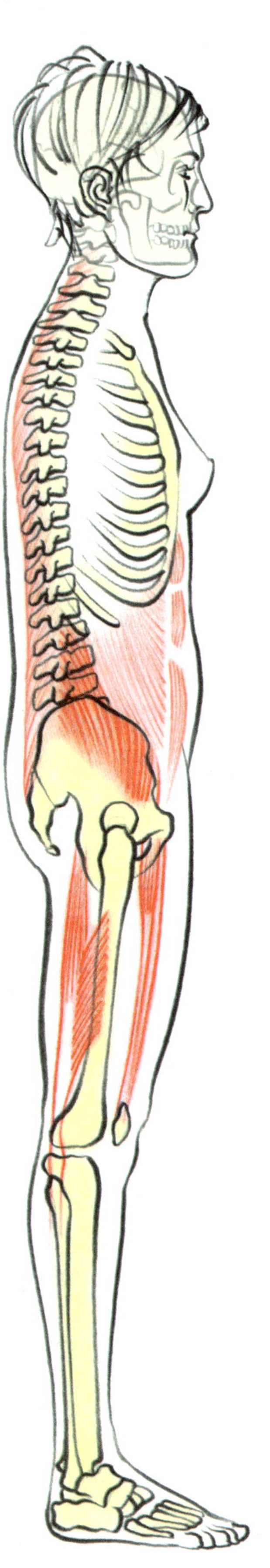

平脊是指腰椎曲度减小到30° 以下以及L1椎体远离L5椎体的一种体态。

腰椎曲度减少的同时会伴随骨盆旋后和髋关节的伸展。

为了维持身体重心的稳定，胸椎会通过加重驼背进行代偿，尤其是对上胸段，这种趋势会造成头部的前移（探头）。

同时这种姿势也会造成膝关节过伸或过屈；下腹部肌紧张，并且拉长和弱化髂腰肌。

物理因素

造成脊柱曲度变直的原因有很多，其中包括：

- 长时间的下滑坐姿造成腰椎的屈曲。
- 长时间弯腰的体育运动，如：
  - 划船。
  - 骑自行车。
  - 赛车。
- 长时间从事弯腰工作的人员，如：
  - 汽车维修员。
  - 牙科医生。
  - 快递员。
  - 外科医生
- 深层腹壁弱化。
- 骶髂关节失调。
- 穿高跟鞋。

心理因素

显而易见，腰椎的平直造成了平脊这一特定姿势。这个姿势还会导致腹部僵硬，从而影响到腹部精神情绪的流动。腹部被认为是储存未被消化情绪的空间。“如果情绪完全释放前受到抑制，那么这种抑制会造成积聚的情绪和经历能量转化为身心的束缚”（k.Dychtwald，《身心》）。

久而久之，腹部的紧张最终会造成膈肌的功能紊乱，从而影响最佳的呼吸模式。如本书34、35页所叙述的，不均匀、不稳定的呼吸也会造成情绪的波动。

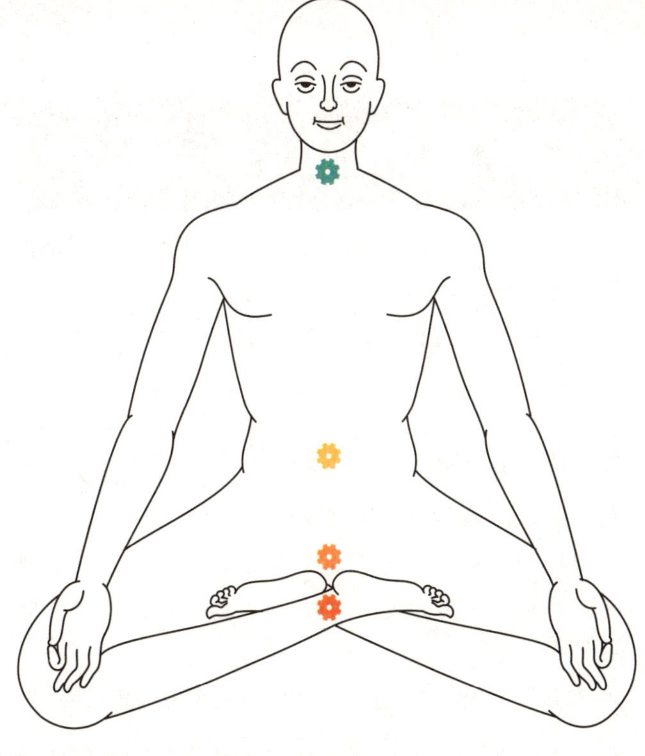

探头	骨盆后倾	下背部紧张	腘绳肌紧张
头首先与世界接触	降低性能力及压抑性感受	极度紧张	与自我控制有关
	情绪激动时不能保持冷静		很难放松
	情感被抑制或压抑		害怕被抛弃
			害怕失去支持

轮穴	积极的感情状态	部位	口诀
根轮：海底轮 / 第一个轮穴	基础 内在力量 稳定性	会阴，生殖器以下、肛门以上、尾骨以内，与骨盆神经丛有关	拉姆（Lam）
骶轮：生殖轮 / 第二个轮穴	自爱 爱的价值 接受完美的自我	生殖器区，下腹部神经丛	梵姆（Vam）
太阳轮：脐轮 / 第三个轮穴	自信 勇气 无惧生活的挑战	与肚脐相关的脊柱部分，太阳神经丛	然姆（Ram）
喉轮：沟通之源 / 第五个轮穴	真实的言论 待人真诚 情感的自由表达	颈部，与咽喉相关的颈椎部分，颈动脉丛	汉姆（Ham）

分腿前屈式——三角前屈式

- 两腿分开1~1.5 m，两脚平行，脚尖朝前。把身体的重心均匀地放在脚趾与脚跟之间。
- 脚跟向下踩，并微微向外；在保持不动的情况下，蹬趾向下、向内踩。
- 大腿内侧向后旋，感觉臀部在延伸。
- 呼气时，身体重心向前，膝关节稍弯使骨盆保持前倾。可以用抬高坐骨来完成这个动作。
- 当脊柱与地面平行的时候，两手臂自然下垂。头顶向前延伸，双眼凝视两手之间。保持这个姿势，呼吸几次。
- 当感觉韧带开始放松并想尝试伸展到更远时，可以伸直双腿。这个动作通过提高坐骨来完成，而不是向后伸直膝关节。

起始位置 

益处

- 增强髋关节的柔韧性，改善腰椎与骨盆的灵活性。

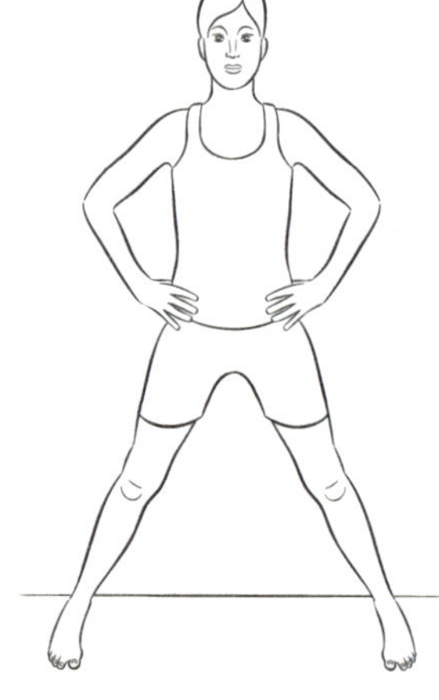

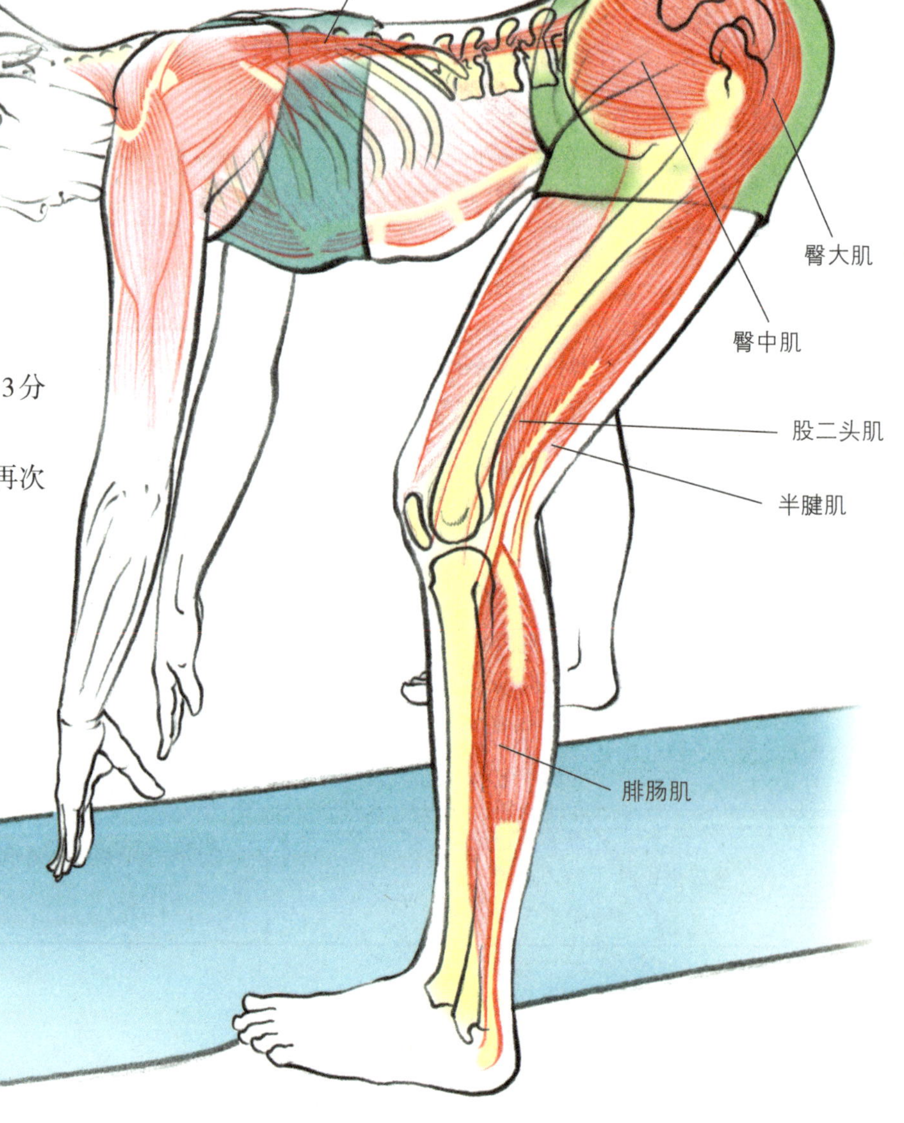

- 腹式呼吸，保持这个姿势2~3分钟。
- 在结束时，深吸一口气，同时再次略弯曲膝关节并缓慢起身。

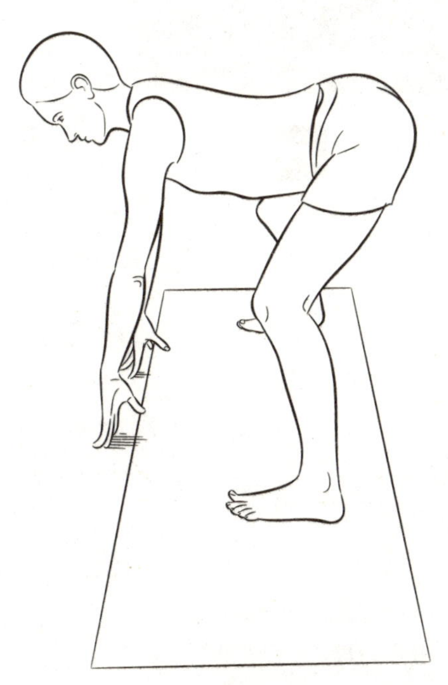

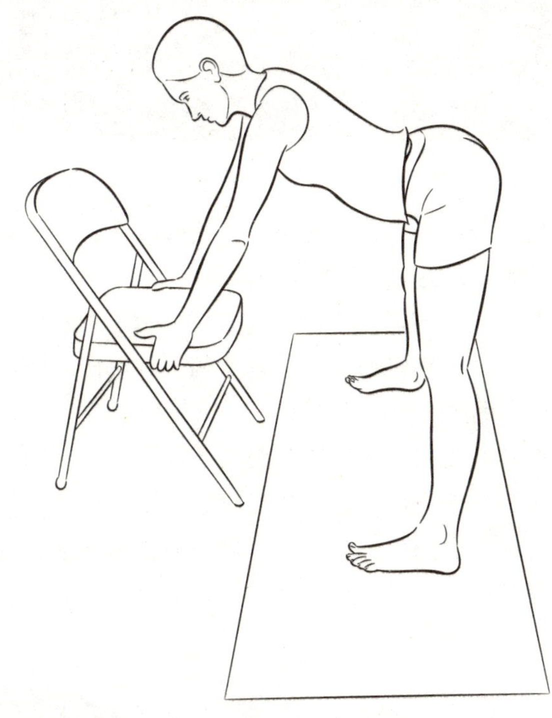

变式1

- 依照前面的动作练习，但可稍微多弯曲一些膝关节，使手指尖刚刚能接触地面。

变式2

- 在面前放一把椅子，同样依照前面的动作练习，但可把手放在椅子上。

动作分析	关节	关节运动	活动肌肉	拉伸肌肉
关节1	脊柱	向心伸展	棘肌、最长肌、髂肋肌、多裂肌、回旋肌、半棘肌、横突间肌、棘间肌、腰方肌	
关节2	髋关节	屈曲，外展	股直肌、阔筋膜张肌、缝匠肌、腰大肌、髂肌、臀小肌、臀中肌前部肌束、臀大肌	臀大肌下部肌束、臀中肌后部肌束、大收肌、小收肌、长收肌、短收肌、股薄肌、股二头肌、半腱肌、半膜肌
关节3	膝关节	伸展	股内侧肌、股外侧肌、股中间肌、股直肌	可能为腓肠肌
关节4	踝关节	内翻	胫骨前肌、胫骨后肌、趾长屈肌、踇长屈肌、踇长伸肌	腓骨长肌、腓骨短肌、趾长伸肌

加强侧伸展式——单腿加强背部伸展式（变式）

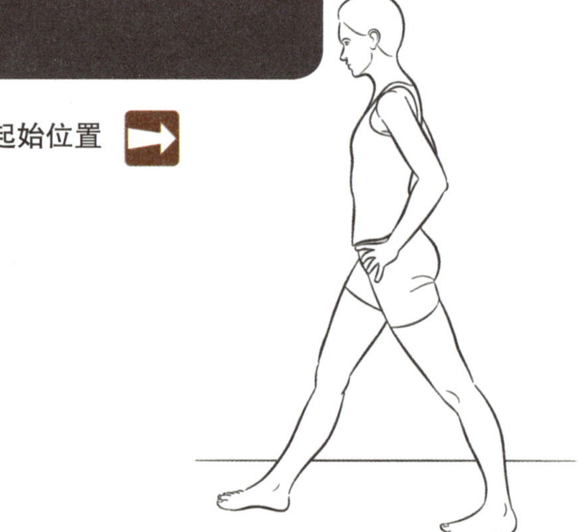

- 两脚分开至一条腿的距离，抬起脚跟，一脚向外旋转90° ，另一脚旋转45° 。
- 臀部会自然转向脚外旋90° 的一侧，该侧臀部向后，另一侧臀部向前，直至两侧臀部同时朝向外旋90° 的脚（起始位置图）。
- 保持双脚不动，前脚脚跟向下、向内踩，同时踇趾向下、向外用力。保持后脚跟向下、向外，后脚踇趾向下、向内，这样可以使右侧臀部向前，与前侧臀部保持在一平面。

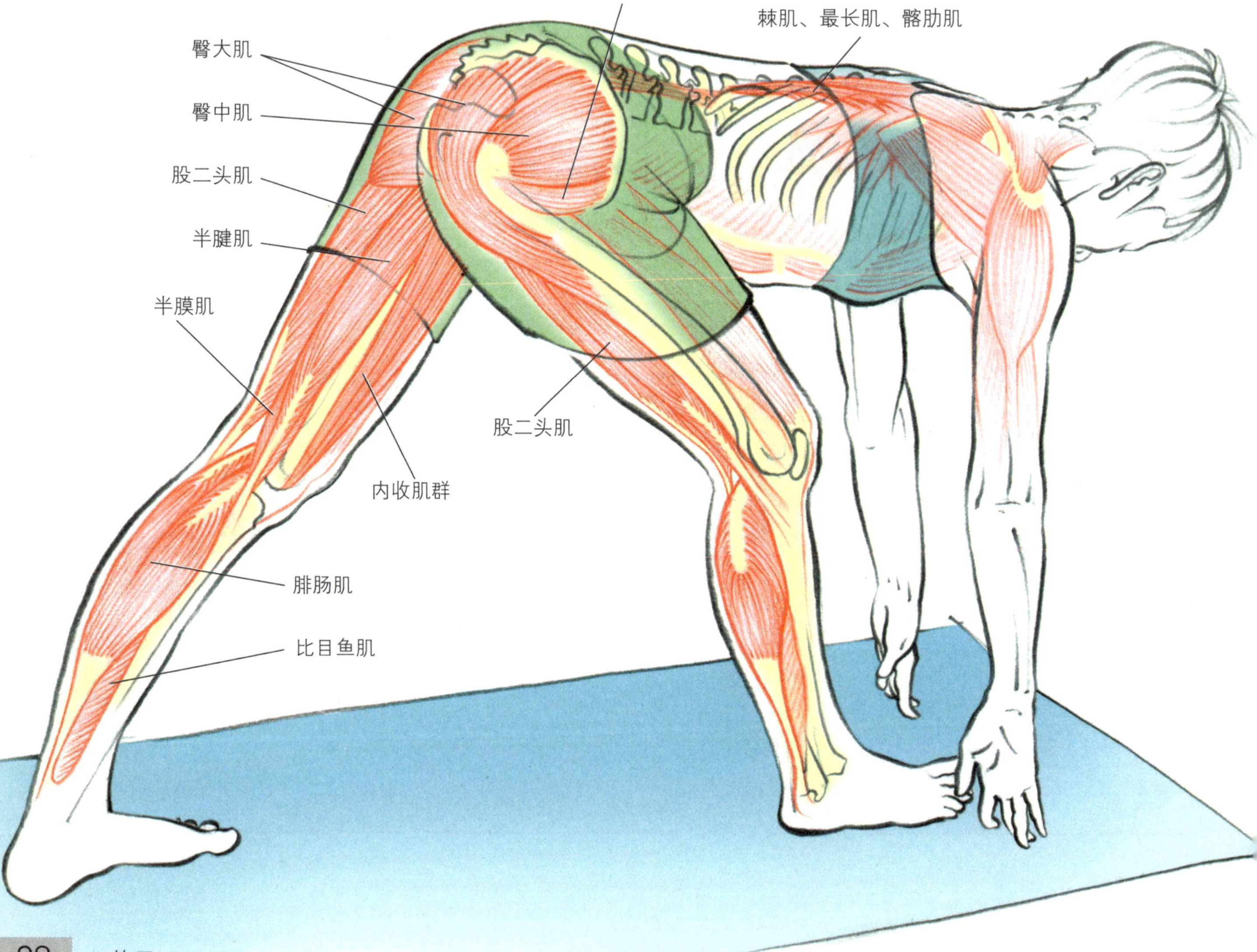

髂胫束
棘肌、最长肌、髂肋肌
臀大肌
臀中肌
股二头肌
半腱肌
半膜肌
股二头肌
内收肌群
腓肠肌
比目鱼肌

- 前膝关节弯曲45°，抬高坐骨并带动髋关节屈曲，使手触地。足部发力，保持腰椎的曲度，保持两脚跟向相反方向作用。
- 这时，可把一只手放到骶骨的位置，感受两侧臀部是否保持水平，甚至可以放一杯水检验是否水平。
- 头顶向前延伸，脖子后面拉长，微微内收下颌。保持这个姿势2分钟，在这个过程中保持脊柱中立。如果感到腿部韧带开始放松，可以微微伸直前腿并延长此动作1分钟，始终保持两脚发力。

变式

- 两腿分开，腿伸直；运用瑜伽砖；仍然保持强有力的连接。

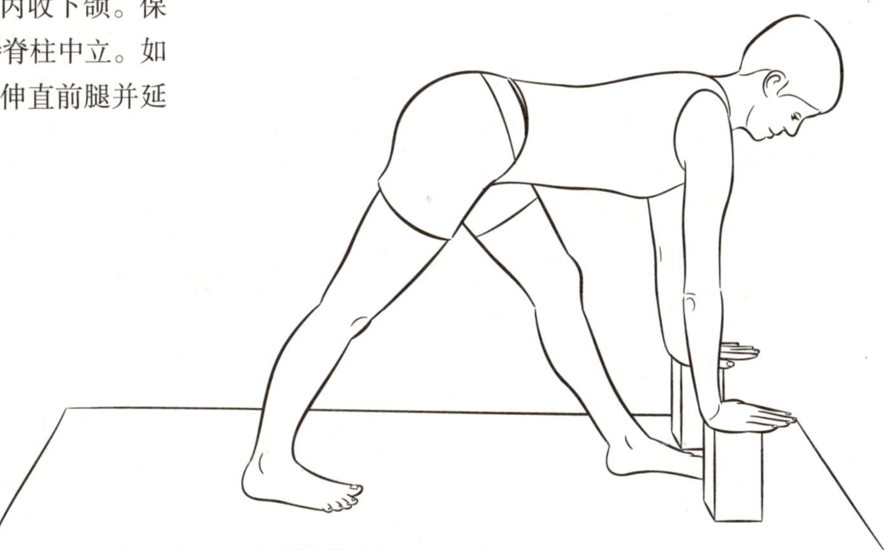

益处

- 增强腘绳肌的柔韧性，改善腰椎的灵活度，提高平衡感和协调性。

动作分析	关节	关节运动	肌肉活动	拉伸肌肉
关节1	脊柱	向心伸展	棘肌、最长肌、髂肋肌、多裂肌、回旋肌、半棘肌、横突间肌、棘间肌、腰方肌	
关节2	髋关节	屈曲，后腿内旋	股直肌、臀中肌前部肌束、臀小肌、阔筋膜张肌、缝匠肌、腰大肌、髂肌；后腿涉及半腱肌、半膜肌、大收肌、长收肌、短收肌、股薄肌、耻骨肌、阔筋膜张肌	臀大肌下部肌束、臀中肌后部肌束，股二头肌、半腱肌、半膜肌
关节3	膝关节	伸展	股直肌、股外侧肌、股内侧肌、股中间肌	腓肠肌、趾肌
关节4	踝关节	背屈	胫骨前肌、趾长伸肌、踇长伸肌	腓肠肌、比目鱼肌

站立单腿伸展式——立体式（变式）

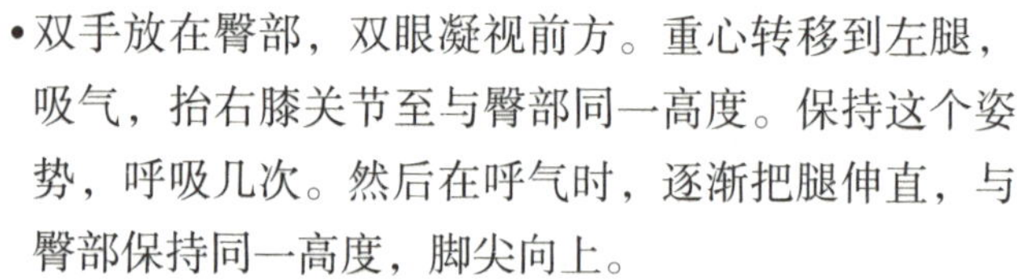

- 双脚并拢站立，身体重量均匀分布于两脚（从脚趾到脚跟）。
- 双手放在臀部，双眼凝视前方。重心转移到左腿，吸气，抬右膝关节至与臀部同一高度。保持这个姿势，呼吸几次。然后在呼气时，逐渐把腿伸直，与臀部保持同一高度，脚尖向上。
- 保持脊柱直立，挺胸，身体保持正直。
- 注意力集中在平缓、均匀的腹式呼吸上。坚持练习，直到能保持此姿势1～2分钟。

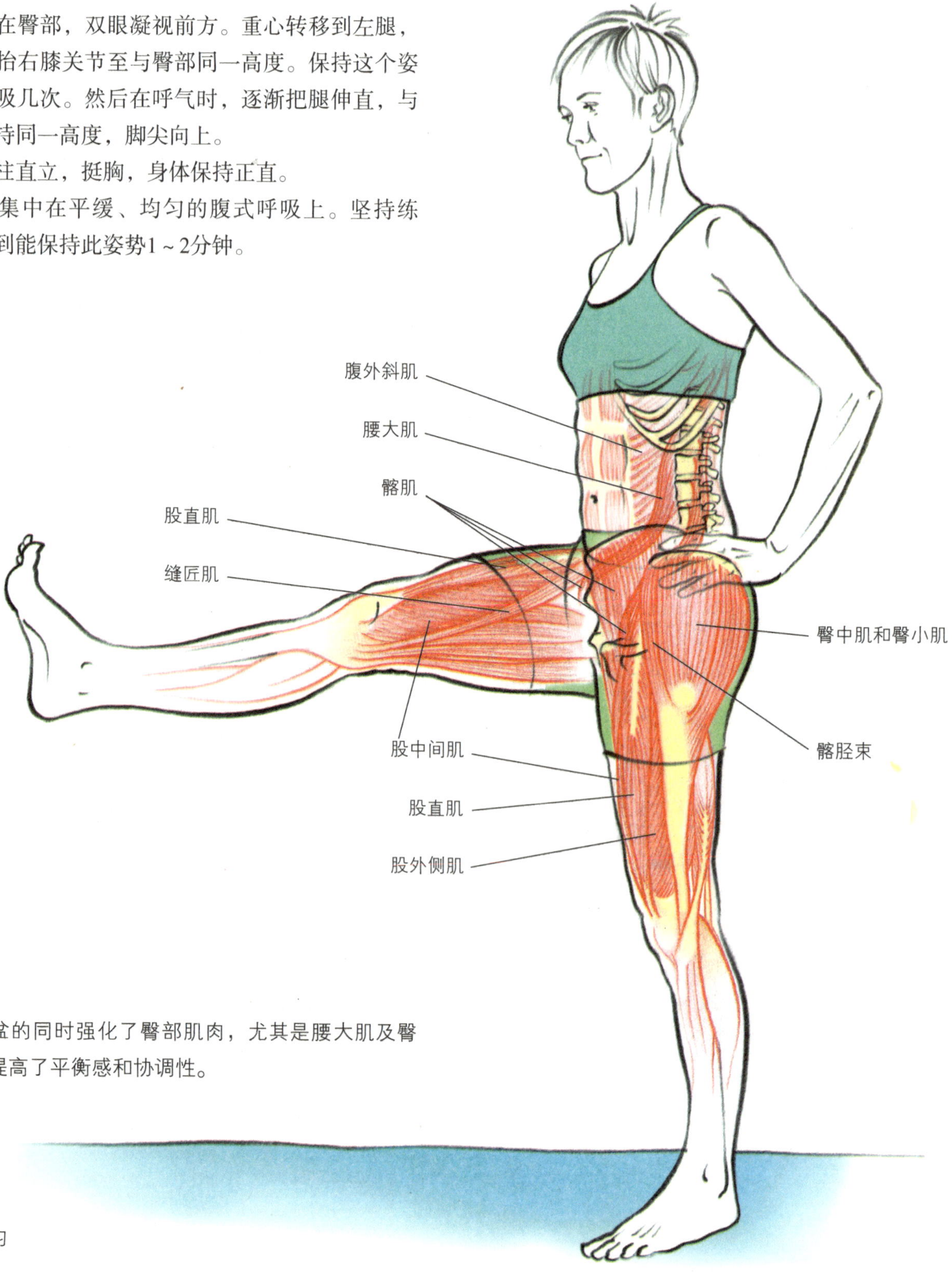

腹外斜肌
腰大肌
髂肌
股直肌
缝匠肌
臀中肌和臀小肌
股中间肌
髂胫束
股直肌
股外侧肌

益处

- 稳定骨盆的同时强化了臀部肌肉，尤其是腰大肌及臀中肌，提高了平衡感和协调性。

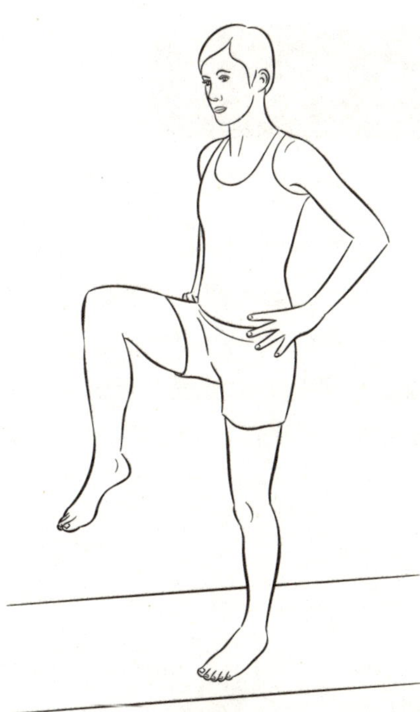

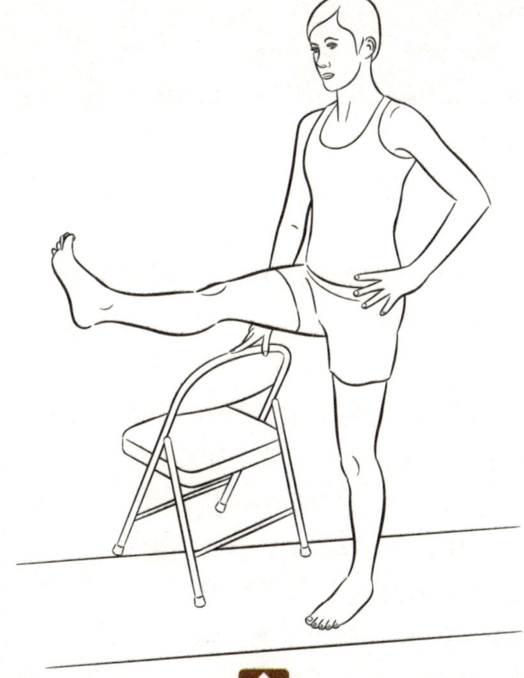

变式1

• 一开始可保持腿部弯曲的姿势进行练习，直到有足够的力量并能维持平衡。应逐渐增加腹肌与屈髋肌的灵活性和强度，以致能把腿部伸直。

变式2

• 在可以独立完成姿势之前，可借用一把椅子帮助保持平衡。

动作分析	关节	关节运动	活动肌肉	拉伸肌肉
关节1	脊柱	伸展	棘肌、最长肌、髂肋肌、多裂肌、回旋肌、半棘肌、横突间肌、棘间肌、腰方肌、腹内斜肌、腹外斜肌	
关节2	髋关节	SL：外展、外旋 LL：屈	SL：臀大肌、臀中肌、臀小肌、阔筋膜张肌、缝匠肌 LL：股直肌、臀中肌后部肌束、臀小肌、阔筋膜张肌、缝匠肌、腰大肌、髂肌	LL：臀大肌、半腱肌、半膜肌、股二头肌
关节3	膝关节	伸展	股直肌、股外侧肌、股内侧肌、股中间肌	腓肠肌、比目鱼肌
关节4	踝关节	背屈	胫骨前肌、趾长伸肌、踇长伸肌	

（SL = 支撑腿；LL = 抬举腿）

勇士1式（变式2）

- 两脚分开平行站立，右脚向外旋转90°，左脚脚跟离地与地面成90°，使髋部转向右腿方向。
- 如果不能保持平衡，就把后腿往侧面移到垫子的边缘，就像踩在铁轨上一样，两脚与臀部同宽。
- 弯曲前腿，注意膝关节不要超过脚踝。后脚脚趾蹬地，后腿膝关节向下弯曲。
- 保持右脚不动，右膝关节尽量向下、向前压并微微向内用力。这样踇趾会自然地向下、向外踩，便能保持右膝关节外侧与右臀部外侧在同一平面。保持脚后跟向下踩，逐渐增加重量。
- 上提耻骨以激活深层腹肌，同时尾椎骨向下卷。
- 保持身体向前，两臂放于身后，十指交叉，两手掌根相压，上提手臂。
- 练习这个姿势，直到逐渐能保持3分钟。在这个过程中保持平缓、均匀的腹式呼吸。

益处

- 勇士式是经典的瑜伽体式，它的变式尤其适用于脊柱过度平直造成的不平衡姿态。这个体式的首要目的是增强了臀大肌的强度。虽然伸直后腿可以加大髋部打开的幅度，但这并不是首要的目的。这个体式还可以帮助消化、加强腹肌力量。

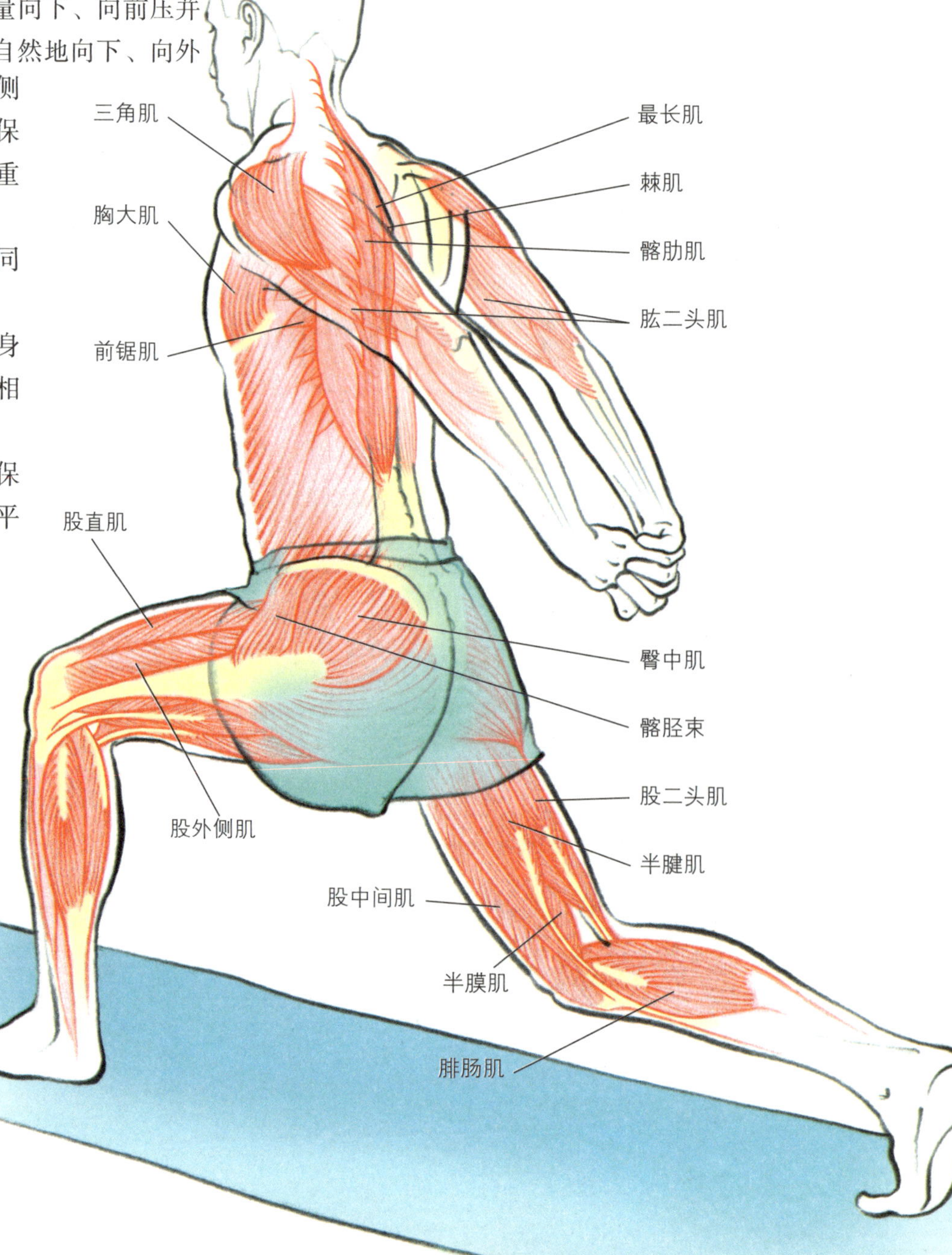

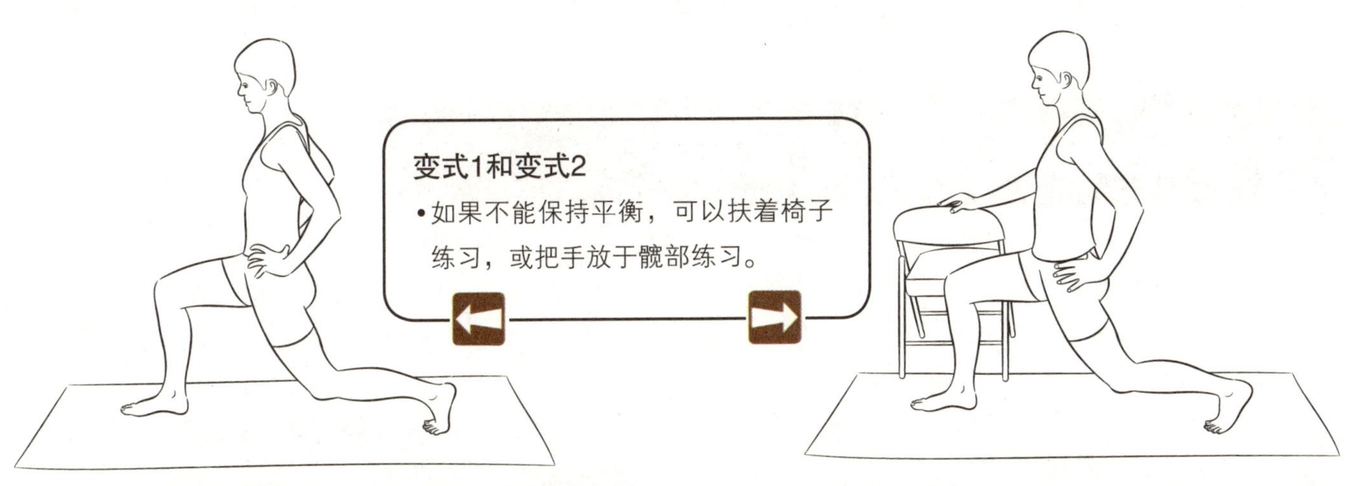

动作分析	关节	关节运动	活动肌肉	拉伸肌肉
关节1	肩胛	向下旋转，内收	大菱形肌、小菱形肌、肩胛提肌	前锯肌、胸小肌、上斜方肌、下斜方肌
关节2	肩关节	伸展	冈下肌、小圆肌、三角肌后部肌束、背阔肌、大圆肌、胸大肌下部肌束、斜方肌、菱形肌	胸大肌、三角肌前部肌束、肱二头肌、喙肱肌、前锯肌
关节3	肘关节	伸展，稍旋前	肱三头肌、肘肌、旋前圆肌、旋前方肌	
关节4	脊柱	伸展	棘肌、最长肌、髂肋肌、多裂肌、回旋肌、半棘肌、横突间肌、棘间肌、腹直肌、腹外斜肌、腹内斜肌、腹横肌	
关节5	髋关节	FL：屈曲 BL：伸展	FL：股直肌、臀中肌前部肌束、臀小肌、阔筋膜张肌、缝匠肌、腰大肌、髂肌 BL：股二头肌、半腱肌、半膜肌、臀大肌、臀中肌后部肌束、大收肌后部肌束	FL：仅为支撑产生收缩 BL：腰大肌、髂肌、股直肌
关节6	膝关节	FL：屈曲 BL：伸展	FL：股二头肌、半腱肌、半膜肌、股薄肌、缝匠肌、腓肠肌、腘肌、股内侧肌、股外侧肌、股直肌 BL：股内侧肌、股外侧肌、股直肌、股中间肌	FL：仅为支撑产生收缩 BL：可能为股直肌
关节7	踝关节	背屈	胫骨前肌、趾长伸肌、踇长伸肌	BL：可能为腓肠肌、比目鱼肌

(FL = 前腿；BL = 后腿)

仰卧足趾式——躺卧式

- 仰卧在垫子上，用一个毛巾卷垫在腰椎下面，使腰椎产生一个曲度。毛巾被压扁时，它的宽度和厚度应该与掌根一样。
- 两脚跟向远处延伸，延展上背部。先吸气，然后在呼气时把右膝关节拉近胸腔，用右手的拇指和示指抓住右脚踇趾。
- 左手放在左大腿上面，促进左大腿向下用力。
- 在下一个吸气时，抓住右脚踇趾并尽力伸直右腿。保持伸展颈部后侧，并放松肩膀，同时臀部保持不动。
- 保持这个姿势3分钟，始终保持左脚跟向远处延伸，右脚跟向上顶的感觉。

益处

- 垫在腰椎下面的毛巾可以加强骨盆前倾，这样可以对肌腱产生更有效的拉伸感，加强腰椎的活动性。这个动作还能增强髋关节的屈曲功能。

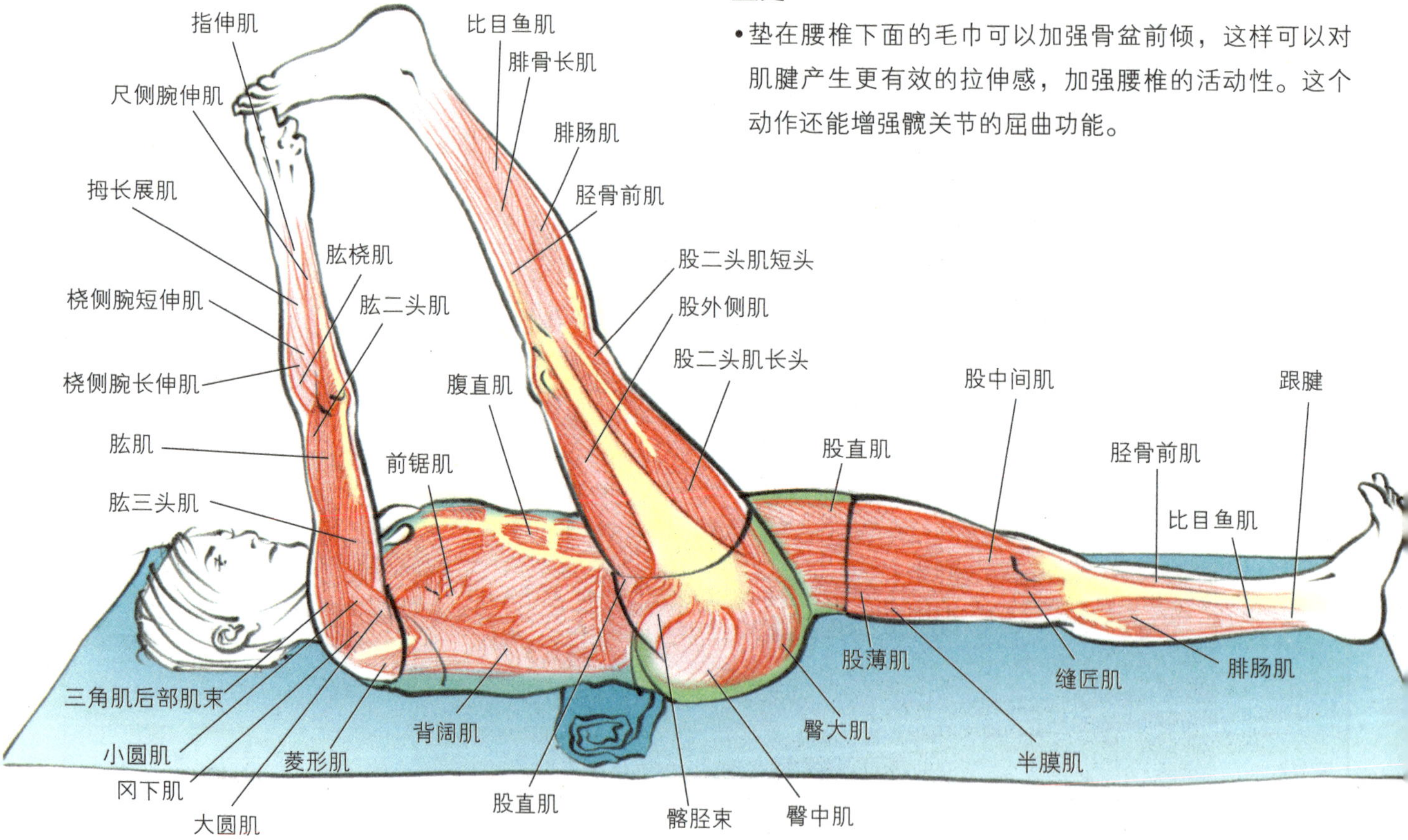

指伸肌
尺侧腕伸肌
拇长展肌
桡侧腕短伸肌
桡侧腕长伸肌
肱桡肌
肱二头肌
肱肌
肱三头肌
三角肌后部肌束
小圆肌
冈下肌
大圆肌
菱形肌
背阔肌
前锯肌
腹直肌
比目鱼肌
腓骨长肌
腓肠肌
胫骨前肌
股二头肌短头
股外侧肌
股二头肌长头
股直肌
髂胫束
臀中肌
臀大肌
股薄肌
股直肌
股中间肌
半膜肌
缝匠肌
胫骨前肌
比目鱼肌
跟腱
腓肠肌

变式1

- 如果不能够到脚趾，可把脚掌放入环形带子，用手拉住带子。

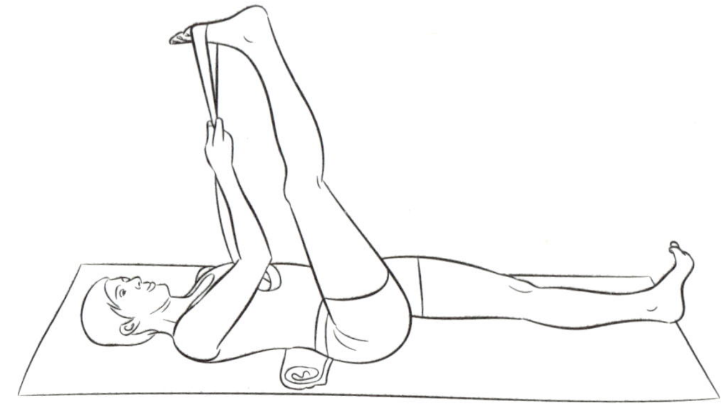

变式2

- 如果觉得腿伸直时肌肉拉伸很紧张，可微微弯曲膝关节。

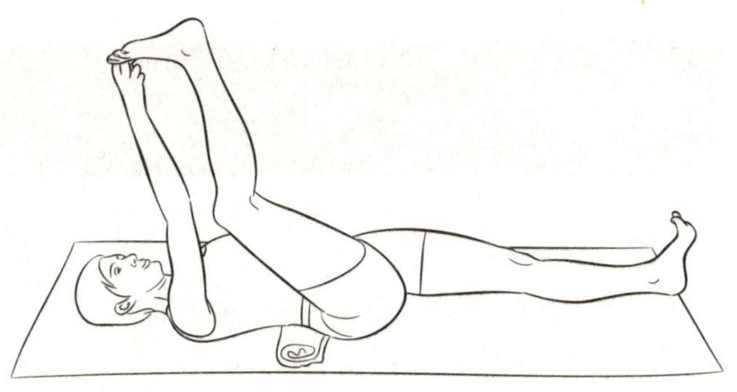

动作分析	关节	关节运动	活动肌肉	拉伸肌肉
关节1	肩胛	TA：向上旋转，外展 BA：向下旋转，内收	TA：斜方肌上部肌束、斜方肌下部肌束、前锯肌、胸小肌 BA：大菱形肌、小菱形肌、肩胛提肌	
关节2	肩关节	TA：屈曲 BA：伸展，内收	TA：三角肌前部肌束、胸大肌、肱二头肌、喙肱肌 BA：冈下肌、小圆肌、三角肌后部肌束、三角肌前部肌束、胸大肌下部肌束、背阔肌、大圆肌	
关节3	肘关节	TA：伸展 BA：伸展，旋前	TA：肱三头肌、肘肌 BA：肱三头肌、肘肌、旋前圆肌、旋前方肌、肱桡肌	
关节4	脊柱	保持中立	腹横肌、腹外斜肌、腹内斜肌、棘肌、最长肌、髂肋肌、多裂肌、回旋肌、半棘肌、横突间肌、棘间肌	
关节5	髋关节	LL：屈曲 BL：伸展，内旋	LL：股直肌、臀中肌前部肌束、臀小肌、阔筋膜张肌、缝匠肌、腰大肌、髂肌 BL：股二头肌、半腱肌、半膜肌、臀大肌、臀中肌后部肌束、大收肌、长收肌、短收肌、股薄肌、耻骨肌、阔筋膜张肌	LL：臀大肌下部肌束、臀中肌后部肌束、股二头肌、半腱肌、半膜肌
关节6	膝关节	伸展	股内侧肌、股外侧肌、股直肌、股中间肌	可能是腓肠肌
关节7	踝关节	背屈	胫骨前肌、趾长伸肌、踇长伸肌	LL：可能是腓肠肌、比目鱼肌

(TA = 抬举手；BA = 平放手；BL = 平放腿；LL = 抬举腿）

船式

- 坐姿，双脚放于地板上，并与坐骨在一条线上。握住大腿的后面，并将胸骨靠近大腿的前面。
- 拉长脊柱，感觉头顶向上延伸。
- 将肚脐拉向脊柱，然后向后倾斜。双脚抬离地板，以坐骨为支撑点保持平衡。
- 呼吸几次，使身体平衡。在下一次呼气时，将双腿向上伸，保持挺直，大腿内侧贴紧。
- 放松大腿，将手臂伸直到肩膀高度，掌心相对。

益处

- 可增强腹肌和髂腰肌力量，进而有助于改善变平的腰椎曲线。

- 脊柱应保持平直。此时易发生胸部和下背部下塌。如果发生这种情况，可抓住大腿并弯曲双腿。
- 逐渐练习，最终达到可保持姿势3分钟。注意不要在面部、颈部或肩部产生张力。使用腹部的力量保持脊柱挺直。

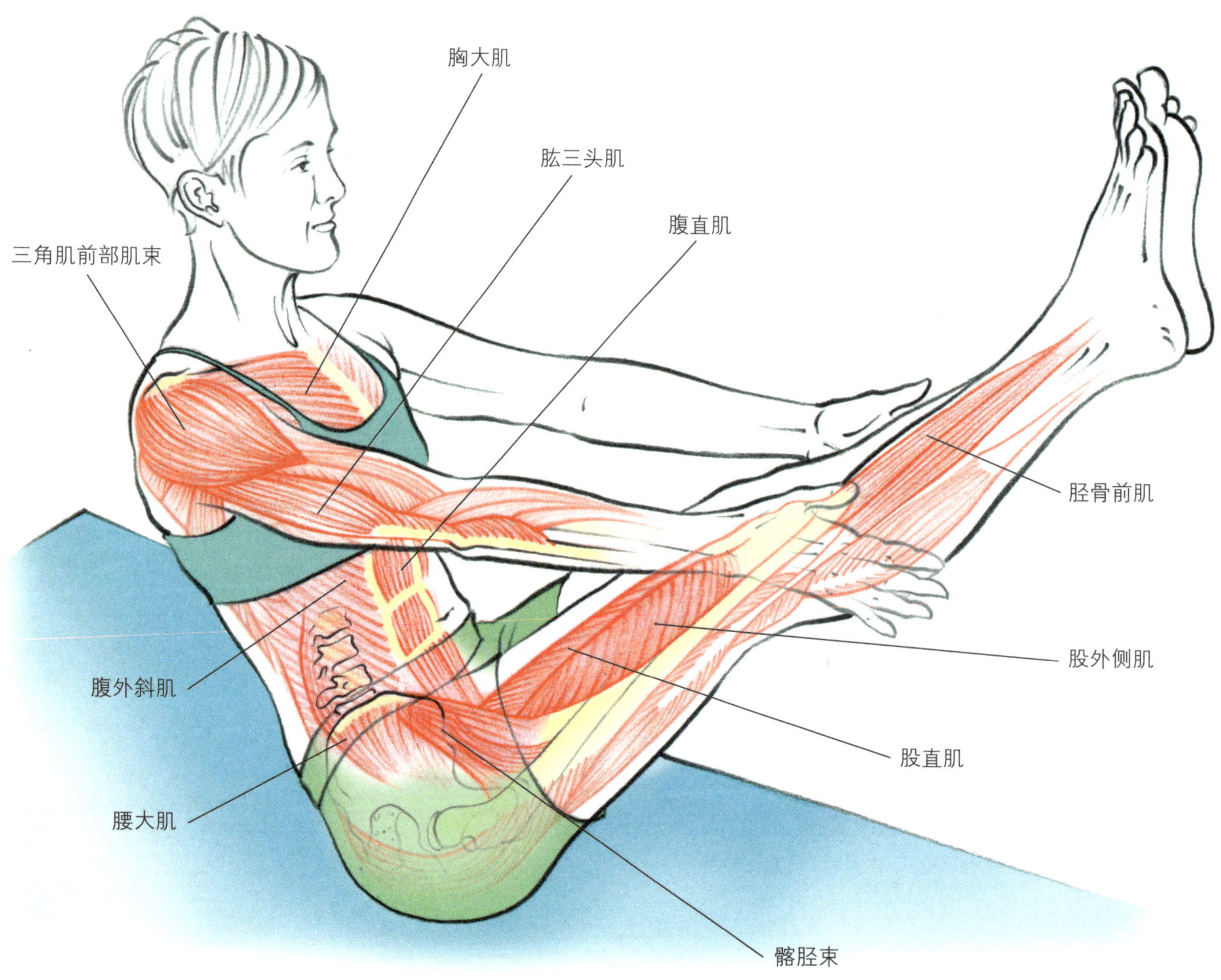

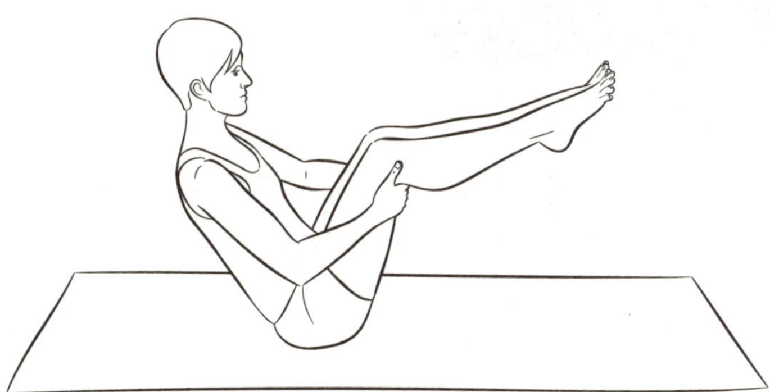

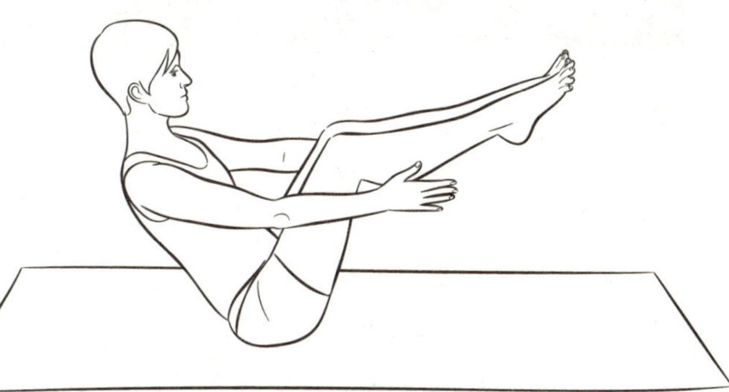

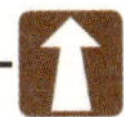

变式1

• 就算觉得抱住腿的动作比较容易完成，也不要做太久，要尽可能地要求自己更进一步，在整个过程中做到保持脊柱挺拔和两腿并拢。

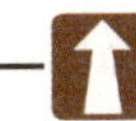

变式2

• 弯曲双膝，两手置于膝关节两侧，这样做会加强整个姿势的强度。

动作分析	关节	关节运动	活动肌肉	拉伸肌肉
关节1	肩胛	向上旋转，外展	斜方肌上部肌束、斜方肌下部肌束、前锯肌、胸小肌	
关节2	肩关节	屈曲，内收，稍内旋	三角肌前部肌束、胸大肌、肱二头肌、喙肱肌、冈下肌、小圆肌、三角肌后部肌束、背阔肌、大圆肌	
关节3	肘关节	伸展	肱三头肌、肘肌	
关节4	脊柱	中立位伸展，对抗屈曲	棘肌、最长肌、髂肋肌、多裂肌、回旋肌、半棘肌、横突间肌、棘间肌、腹直肌、腹内斜肌、腹外斜肌、腹横肌	
关节5	髋关节	屈曲，内收，内旋	股直肌、臀中肌前部肌束、臀小肌、阔筋膜张肌、缝匠肌、腰大肌、髂肌、大收肌、长收肌、短收肌、股薄肌、耻骨肌、臀大肌下部肌束	臀中肌后部肌束、股二头肌、半腱肌、半膜肌
关节6	膝关节	伸展	股外侧肌、股内侧肌、股中间肌、股直肌	可能是腓肠肌
关节7	踝关节	背屈	胫骨前肌、趾长伸肌、踇长伸肌	可能是腓肠肌、比目鱼肌

虎式

- 起式时四肢着地，双手放在肩膀下面，打开与肩同宽，两膝在臀部下方，收腹。
- 吸气时，伸直右腿向上抬，抬高至臀位线上方15～30cm处。右脚脚跟向后蹬，要保持骨盆正直，与髋骨成一直线，双眼凝视地面。
- 呼气时，弯曲右膝关节，使右膝关节向前额靠拢，用腹部的力量尽可能抬高膝关节。
- 缓慢地重复这个动作，左右两侧各做8～12个呼吸。为了增加强度，可以在每个动作结束时保持几个呼吸。

益处

- 唤醒并激活胸腰椎的屈伸，同时增强髂肌与腹肌的力量。每天清晨最理想的练习就是这个体式。

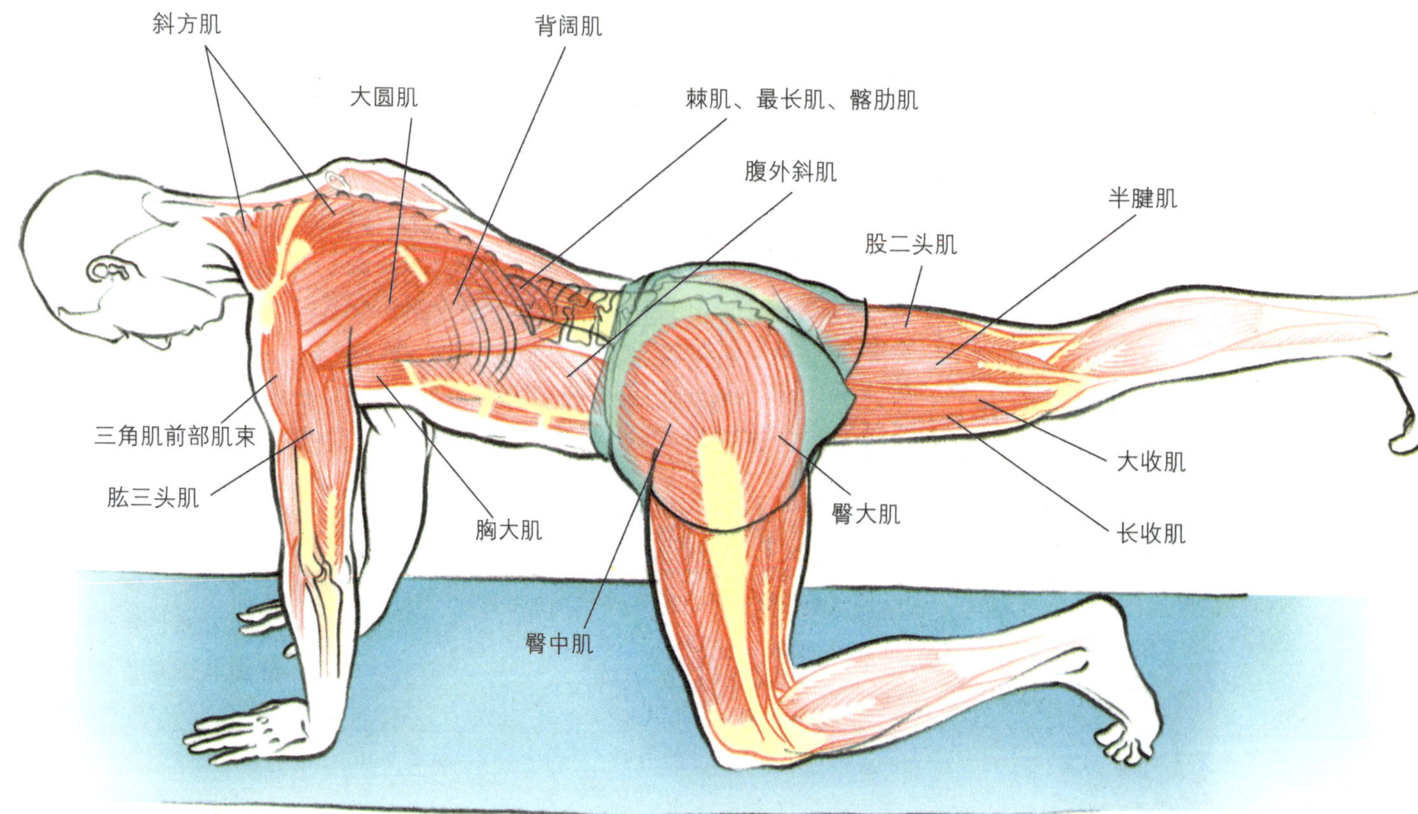

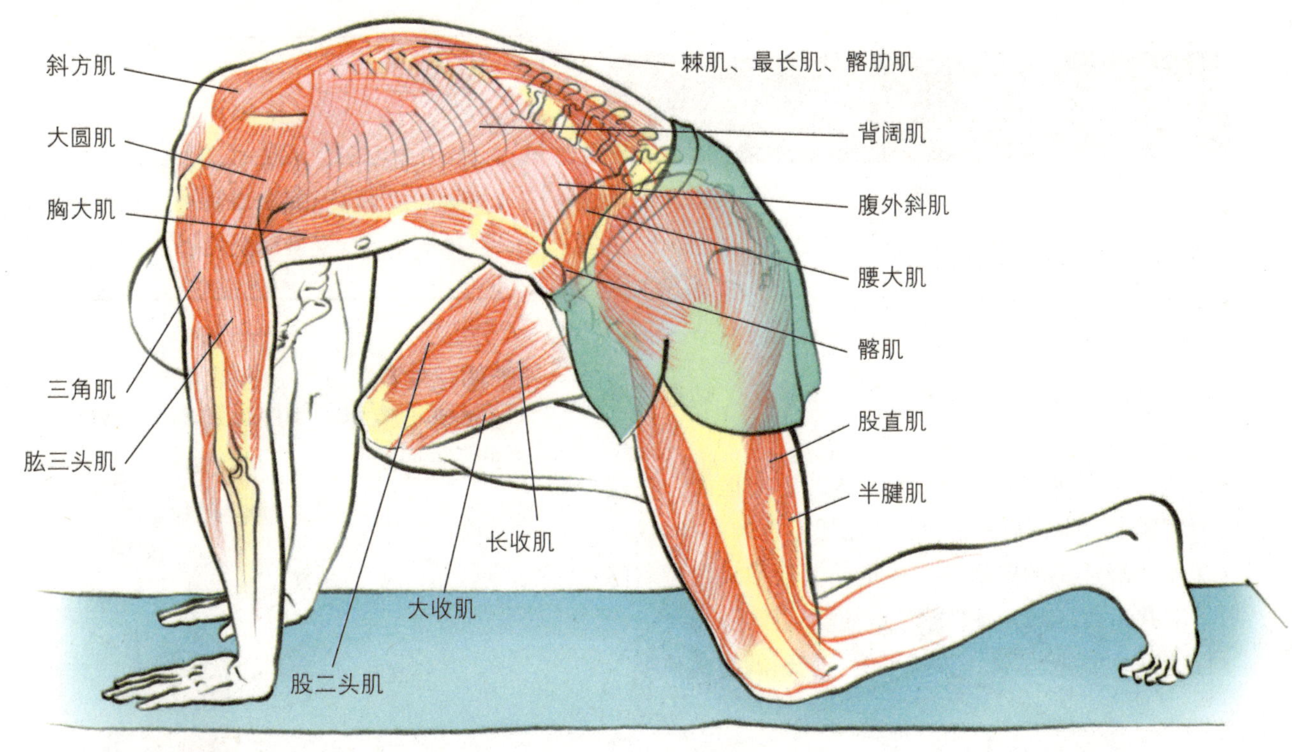

动作分析	关节	关节运动	活动肌肉
关节1	肩胛	向上旋转，外展	斜方肌上部肌束、斜方肌下部肌束、前锯肌、胸小肌
关节1	肩关节	屈曲，内收，内旋	三角肌后部肌束、胸大肌、肱二头肌、喙肱肌、背阔肌、大圆肌、肩胛下肌
关节3	肘关节	伸展，旋前	肱三头肌、肘肌、旋前圆肌、旋前方肌、肱桡肌
关节4	脊柱	腿伸直时伸展，腿弯曲时屈曲	棘肌、最长肌、髂肋肌、多裂肌、回旋肌、半棘肌、横突间肌、棘间肌、腹直肌、腹外斜肌、腹内斜肌、腹横肌
关节5	髋关节	腿伸直时内旋	股二头肌、半腱肌、半膜肌、臀大肌、臀中肌后部肌束、大收肌、长收肌、短收肌、股薄肌、耻骨肌、阔筋膜张肌
		腿屈曲时拉向前额	股直肌、臀中肌前部肌束、臀小肌、阔筋膜张肌、缝匠肌、腰大肌、髂肌
		支撑腿	股直肌、臀中肌前部肌束、臀小肌、阔筋膜张肌、缝匠肌、腰大肌、髂肌
关节6	膝关节	膝关节伸展	股内侧肌、股外侧肌、股直肌、股中间肌
		膝关节屈曲拉向前额	股二头肌、半腱肌、半膜肌、股薄肌、缝匠肌、腓肠肌、腘肌
		支撑腿维持稳定	股内侧肌、股外侧肌、股直肌、股中间肌

眼镜蛇式

- 双手放在肩膀下面，打开与肩同宽。
- 脚背向下压地以稳定尾骨。
- 双手撑地，支撑胸部抬起上半身。
- 保持髋部与耻骨紧贴地面。
- 抬起时，保持肩胛骨稳定，肘关节稍弯，贴在胸壁外侧。
- 背部保持平缓的曲度，目光平视或看向地面。在这个变式中，保持后颈部拉长，下巴不要向前伸。
- 在保持舒适感的前提下，尽量向上抬举，保持肩膀下沉并远离耳部，耻骨贴紧地面。
- 保持这个姿势2分钟，保持平缓、均匀的腹式呼吸。

注意

- 在这个姿势中，臀大肌并不起主要作用。
- 尽量向骶骨方向降低肩胛骨。如果耸肩，会对颈部造成不必要的紧张感。

益处

- 这个姿势可以改善腰椎间盘膨出造成的不适，并帮助椎间盘的回纳。

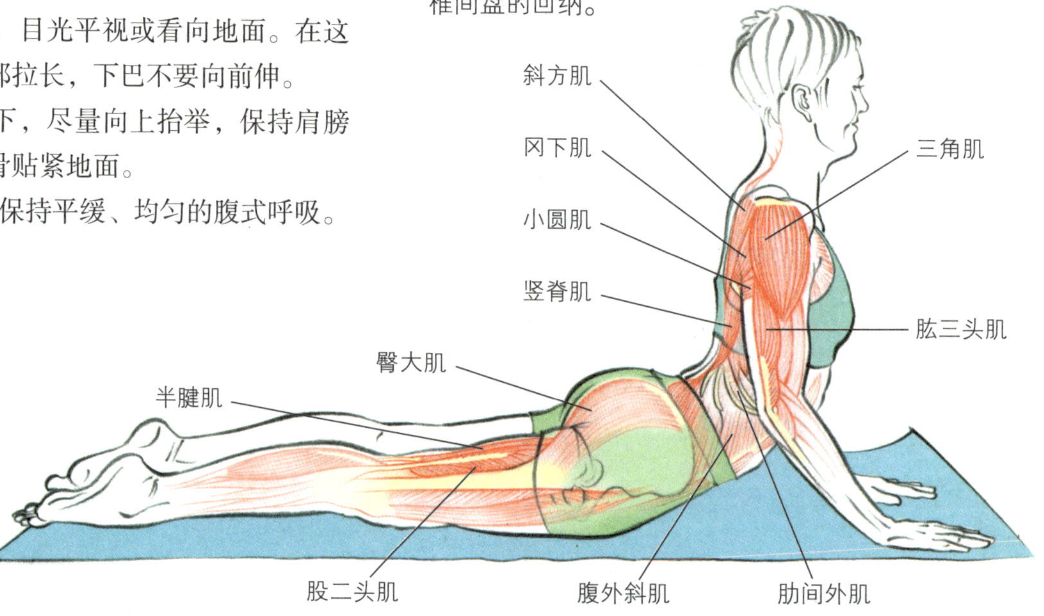

运动分析	关节	关节运动	活动肌肉	拉伸肌肉
关节1	肩胛	下降	斜方肌下部肌束、前锯肌、胸小肌	
关节2	肩关节	外旋	三角肌后部肌束、冈下肌、小圆肌	
关节3	肘关节	伸展，内旋	肱三头肌、肘肌、旋前圆肌、旋前方肌、肱桡肌	
关节4	脊柱	伸展	棘肌、最长肌、髂肋肌、多裂肌、回旋肌、半棘肌、横突间肌、棘间肌	腹直肌、腹外斜肌、腹内斜肌、肋间外肌
关节5	髋关节	伸展，内旋，内收	股二头肌、半腱肌、半膜肌、臀大肌、臀中肌（前部肌束）、臀小肌、大收肌、长收肌、短收肌、股薄肌、耻骨肌、阔筋膜张肌	可能为股直肌、腰大肌、髂肌
关节6	膝关节	伸展	股内侧肌、股外侧肌、股直肌、股中间肌	

蝗虫式2——蝗虫式（变式）

- 俯卧在垫子上，伸直双腿，脚尖轻轻点地，此时膝盖应该会抬起。
- 手臂放于身体两侧，掌心向下；前额放松，贴在垫子上。
- 收腹，感受核心肌群。
- 吸气，慢慢从地面上抬胸部、肩膀、手臂、头部、双腿。展开手臂，保持掌心向外。保持后颈部拉长，眼睛看向地面。下巴不要前伸，不要向上看。
- 通过头顶前伸拉长脊柱。
- 保持平缓、均匀的腹式呼吸。坚持锻炼，直至保持这个姿势长达4分钟。

益处

- 同时加强上背部和下背部的肌肉强度。可有效加强肩膀向后的力量，改善姿势的不平衡，还能增强臀部的肌肉力量。有助于消化。

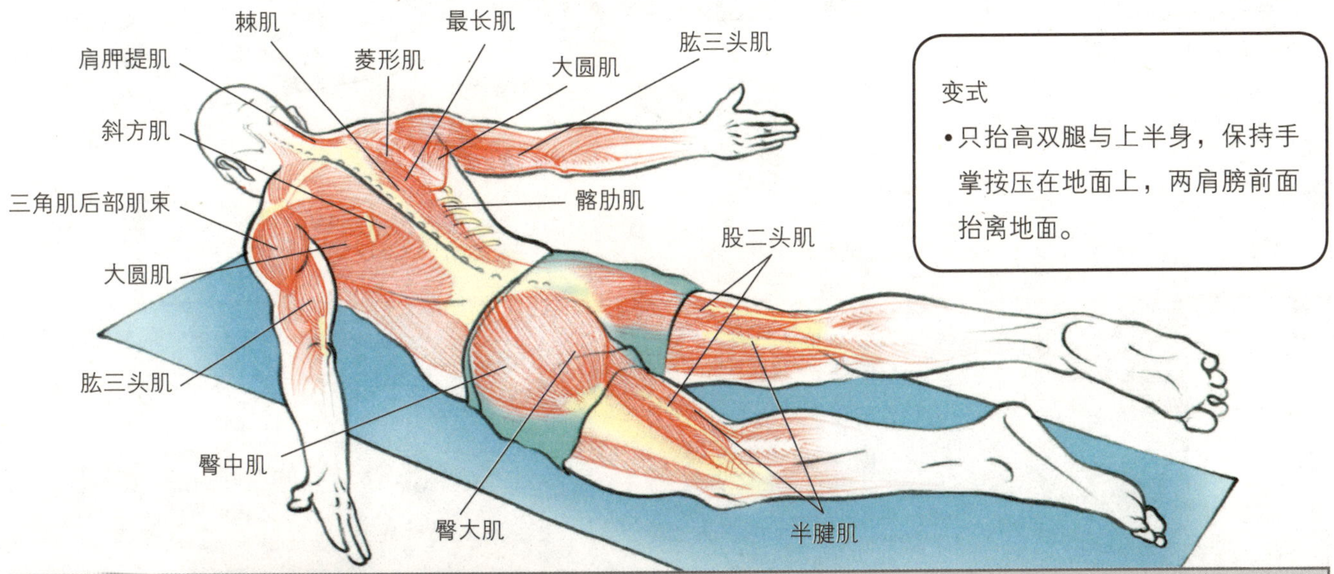

变式

- 只抬高双腿与上半身，保持手掌按压在地面上，两肩膀前面抬离地面。

动作分析	关节	关节运动	活动肌肉
关节1	肩胛	向下旋转，内收	大菱形肌、小菱形肌、肩胛提肌
关节2	肩关节	伸展，外旋	三角肌后部肌束、背阔肌、大圆肌、肩胛下肌、胸大肌、小圆肌、冈下肌、肱三头肌长头
关节3	肘关节	伸展，旋前	肱三头肌、肘肌、肱二头肌、旋后肌、肱桡肌
关节4	脊柱	伸展	棘肌、最长肌、髂肋肌、多裂肌、回旋肌、半棘肌、横突间肌、棘间肌
关节5	髋关节	伸展，内旋，内收	股二头肌、半腱肌、半膜肌、臀大肌、臀中肌前部肌束、臀小肌、大收肌、长收肌、短收肌、股薄肌、耻骨肌、阔筋膜张肌
关节6	膝关节	伸展	股直肌、股外侧肌、股内侧肌、股中间肌

交叉扭转式

- 仰卧在垫子上，屈膝，脚跟拉向坐骨（坐骨结节）。双臂与肩同高，指尖向外，手掌朝上，肩膀放松。
- 右腿以跷二郎腿的方式搭在左腿上。
- 吸气，拉伸脖子后侧。
- 缓慢呼气，双腿，在舒服的情况下尽量向左侧倒。吸气时拉伸，用腹部跟下胸腔深吸气。
- 保持右侧肩膀跟右侧胸部贴地。
- 每一侧保持这个姿势3分钟；采取腹式呼吸以带来平静。
- 当要结束这套动作时，呼气，收腹，用腹肌带动膝关节回到中立的位置。

益处

- 减少下背部与髋部的紧张感，增强灵活性。放松胸廓与肩膀。有利于消化和排泄。

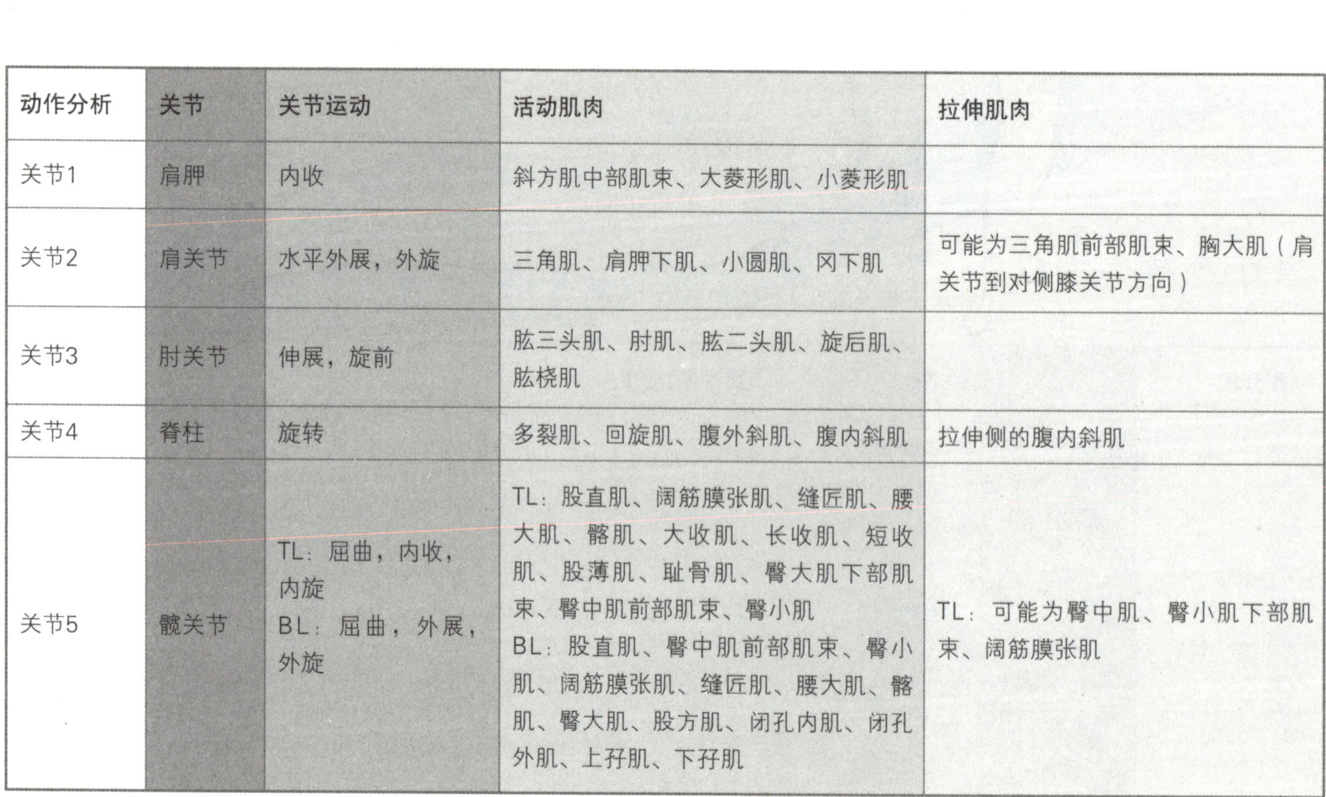

动作分析	关节	关节运动	活动肌肉	拉伸肌肉
关节1	肩胛	内收	斜方肌中部肌束、大菱形肌、小菱形肌	
关节2	肩关节	水平外展，外旋	三角肌、肩胛下肌、小圆肌、冈下肌	可能为三角肌前部肌束、胸大肌（肩关节到对侧膝关节方向）
关节3	肘关节	伸展，旋前	肱三头肌、肘肌、肱二头肌、旋后肌、肱桡肌	
关节4	脊柱	旋转	多裂肌、回旋肌、腹外斜肌、腹内斜肌	拉伸侧的腹内斜肌
关节5	髋关节	TL：屈曲，内收，内旋 BL：屈曲，外展，外旋	TL：股直肌、阔筋膜张肌、缝匠肌、腰大肌、髂肌、大收肌、长收肌、短收肌、股薄肌、耻骨肌、臀大肌下部肌束、臀中肌前部肌束、臀小肌 BL：股直肌、臀中肌前部肌束、臀小肌、阔筋膜张肌、缝匠肌、腰大肌、髂肌、臀大肌、股方肌、闭孔内肌、闭孔外肌、上孖肌、下孖肌	TL：可能为臀中肌、臀小肌下部肌束、阔筋膜张肌

(TL =上腿；BL =下腿)

摊尸式

摊尸式梵语为savasana，“sava”是指尸体。摊尸式是一种深度放松的体式，身体就像尸体一样一动不动。人们大部分的日常生活都在移动，很少享受静止；练习这种体式可提供时间来体验深度的内心平静。注意力集中在微妙的呼吸和腹部的起伏上。每次呼气都有放松的感觉，让身体屈服于重力。尽量不要被不必要的思绪打扰，只是感受身体的变化。

- 由背部开始，脚跟朝向坐骨，一次缓缓伸直一条腿。双腿向远处伸展，耻骨向上伸展；片刻后，伸展下背部，放松。
- 双腿分开比髋稍宽。上臂伸直，与身体分开，掌心向上，肩关节下沉、放松。头部向远处伸展。
- 放松面部皮肤，嘴略张开。保持这个姿势5~10分钟。
- 结束动作时，向右侧身，放松几分钟，睁开眼睛。缓慢坐起，感知四周。
- 在练习期间，如果觉得颈部肌肉紧张，可以放小垫子于颈后部，被动拉长颈部肌肉。同样，也可以在膝关节下垫毯子，以缓解下背部压力。使用眼罩可以有效镇静神经系统。

益处

- “仰卧在地上，完全舒展身体，像尸体一样，可以消除由其他身体姿势引起的疲劳，获得内心的平静。”（S.Muktibodhananda，《哈他瑜伽之光》）该体式可充分放松身体，享受宁静，对神经系统具有一定的镇静效果。

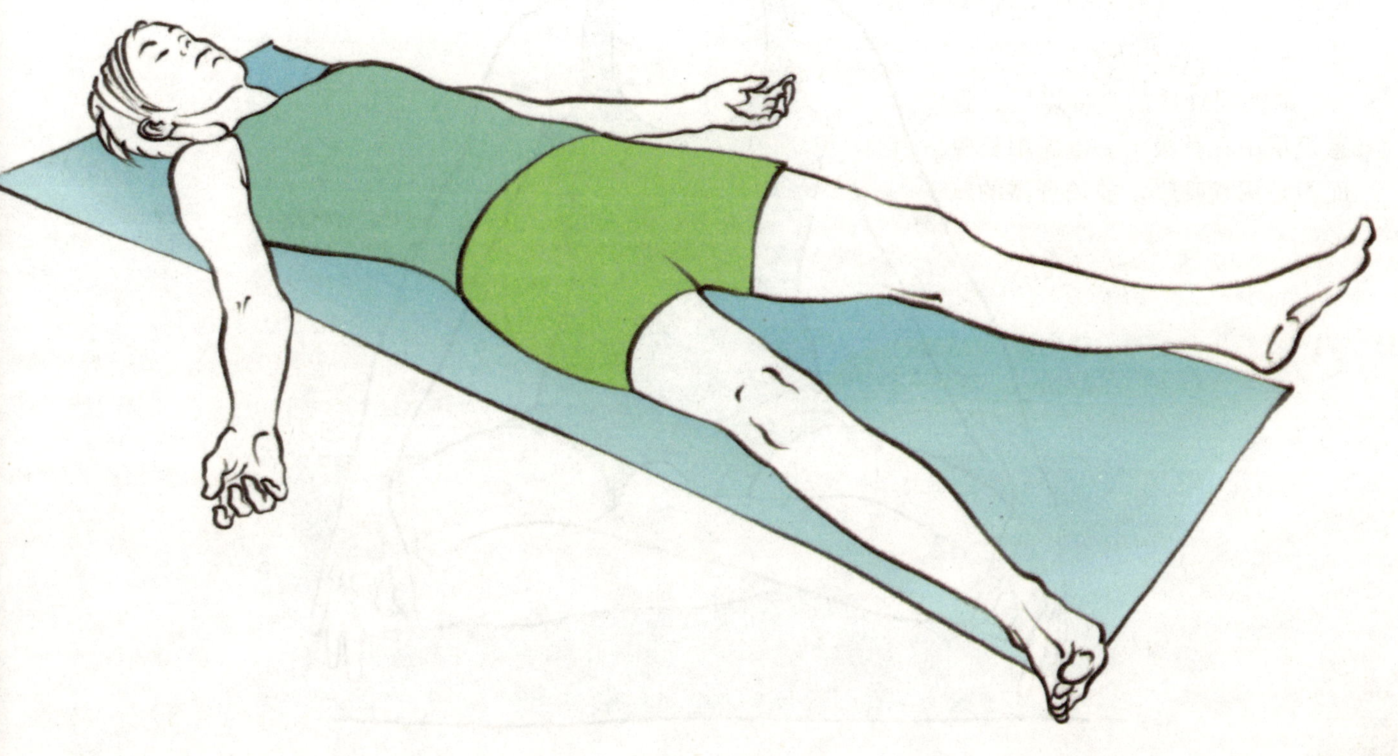

呼吸练习

平背姿势的显著特点是腰椎曲度的减少与颈椎曲度的增加，即“头部前伸”。由于头部与躯干的位置关系，可能会引起一定的呼吸困难，如用口呼吸或用上胸部呼吸。下面的呼吸练习可调整头部位置，增加呼吸深度。

三步吸气法（间断调息）

找到一个舒适的盘腿坐姿，可以在臀部垫一个毯子或垫块使骨盆保持前倾。把注意力集中于头部。用右手两个手指点在下巴上，轻轻把下巴向后推向喉咙，使头部与躯干保持在一条直线上。可感觉到颈后部肌肉的拉伸。使下巴微微向胸骨靠拢，不要使头部后移，因为头部后移会造成颈部的紧张。调整到舒适的体位，双手呈智慧手印（92页）放于膝盖，掌心朝下。

调整到舒适的坐姿以后，把意识集中在呼吸上。确保用鼻腔而不是用嘴呼吸。放松身体的每一个部位，意识游走全身，从脚、踝关节、小腿一直向上，直到头部。意识回到头部以后，确保头部没有前移。放松脸部和肩膀。

刚开始吸气练习时，先吸气2秒，屏住呼吸2秒；然后吸气2秒，屏住呼吸2秒；再吸气2秒，屏住呼吸2秒。最后通过鼻子呼气。呼气时缓慢、深长，持续8～10个数（秒）。最后1/3吸气会正好刺激到胸肋部。

保持肩膀与脸部的放松非常重要。如果感觉肌肉紧张或不舒服，把间歇减为1秒。在每一次间歇的时候收腹，再开始吸气的时候放松。在整个练习的过程中，始终关注头部的位置。屏气的时间不要超过2秒。持续练习10～15组。

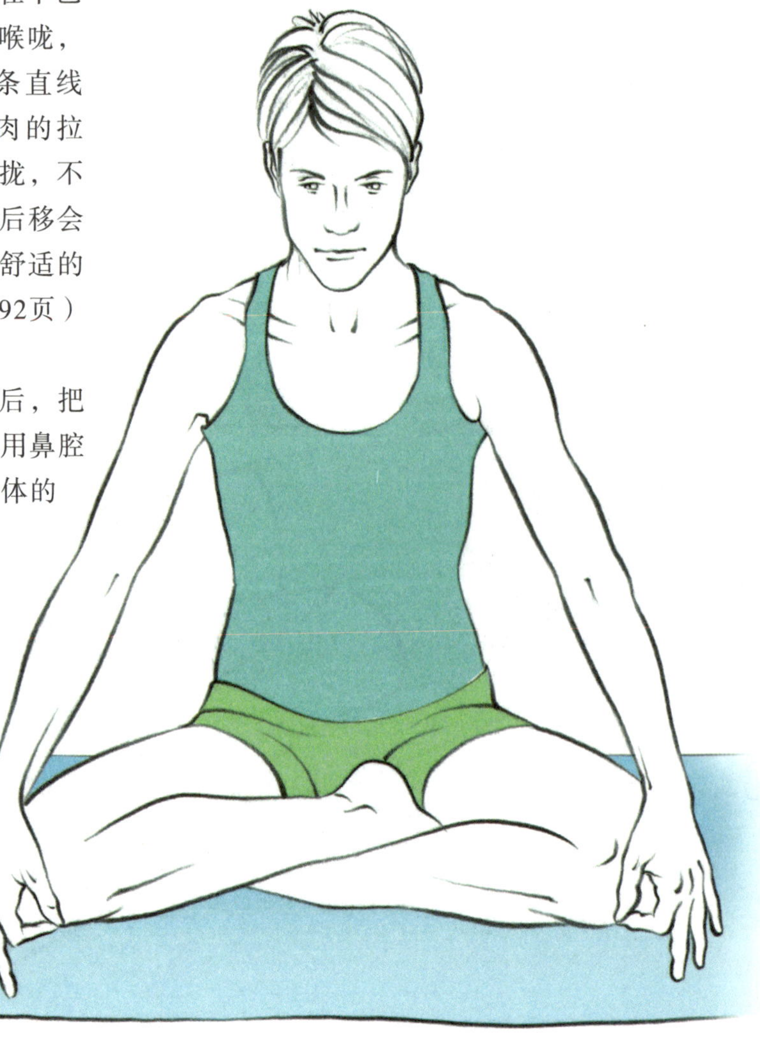

冥想练习（Antar Mouna）

“antarmouna”是梵语，“antar”的意思是内在，“mouna”的意思是平静。一个有力的冥想来自于密咒（圣典），一般情况下冥想是一种非常深入的练习，它会把人带入思想中的五个层次中。但是此处我们简化到只做到第一个层次。

在日常生活中，人们大部分的思绪会受周围环境的影响，很少会注意到身体内部发生的变化。冥想的目的是把注意力转移到内在，与潜意识产生共鸣。这项练习可以带来平静和存在感。

如果想了解更多关于冥想五个层次的练习，可以请教萨特亚南达瑜伽老师。

练习

选择一种舒适的坐姿。通常选择跪坐的姿势。如果练习者觉得跪坐的姿势不舒服，可以从38页介绍的姿势中选择一个。

使自己平静下来，用鼻子深深吸气，用嘴巴慢慢呼出，然后回到自然的呼吸模式。关注自己的身体，把全部注意力放在感知和感觉上。感受身体与地面的联系；然后把意识转至脸部，感受眼睛周围、嘴巴和下巴；再把意识转向肩膀、手臂、躯干（前面和背面）、骨盆、大腿、小腿、脚踝、足部和脚趾，感受身体随呼吸的运动。让你的身体就这样待着。

感觉到自己可以把意识从身体中分离开来，就像用意识在观察身体。这就是自我观察的能力。需要一些时间让意识重新回到身体，让思绪平静下来。

让意识再次游走于全身各部位，感受身体的感觉。再继续后面的练习之前停留1分钟。

现在开始留心周边的声音，花一点时间仔细聆听。不需要明确听到的是什么，只是接收周围的声音。从感知离你最近、最轻柔的声音开始，然后感知远一点的声音和四周的声音。暂停一会儿，然后再聆听最近的声音。关注这个声音的开始、中间和结尾，即便是最为轻微的尾音。

把感知转移到味觉：还记得你最近一餐的味道吗？你舌头上不同的区域还能品尝更多的味道吗？就这样好好品味，其实味觉一直都在那里。

然后把意识转移到嗅觉。注意力集中在意识上，去感受周围的气味，唤醒感受器。

最后，闭上眼睛，两眼向前看，专注地看：感受视觉的深度，能看到多远；感受闭眼后能看到的颜色。就这样看着，观察出现了什么。

慢慢地把意识拉回到周边的声音，闭着眼睛，描绘你周边的环境。做一次深呼吸，用嘴巴呼气，这时，培养自己对身边一切的感恩和关爱之情。然后，缓慢回归现实，睁开眼睛，伸展身体。

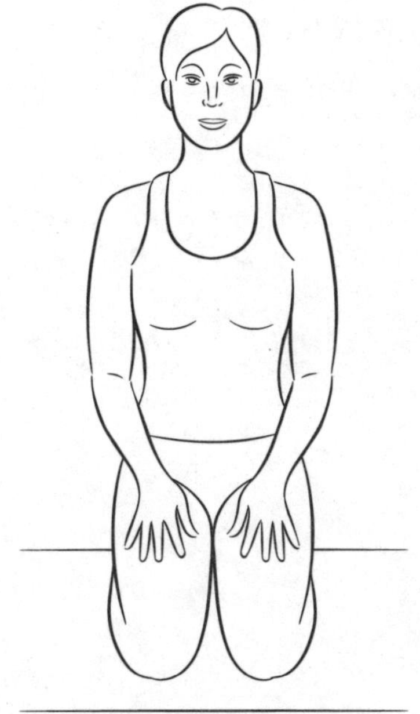

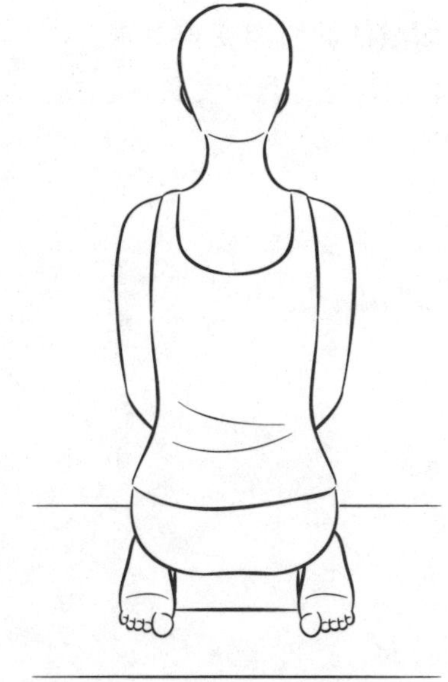

背部下凹

背部下凹的姿势（也称为“塌背”）是指侧面观时髋部相对于其正常位置前倾。背部下凹的姿势通常包括腰椎曲度的减小（尤其是在下腰椎）及骨盆后旋。髋关节可伸展或弯曲。

胸椎会出现代偿动作，通过增加脊柱后凸来保持重心，其中上胸椎向后平移且头部向前伸。膝关节可过伸或弯曲。

背部下凹的姿势会收紧腘绳肌和腹内斜肌的上部肌束，也可伸长和减弱髂腰肌、腹外斜肌、胸伸肌和颈屈肌。

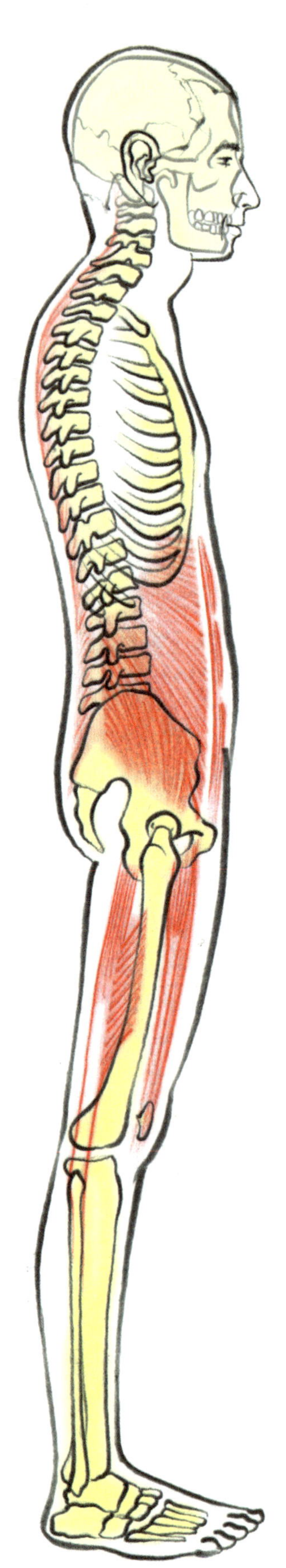

物理因素

造成背部下凹姿势的原因：

- 头前伸：为了保持平衡，骨盆后倾。
- 寰椎半脱位造成头部向前移动。

心理因素

在身体学领域，下凹姿势代表倒塌模式，这种类型的姿势提示脆弱和恐惧（S. Keleman，《情感解剖》）。心理状态可能是不感兴趣；也可能是经常幻想事情如何能不同；或者可能是冷漠。为保持直立姿势而激活的肌肉变得沉重，向地面下降，而不是抬起，内部感觉是不受赞赏、愤怒或无奈。

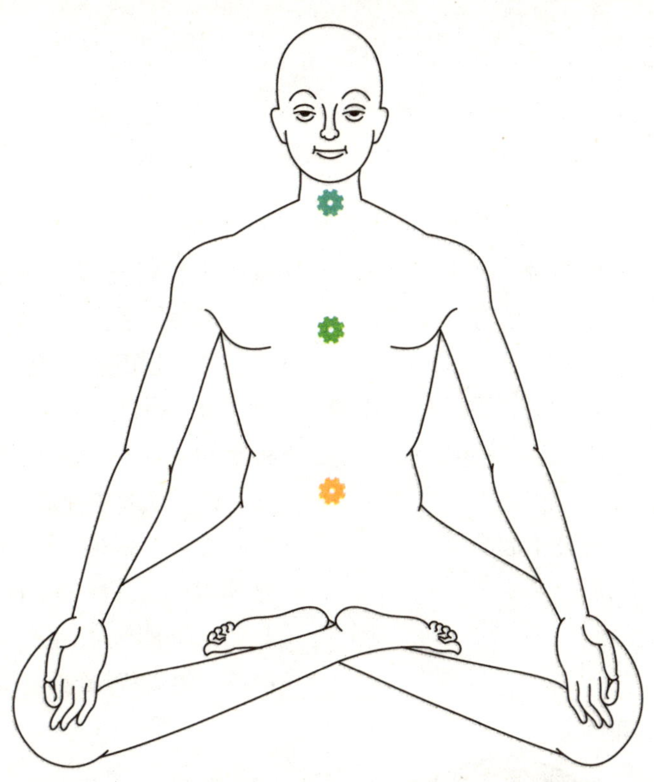

头前伸	骨盆后倾	胸廓缩小	圆肩	腘绳肌紧张
头部产生对抗姿势	减少性能量、限制性感受	不利于自我表达，缺乏自信	承担过多责任	与自我控制问题相关
	无法保持情绪平稳	不安全感	感觉生活负担过重	步行难度增加
	情绪压抑、约束	被动，而非积极进取		压抑感
		逐渐受到易恐惧和自卑的影响		无助感

轮穴	积极性培育	部位	口诀
太阳轮：脐轮 / 第三个轮穴	自信 勇气 无惧生活的挑战	与肚脐区域、腹腔神经丛相关的脊柱部位	然姆（Ram）
心轮 / 第四个轮穴	同情 无条件的爱 对自己和他人的宽恕	与心脏有关的脊柱部分；心脏神经丛	炎姆（Yam）
喉轮：沟通之源 / 第五个轮穴	真实的言语 对自己诚实 自我表达的自由	颈部；脊柱的颈部；与喉有关；颈动脉神经丛	汉姆（Ham）

下犬式

- 跪姿，臀部坐于脚跟，然后向前俯身，把头置于地面，并尽可能远地向前伸出手臂，手臂分开与肩同宽。
- 吸气同时用四肢支撑体重，身体上抬；手保持在原来的位置。肩膀位于手的稍后方：这是完美位置。
- 稍微抬起坐骨，使骨盆微前倾。
- 一边呼气一边保持骨盆前倾，充分抬起臀部，人体与地面形成类似金字塔的三角形。
- 双手下压，支撑于垫子上，特别是拇指和示指根部，不要用手指夹住垫子。压下时，抬起肩膀。
- 将下肢向后绷直，充分牵拉腘绳肌。大腿稍微向内旋，分开臀部。
- 将足跟内、外侧均匀地踩在地板上，同时抬起坐骨，以形成双重伸展。
- 上肢旋转，使得上肢与耳朵无接触。放松颈部，让双耳和双上臂保持在同一平面上，保持头部位置，避免向前看或向下看。
- 保持这个姿势2分钟。维持均匀的膈式呼吸。

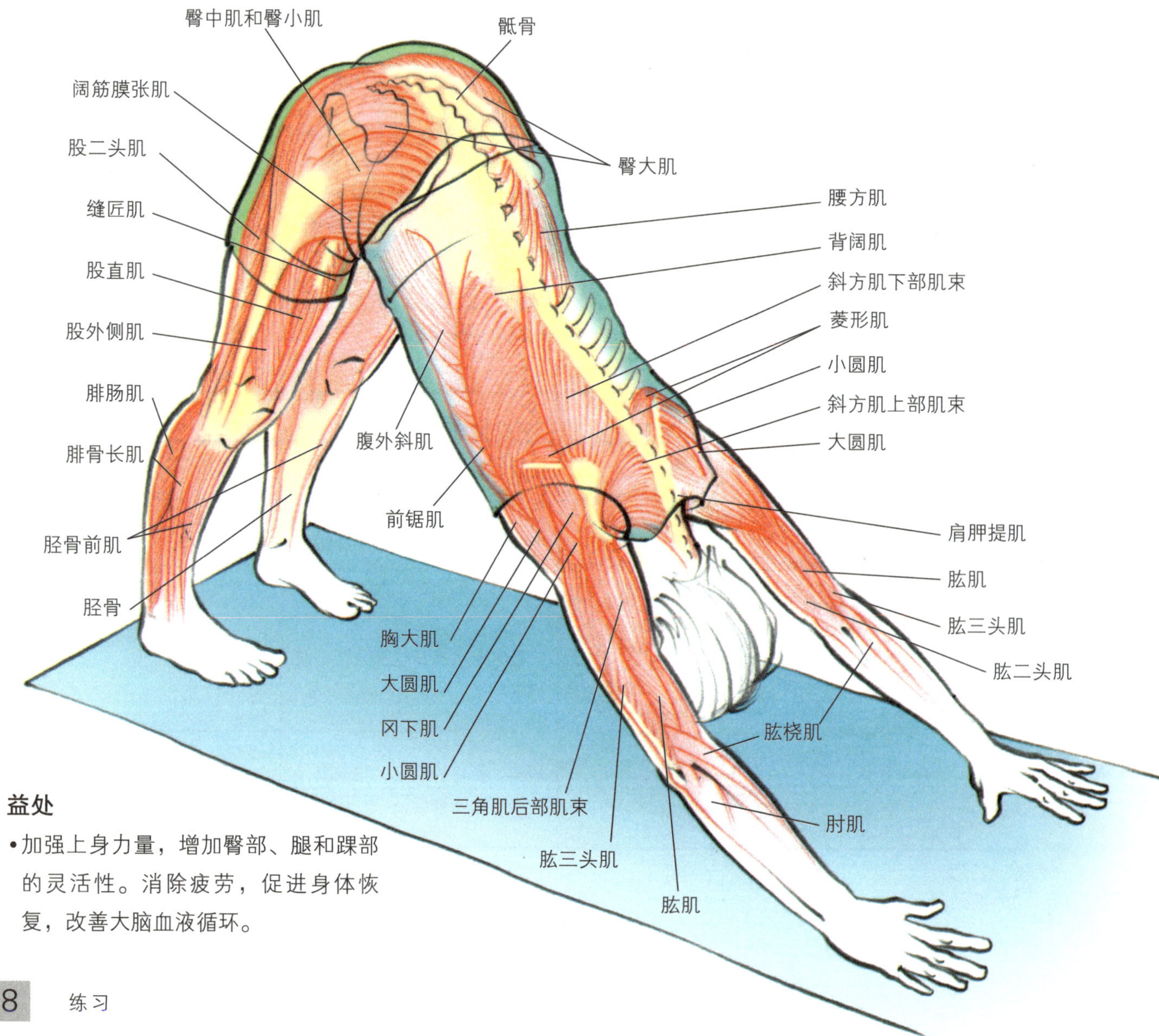

益处

- 加强上身力量，增加臀部、腿和踝部的灵活性。消除疲劳，促进身体恢复，改善大脑血液循环。

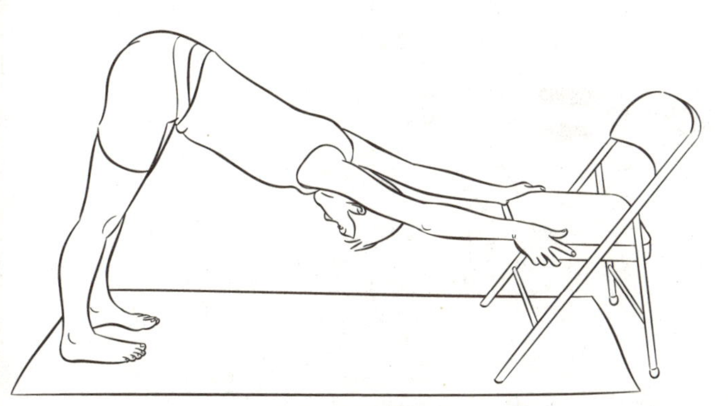

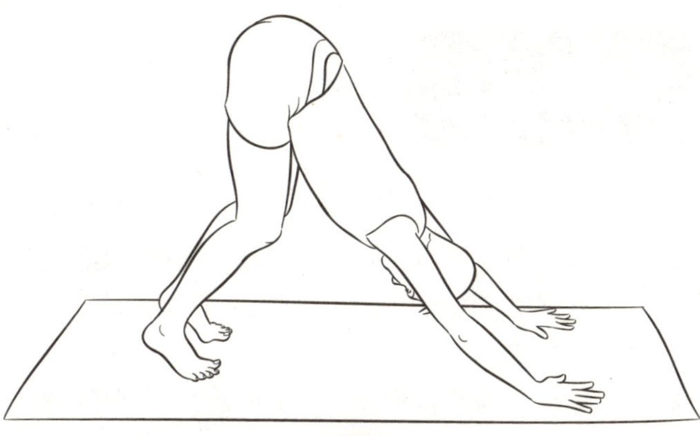

变式1

- 第一次开始时，可以使用椅子帮助承受上半身的重量。减少下肢和背部的双向拉伸。

变式2

- 弯曲膝关节也可减少其后面的拉伸，并可帮助保持骨盆前倾。

动作分析	关节	关节运动	活动肌肉	拉伸肌肉
关节1	肩胛	向上旋转，抬高	斜方肌上、下部肌束，大菱形肌，小菱形肌，肩胛提肌	
关节2	肩关节	屈曲，外旋，外展	三角肌后部肌束和三角肌前部肌束、胸大肌上部肌束、肱二头肌、喙肱肌、冈下肌、小圆肌、前锯肌、胸大肌	小圆肌，背阔肌
关节3	肘关节	伸展，旋前	肱三头肌、肘肌、旋前圆肌、旋前方肌、肱桡肌	
关节4	脊柱	伸展	棘肌、最长肌、髂肋肌、多裂肌、回旋肌、头半棘肌、横突间肌、棘间肌	
关节5	髋关节	屈曲，内旋	目的不是激活深层的髋屈肌，而是激活大收肌、长收肌、短收肌和股薄肌	臀大肌
关节6	膝关节	屈曲，内旋	股直肌、股内侧肌、股外侧肌、股中间肌	股二头肌、半腱肌、半膜肌
关节7	踝	背屈	胫骨前肌、趾长伸肌、踇长伸肌	腓肠肌、比目鱼肌、跖肌

半劈叉

以左腿在前为例：

- 从膝跪位起始，然后左脚弓步向前。屈髋、屈膝各90°，然后把左脚再向前移动大约一只脚的长度。
- 左髋位于左膝上方。
- 呼气，髋部向前，将手放在左腿的两侧。开始时将左脚平踩在地板上，膝关节屈曲。
- 将左脚跟向后按压到地板上，坐骨向上抬起，尾骨向后，从而在左腿后面形成向前向后双向伸展。

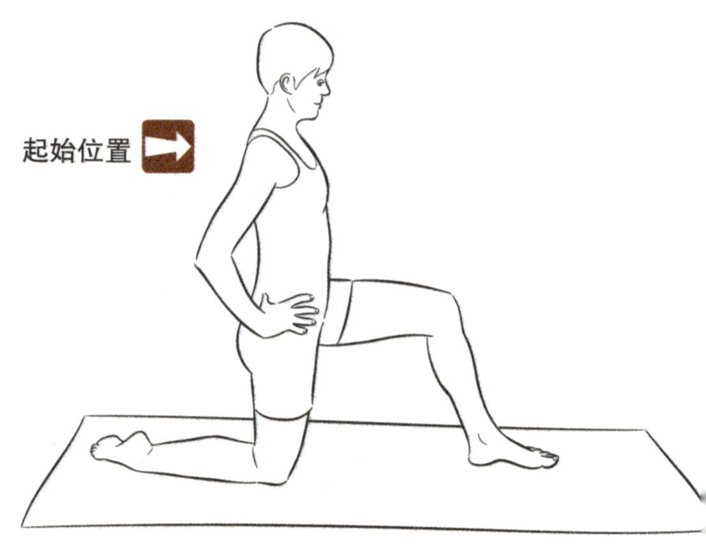

- 尝试实现骨盆前倾。
- 保持这个姿势几个呼吸。如果想要增加难度，可以以脚跟为轴，伸直左腿。仍要保持双向伸展。

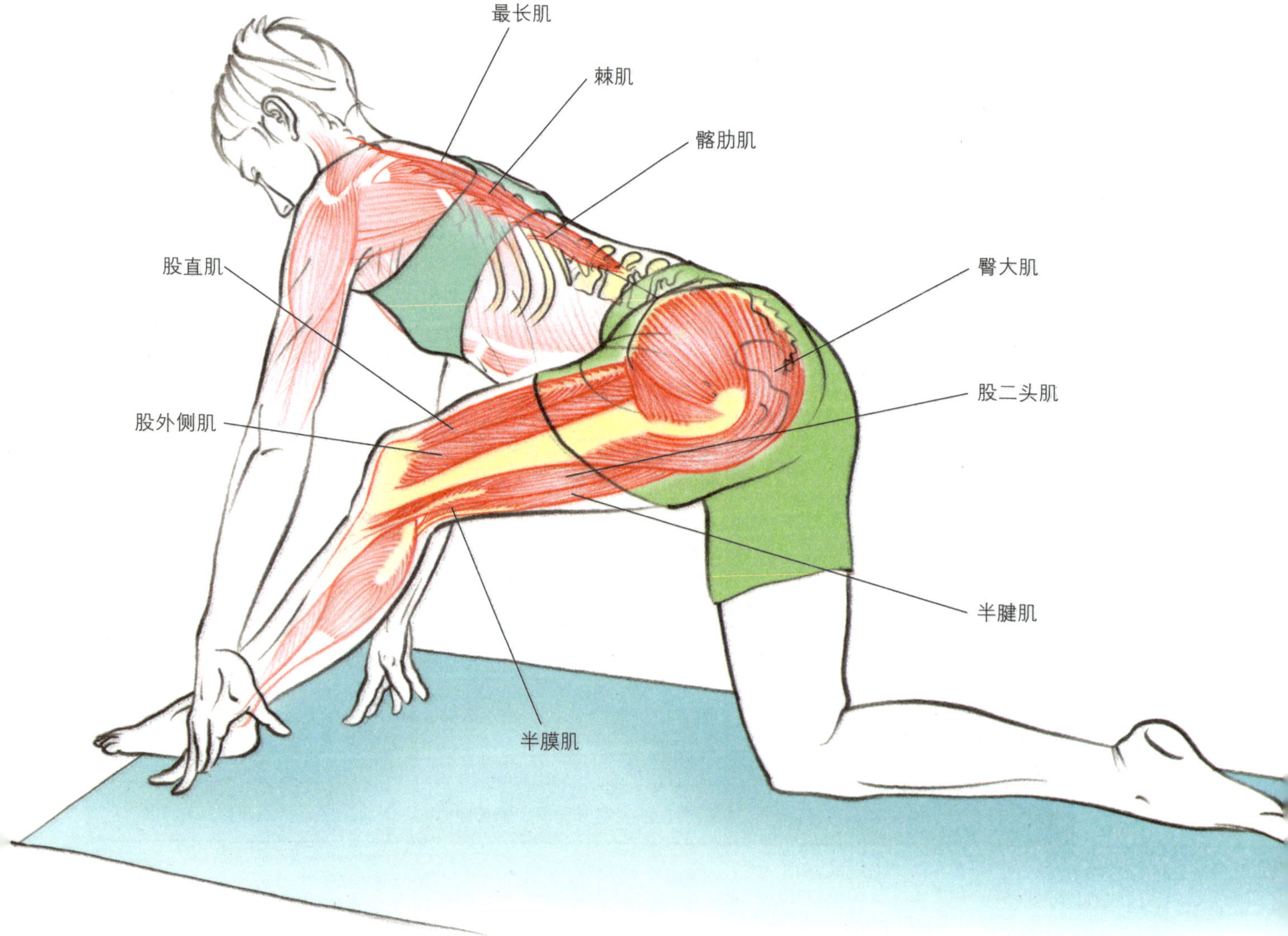

最长肌
棘肌
髂肋肌
股直肌
臀大肌
股二头肌
股外侧肌
半腱肌
半膜肌

- 通过胸椎保持伸展，确保不会向前倾倒。保持颈后部伸长，并避免前额向腿部倾斜。
- 保持这个姿势2~3分钟，维持平稳、均匀的膈式呼吸。
- 慢慢放松姿势，使左腿回到右腿旁边。用四肢着地的姿势休息片刻，接着练习对侧。

益处

- 可有效拉伸腘绳肌，帮助消化。

变式

- 可使用瑜伽砖帮助保持脊柱伸展并抬起坐骨。也可以使用椅子，将手放在面前的椅子上。

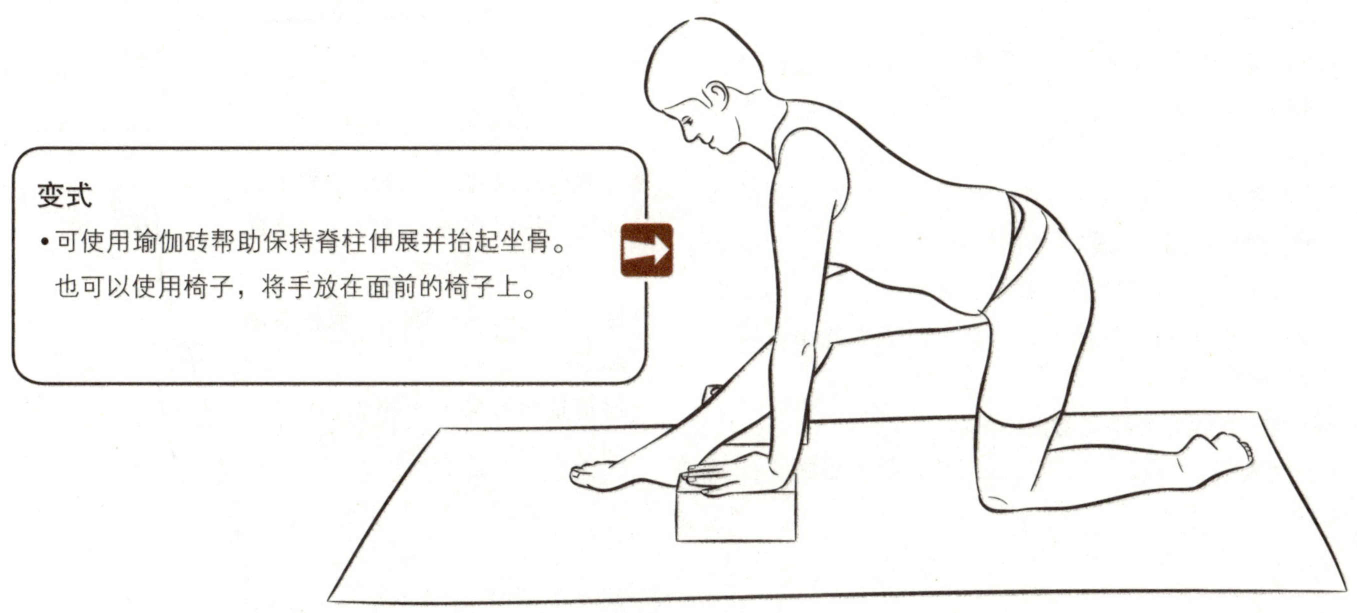

动作分析	关节	关节运动	活动肌肉	拉伸肌肉
关节1	脊柱	伸展	棘肌、最长肌、髂肋肌、多裂肌、回旋肌、头半棘肌、横突间肌、棘间肌	
关节2	髋关节	屈曲，内旋	股直肌、阔筋膜张肌、缝匠肌、腰大肌、髂肌、大收肌、长收肌、短收肌、股薄肌、耻骨肌、臀大肌下部肌束	臀大肌上部肌束
关节3	膝关节	FL：伸展 BL：为了稳定，从屈曲移至伸展	FL：股直肌、股外侧肌、股内侧肌、股中间肌	FL：股二头肌、半腱肌、半膜肌
关节4	踝关节	跖屈	腓肠肌、比目鱼肌、胫骨后肌、腓骨长肌	

（FL=腿前；BL=腿后）

三角式（变式）

- 站立时双脚分开1米，双手放在臀部。
- 以脚跟为轴，抬起脚趾，将左脚向外转动90°。右脚跟抬起，右脚朝向垫子边缘（见起始位置图）转动约60°。
- 将左脚跟向下按压，就像在秤上增加重量一样。左髋外侧向后移动，右髋的前面稍微向前移动。不要过度伸展前膝。
- 将右脚跟外侧紧紧地按压在垫子上，保持左腿的动作。然后向后转动右大腿内侧。
- 吸气，左臂向前伸展，躯干随之转动，然后向下侧弯，使指尖与胫骨或踝关节在一条线上。躯干应与地板平行。
- 呼气，收腹，并将尾骨向内拉。
- 慢慢吸气，右臂向上伸展，打开胸部。眼睛看向指尖。

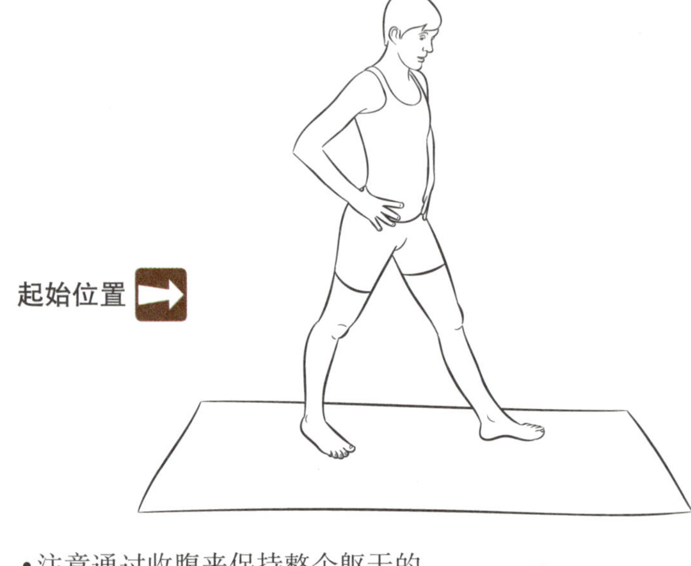

- 注意通过收腹来保持整个躯干的强度。抬起胸廓远离骨盆，这样不会使躯干左侧倒塌。
- 保持稳定的膈式呼吸，放松面部和下巴。
- 保持这个姿势2~3分钟。吸气，回复。

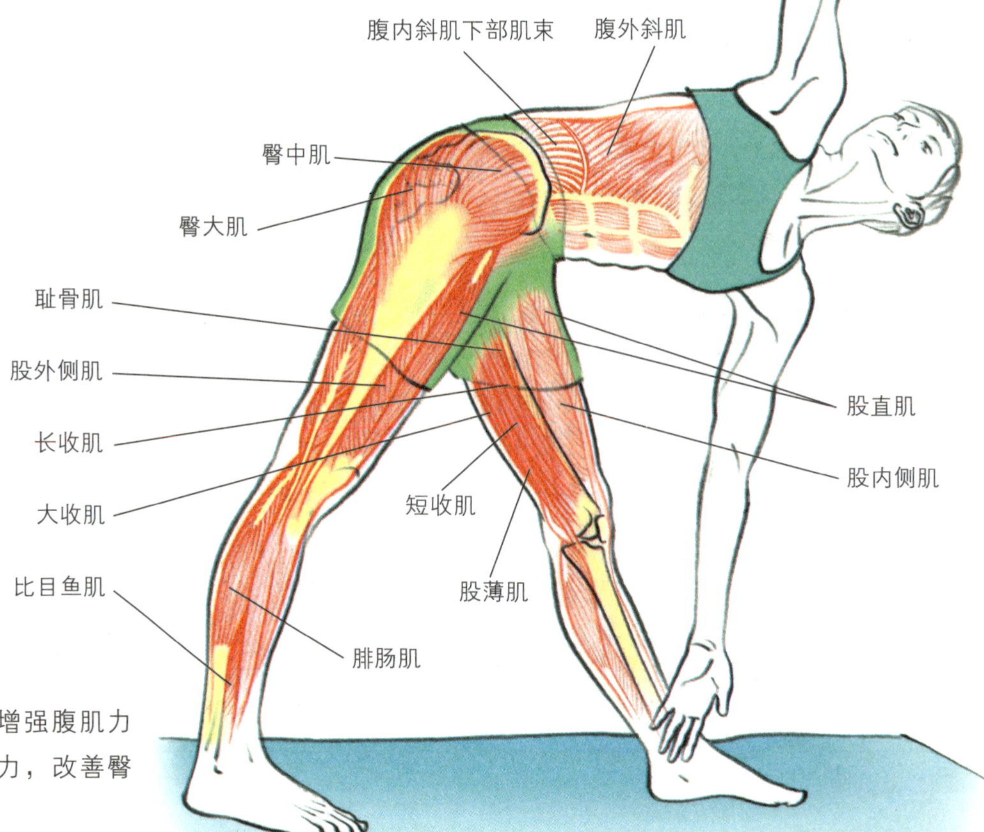

益处

- 脊柱深层用力。同时可增强腹肌力量，提高平衡和协调能力，改善臀部和踝关节的灵活性。

注意

- 三角式是经典体式。为了特定练习的目的，力线已做调整。在本文中采取的方法是为了减少骶髂关节上不必要的负荷。

变式

- 与以前的体位一样，使用椅子直到建立力量和灵活性。使用椅子给予支持，有助于学会力线调整。

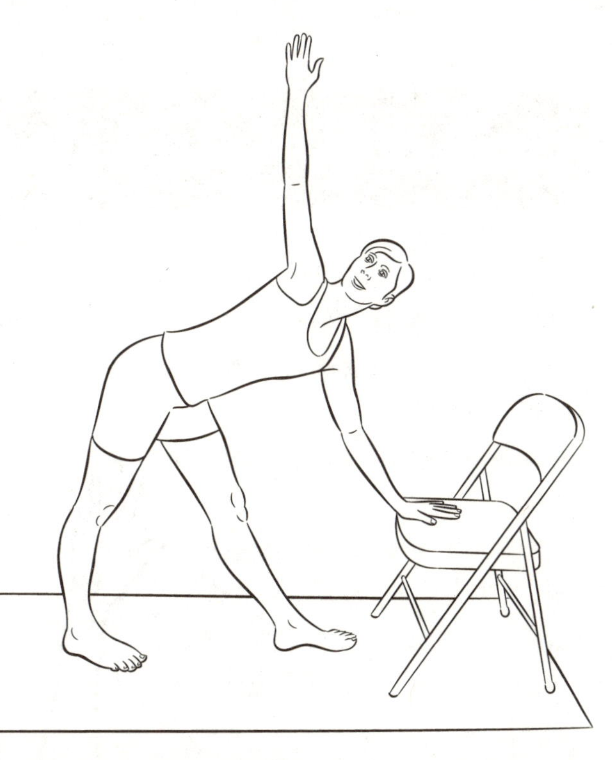

动作分析	关节	关节运动	活动肌肉	拉伸肌肉
关节1	脊柱	伸展，旋转	棘肌、最长肌、髂肋肌、多裂肌、回旋肌、头半棘肌、横突间肌、棘间肌、腹外斜肌、腹内斜肌	
关节2	髋关节	FL：屈曲，外旋 BL：屈曲，内旋	FL：股直肌、阔筋膜张肌、缝匠肌、腰大肌、髂肌、股二头肌、臀大肌、臀中肌后部肌束、梨状肌、股方肌、闭孔内肌、闭孔外肌、上孖肌、下孖肌 BL：股直肌、阔筋膜张肌、缝匠肌、腰大肌、髂肌、大收肌、长收肌、短收肌、股薄肌、耻骨肌、臀大肌下部肌束	FL：大收肌、长收肌、短收肌、股薄肌、耻骨肌、半膜肌、半腱肌、股二头肌 BL：臀大肌、臀中肌后部肌束、梨状肌、缝匠肌、股方肌、闭孔内肌、闭孔外肌、上孖肌、下孖肌
关节3	膝关节	伸展	股直肌、股外侧肌、股内侧肌、股中间肌	
关节4	踝关节	FL：跖屈，轻微内旋 BL：背屈，轻微内旋	FL：腓肠肌、比目鱼肌、胫骨后肌、腓骨长肌、腓骨短肌、趾长伸肌 BL：胫骨前肌、趾长伸肌、踇长伸肌	

(FL =前腿; BL =后腿)

三角扭转式（变式）

- 站立，双脚分开一条腿的距离，以左脚跟为轴将左脚转动90°，抬起右脚趾，以右脚跟为轴向左脚跟外侧转动60°。
- 转动臀部、躯干、胸部和肩膀面向左腿。
- 左脚跟用力下压，左脚内缘接触垫子。
- 右脚跟用力向下向后压，右脚外缘接触垫子。尽量使两侧骨盆前面在同一平面。
- 保持双腿直立。前脚用力下压，防止前膝过度伸展。
- 吸气，右臂向前伸，躯干向下侧弯并平行于地板。尽量保持骶骨水平位。
- 呼气，将右手伸到左脚外面。
- 拉长两侧腰部，坐骨抬起。吸气，左臂向上举起，向左打开胸部。眼睛看向左拇指。
- 当左脚向下和向前压时，保持左外侧臀部向后移动，沿着躯干左侧拉长。
- 脚应牢牢抓地。
- 逐渐稳住姿势，每侧姿势最多保持3分钟。
- 收功时收腹。吸气，举起右臂，保持双腿直立。

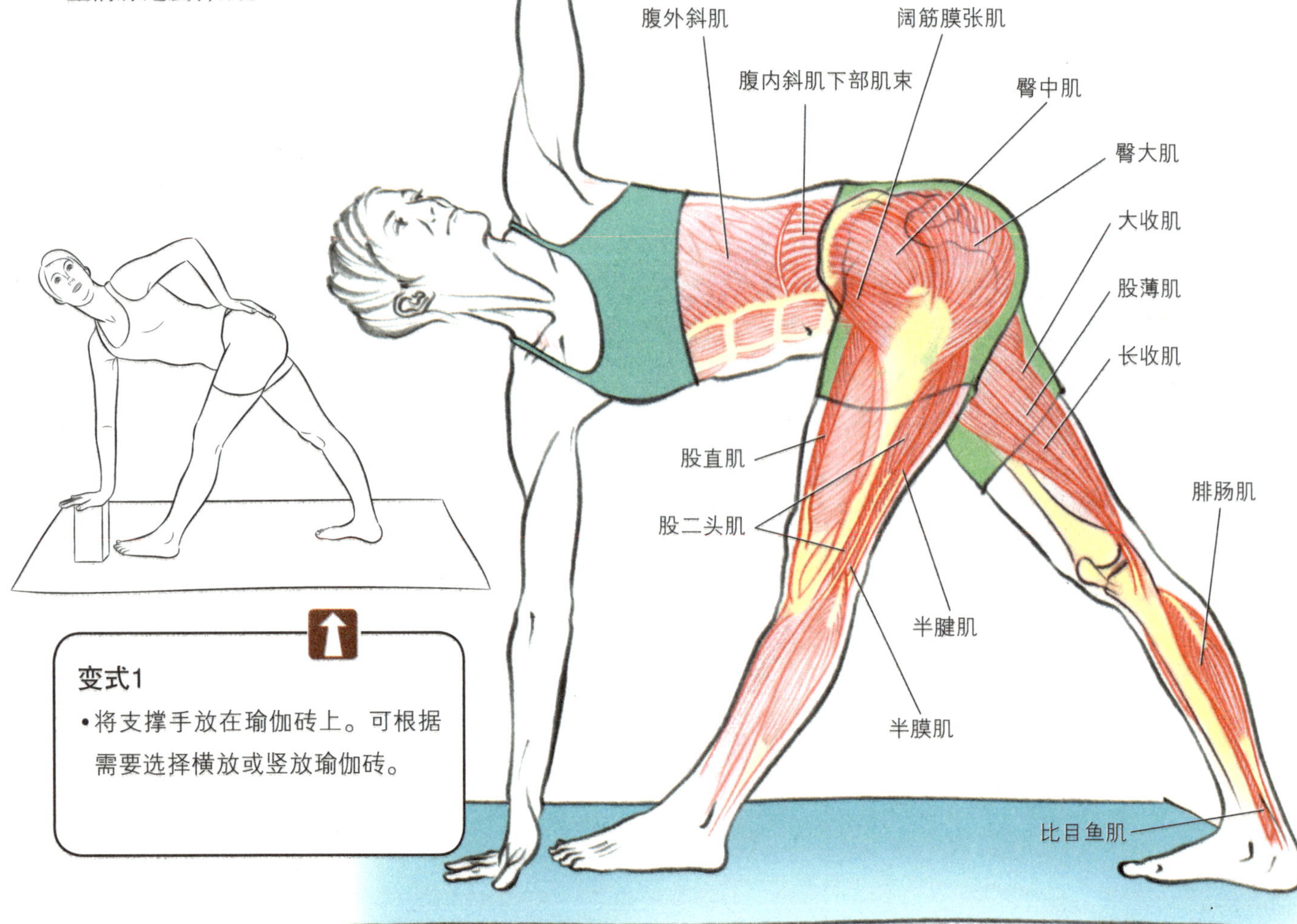

变式1

- 将支撑手放在瑜伽砖上。可根据需要选择横放或竖放瑜伽砖。

益处

- 可帮助消化和内脏器官运动。增加髋部的灵活性，并可提高脊柱的旋转运动性。

变式2

- 如果腘绳肌特别短，可使用椅子。

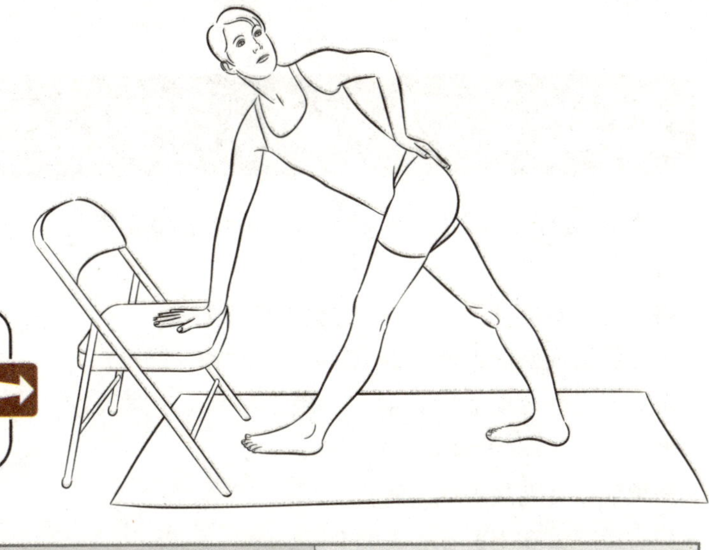

动作分析	关节	关节运动	活动肌肉	拉伸肌肉
关节1	肩胛	内收	斜方肌中部肌束、大菱形肌、小菱形肌	
关节2	肩关节	水平外展，外旋	三角肌、肩胛下肌、小圆肌、冈下肌、冈上肌	背阔肌、大圆肌
关节3	脊柱	伸展，旋转	棘肌、最长肌、髂肋肌、多裂肌、回旋肌、头半棘肌、横突间肌、棘间肌、腹外斜肌、腹内斜肌	
关节4	髋关节	FL：屈曲，外旋 BL：屈曲，内旋	FL：股直肌、阔筋膜张肌、缝匠肌、腰大肌、髂肌、股二头肌、臀大肌、臀中肌后部肌束、梨状肌、股方肌、闭孔内肌、闭孔外肌、上孖肌、下孖肌 BL：股直肌、阔筋膜张肌、缝匠肌、腰大肌、髂肌、大收肌、长收肌、短收肌、股薄肌、耻骨肌、臀大肌下部肌束	FL：大收肌、长收肌、短收肌、股薄肌、耻骨肌、半膜肌、半腱肌、股二头肌 BL：臀大肌、臀中肌后部肌束、梨状肌、缝匠肌、股方肌、闭孔内肌、闭孔外肌、上孖肌、下孖肌
关节5	膝关节	伸展	股直肌、股外侧肌、股内侧肌、股中间肌	
关节6	踝关节	FL：跖屈，轻微内旋 BL：背屈，轻微内旋	FL：腓肠肌、比目鱼肌、胫骨后肌、腓骨长肌、腓骨短肌、趾长伸肌 BL：胫骨前肌、趾长伸肌、踇长伸肌	

(FL =前腿；BL =后腿)

门式

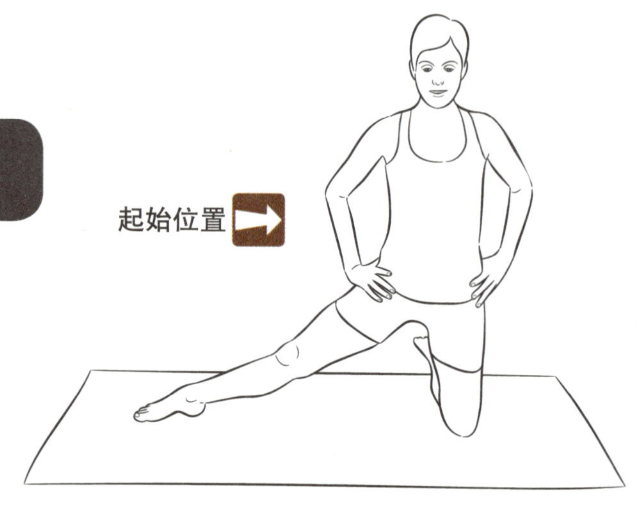

- 跪在地板上，脚踝并在一起，髋关节位于膝关节上方。
- 将右腿向右侧伸展，保持与左髋和躯干对齐。
- 将右脚转向侧面，使其指向外面。保持右腿伸直。
- 观察骨盆，使骨盆前部对齐。确保左髋位于左膝正上方。
- 想象躯干在两块玻璃之间。
- 把右手手掌朝上放在右大腿上。
- 吸气，抬起左臂，指尖向远延伸，拉长身体左侧。
- 当右手沿着右大腿向下移动时，一边呼气一边轻轻到达右侧胫骨。
- 保持左肩向后旋转，以防止身体向前塌下。
- 肩膀远离耳朵，防止不必要的紧张。眼睛向前看。
- 保持这个姿势2~3分钟，在这期间一直提升骨盆并伸展右腿。
- 保持平稳、均匀的膈式呼吸。
- 吸气，收功。回到跪姿，并用该姿势休息片刻，然后向相反方向重复同样的动作。

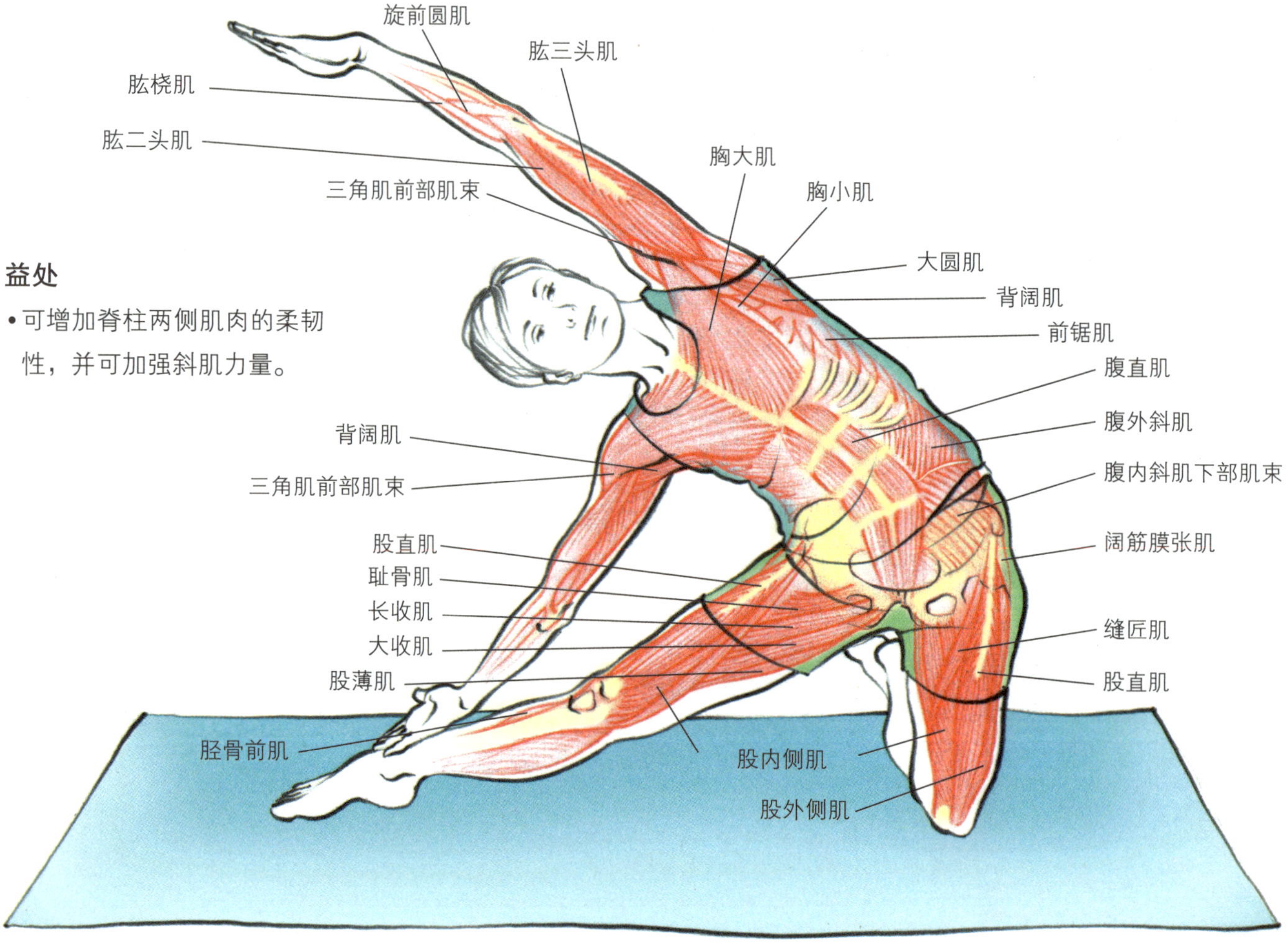

益处

- 可增加脊柱两侧肌肉的柔韧性，并可加强斜肌力量。

变式

• 使用椅子将减少上身的拉伸，也有助于建立完整体式的强度。对屈身直腿也会有帮助——将会减少腘绳肌和内收肌的拉伸。

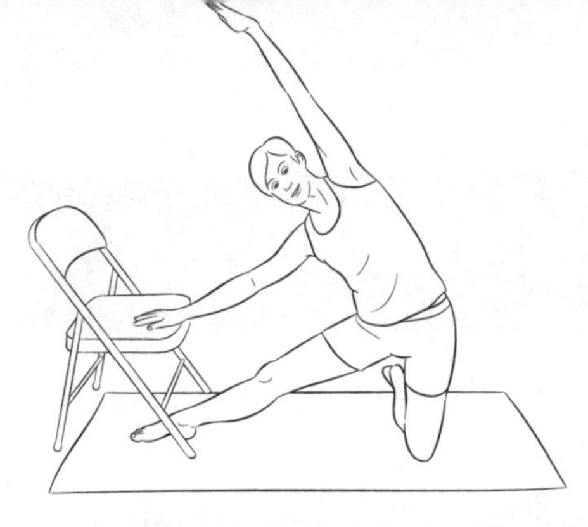

动作分析	关节	关节运动	活动肌肉	拉伸肌肉
关节1	肩胛	TA：向上旋转，外展 BA：中立	TA：斜方肌上、下部肌束，前锯肌，胸小肌	大菱形肌，小菱形肌
关节2	肩部	TA：外展，外旋，屈曲 BA：外旋，外展	TA：三角肌、冈下肌、小圆肌、胸大肌上部肌束、肱二头肌、喙肱肌、冈上肌 BA：三角肌、冈下肌、小圆肌、胸大肌上部肌束	背阔肌，肱三头肌长头，大圆肌
关节3	肘关节	伸展，旋后	肱三头肌、肘肌、肱二头肌、旋后肌、肱桡肌	
关节4	脊柱	伸展，侧屈	腹外斜肌、腹内斜肌	
关节5	髋关节	SL：中立伸展，内收，内旋 EL：屈曲，外旋，外展	SL：半腱肌、半膜肌、臀中肌前部肌束、臀小肌、大收肌、长收肌、短收肌、股薄肌、耻骨肌、阔筋膜张肌、腰大肌、髂肌 EL：股直肌、阔筋膜张肌、缝匠肌、腰大肌、髂肌、股二头肌、臀大肌、臀中肌后部肌束、梨状肌、股方肌、闭孔内肌、闭孔外肌、上孖肌、下孖肌	EL：大收肌，长收肌，短收肌，股薄肌，耻骨肌，半膜肌，半腱肌，股二头肌
关节6	膝	SL：为了稳定，从屈曲移动至伸展 EL：伸展	SL：股直肌、股外侧肌、股内侧肌、股中间肌 EL：股直肌、股外侧肌、股内侧肌、股中间肌	
关节7	踝	SL：背屈 EL：跖屈	SL：胫骨前肌、趾长伸肌、踇长伸肌 EL：腓肠肌、比目鱼肌、胫骨后肌、腓骨长肌	

(TA =上臂；BA =下臂；SL =支撑腿；EL =伸展腿)

坐位前屈式（变式）

- 坐位，双腿伸展，将大腿内侧并在一起，足背屈，通过内脚跟向前伸展。
- 手臂放在身后，将双手转到坐骨前面。
- 大腿后部下压地板，脚跟向远延伸。
- 吸气，抬起手臂，直到垂直。呼气，手臂前伸，移动双手握住脚的外缘。
- 将下巴朝向喉咙方向稍微内收，伸展颈后部。想象头顶被向上和稍微向前拉。
- 保持平稳、均匀的膈式呼吸3分钟。
- 每次吸气将脊柱向上伸展，保持肩胛骨向后移动，胸部向前和向上移动。
- 重要的是保持脊柱长度——尽量不向前倒塌，努力塑造完美的胸廓曲线。

变式

- 如果无法够到脚，可在足部使用带子牵拉脚部。

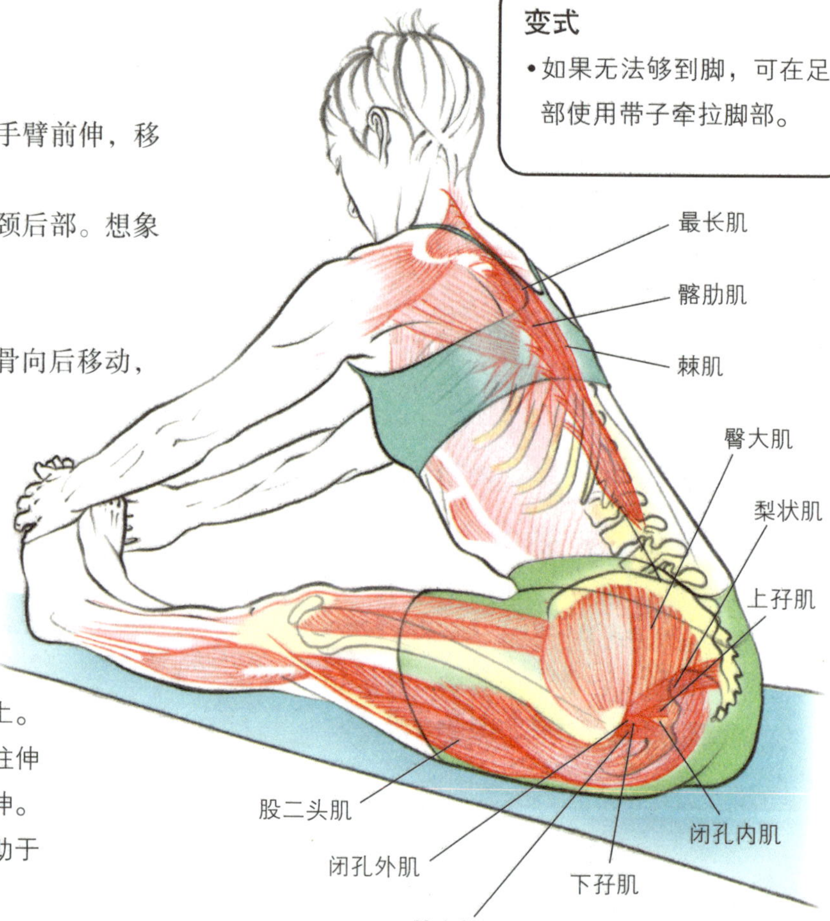

最长肌
髂肋肌
棘肌
臀大肌
梨状肌
上孖肌
股二头肌
闭孔内肌
闭孔外肌
下孖肌
股方肌

益处

- 在传统体式中，躯干会折叠平放在膝盖上。为了这个练习的目的，要尽可能保持脊柱伸展。这将在腘绳肌上产生更多的有效拉伸。这种姿势对神经系统具有镇定作用且有助于消化。

动作分析	关节	关节运动	活动肌肉	拉伸肌肉
关节1	脊柱	从屈曲移动至伸展	棘肌、最长肌、髂肋肌、多裂肌、回旋肌、头半棘肌、横突间肌、棘间肌	
关节2	髋关节	屈曲，内收，内旋	股直肌、阔筋膜张肌、缝匠肌、腰大肌、髂肌、大收肌、长收肌和短收肌、耻骨肌、股薄肌、腰大肌、髂肌、缝匠肌、臀大肌下部肌束、臀中肌前部肌束、臀小肌	臀大肌上部肌束、梨状肌、股方肌、闭孔内肌、闭孔外肌、上孖肌、下孖肌，臀中肌后部肌束
关节3	膝关节	伸展	股直肌、股外侧肌、股内侧肌、股中间肌	股二头肌、半腱肌、半膜肌、股薄肌、缝匠肌

船式

> **变式**
>
> • 虽然握住双腿比较容易，但尽量不要这样做太久。应尽快提升练习，保持脊柱和腿一起抬高。

• 坐姿，双脚放于地板上，并与坐骨在一条线上。握住大腿的后面，并将胸骨靠近大腿的前面。

• 拉长脊柱，感觉头顶向上延伸。

• 将肚脐拉向脊柱，然后向后倾斜。双脚抬离地板，以坐骨为支撑点；保持平衡。

• 呼吸几次，使身体平衡。在下一次呼气时，将双腿向上伸，保持挺直，大腿内侧贴紧。

• 放松大腿，将手臂伸直到肩膀高度，掌心相对。

• 脊柱应保持平直。此时易发生胸部和下背部下塌。如果发生这种情况，可抓住大腿并弯曲双腿。

• 逐渐练习，最终达到可保持姿势3分钟。注意不要在面部、颈部或肩部产生张力。使用腹部的力量保持脊柱挺直。

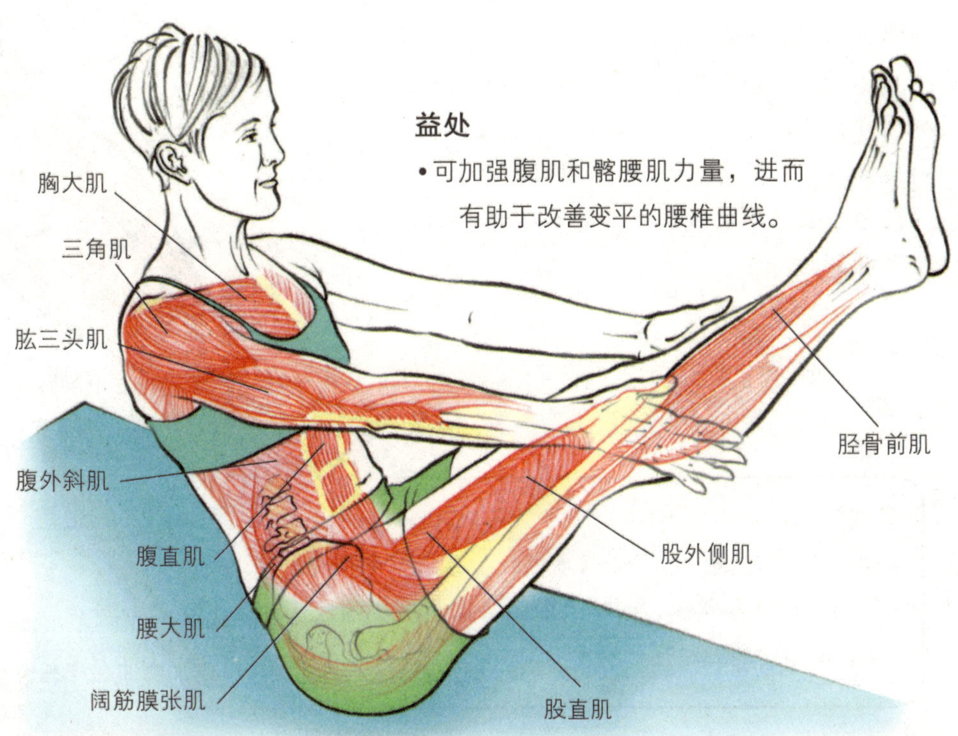

益处

• 可加强腹肌和髂腰肌力量，进而有助于改善变平的腰椎曲线。

动作分析	关节	关节运动	活动肌肉
关节1	肩胛	向上旋转，外展	斜方肌上、下部肌束，前锯肌，胸小肌
关节2	肩关节	屈曲，内收，轻微内旋	三角肌前部肌束、胸大肌、肱二头肌、喙肱肌、冈下肌、小圆肌、三角肌后部肌束、背阔肌、大圆肌
关节3	肘关节	伸展	肱三头肌、肘肌
关节4	脊柱	中立位伸展，对抗屈曲	棘肌、最长肌、髂肋肌、多裂肌、回旋肌、头半棘肌、横突间肌、棘间肌、腹直肌、腹外斜肌和腹内斜肌、腹横肌
关节5	髋关节	屈曲，内收，内旋	股直肌、臀中肌前部肌束、臀小肌、阔筋膜张肌、缝匠肌、腰大肌、髂肌、大收肌、长收肌、短收肌、股薄肌、耻骨肌、臀大肌下部肌束
关节6	膝关节	伸展	股内侧肌、股外侧肌、股中间肌、股直肌
关节7	踝关节	背屈	胫骨前肌、趾长伸肌、踇长伸肌

侧平板式

- 从下犬式开始，吸气向前转移身体重量，肩膀在手腕上方。
- 呼气，将身体重量转移到右手和左脚的外缘。移动右脚放在左脚的内缘。
- 吸气，举起右臂，使其与右肩在一条直线上。
- 身体应成一条直线。手掌中心与足背弓对齐。
- 大腿并拢，伸直双腿，大腿内侧互相挤压。
- 逐渐练习，最终达到可每侧保持姿势3分钟。
- 注意不要在下巴或面部产生张力——放松下巴及面部。

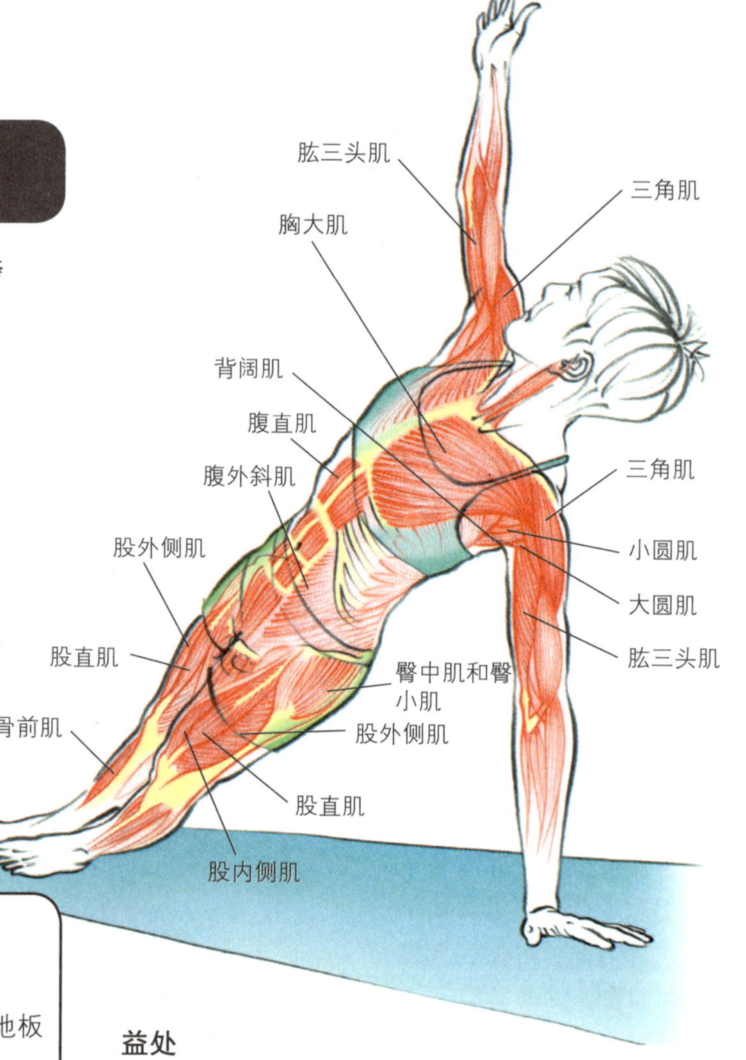

变式

- 如果手腕有问题，可用前臂承重。
- 如果难以保持平衡，可将上面的脚向前放在地板上，与下面的脚对齐。

益处

- 增加腹肌、手臂和臀部的力量。

动作分析	关节	关节运动	活动肌肉
关节1	肩胛	向下旋转，内收	斜方肌中间肌束、大菱形肌、小菱形肌、肩胛提肌
关节2	肩关节	水平外展，外旋	三角肌、冈上肌、小圆肌、冈下肌、肱三头肌长头
关节3	肘关节	BA：伸展，旋前 TA：伸展，中立	BA：肱三头肌、肘肌、旋前圆肌、旋前方肌 TA：肱三头肌、肘肌
关节4	脊柱	中立但激活	棘肌、最长肌、髂肋肌、多裂肌、回旋肌、头半棘肌、横突间肌、棘间肌、腹直肌、腹横肌、腹外斜肌、腹内斜肌
关节5	髋关节	中立伸展，内收，内旋	股直肌、臀中肌前部肌束、臀小肌、大收肌、长收肌、短收肌、耻骨肌、阔筋膜张肌、缝匠肌、腰大肌、髂肌、股薄肌、半腱肌、半膜肌、股二头肌
关节6	膝关节	伸展	股直肌、股外侧肌、股内侧肌、股中间肌

(BA =下臂；TA =上臂)

蝗虫式 3——蝗虫式（变式）

益处

- 可加强下背部和上背部肌肉力量，改善姿势不平衡；也加强臀部肌肉力量；对消化不良也有帮助。

- 俯卧，向后伸展双腿，双脚轻轻下压地板，抬起膝关节。
- 向前45° 伸展手臂。拇指向上，手外缘向下。
- 锚定肩胛骨的最低点，肩膀和耳朵之间留有空间。
- 将肚脐拉向脊柱，与中心连接。
- 吸气，慢慢从地板上抬胸部、手臂、头部和腿部，从而只使骨盆保持接地。保持脖子后面伸长，视线固定在地板上。抵抗下巴向前和眼睛向上看的冲动。
- 打开胸部，向指尖方向前伸。
- 脚尖绷紧，并向远延伸。双腿分开比髋略宽。
- 通过向前伸展头顶保持脊柱拉长、远离骶骨。
- 逐渐练习，最终达到可保持姿势4分钟，全程维持均匀的膈式呼吸。保持面部和下巴放松。

变式

- 保持双腿和双脚在地板上，然后抬起上身。
- 可参阅第 111 页的蝗虫式 2。

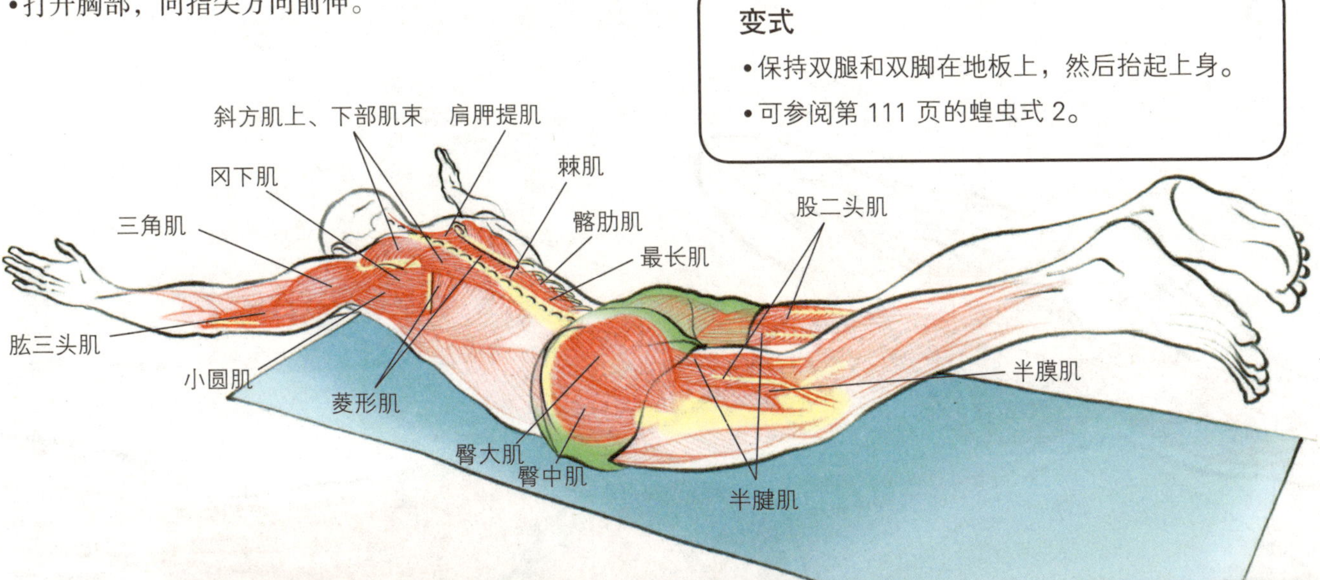

动作分析	关节	关节运动	活动肌肉
关节1	肩胛	向上旋转，抬高	斜方肌上、下部肌束，大菱形肌，小菱形肌，肩胛提肌
关节2	肩关节	屈曲，外旋	三角肌后部肌束、胸大肌上部肌束、小圆肌、冈下肌、肱二头肌、喙肱肌
关节3	肘关节	伸展，旋后	肱三头肌、肘肌、肱二头肌、旋后肌、肱桡肌
关节4	脊柱	伸展	棘肌、最长肌、髂肋肌、多裂肌、回旋肌、头半棘肌、横突间肌、棘间肌
关节5	髋关节	伸展，内旋，内收	股二头肌、半腱肌、半膜肌、臀大肌、臀中肌后部肌束、大收肌、长收肌、短收肌、股薄肌、耻骨肌、阔筋膜张肌
关节6	膝关节	伸展	股直肌、股外侧肌、股内侧肌、股中间肌

鳄鱼式

• 俯卧，额头放于地板上。双腿拉长、伸直。
• 双臂向前，双手放于耳朵两侧。为避免给颈部增加过多的重量和紧张，所以不要把手放在头后面。
• 将肚脐拉向脊柱。
• 吸气，从地板上提上身和下身。眼睛看向地板，保持脖子伸长和下巴内收。
• 双腿分开同髋宽，脚尖绷直，向远伸展。
• 向上抬起肘关节，肩胛骨向下、向后移动，远离耳朵和颈部。
• 逐渐练习，最终达到可保持姿势4分钟。全程保持均匀的膈式呼吸。

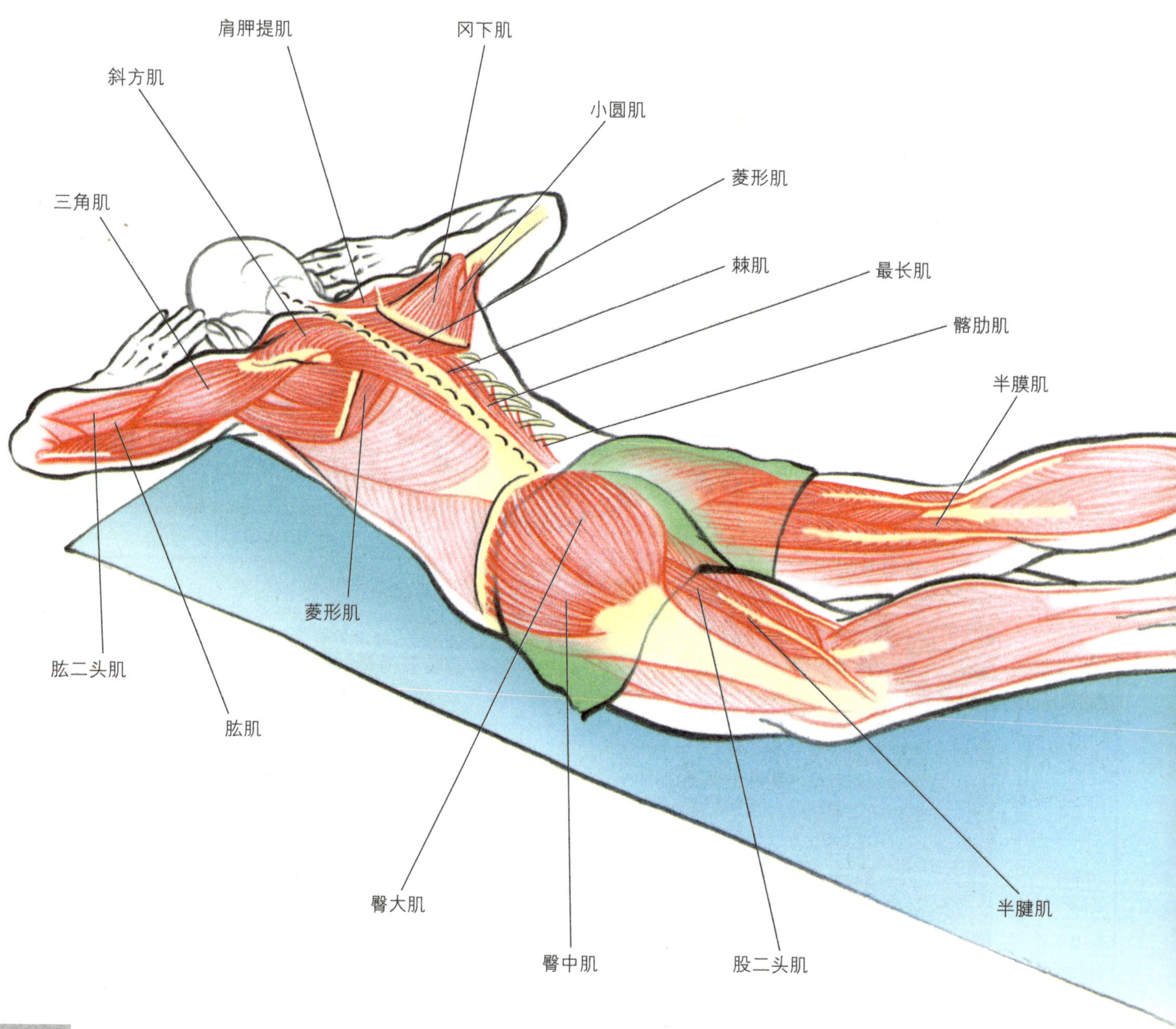

益处

- 加强下背部和上背部肌肉力量。有效增加肩膀后拉力量，改善姿势不平衡。 帮助消化。

变式

- 双腿放在地板上，练习会更容易些。微调体位，一边调整一边抬起手臂。保持前额、躯干和双腿在地板上。

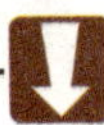

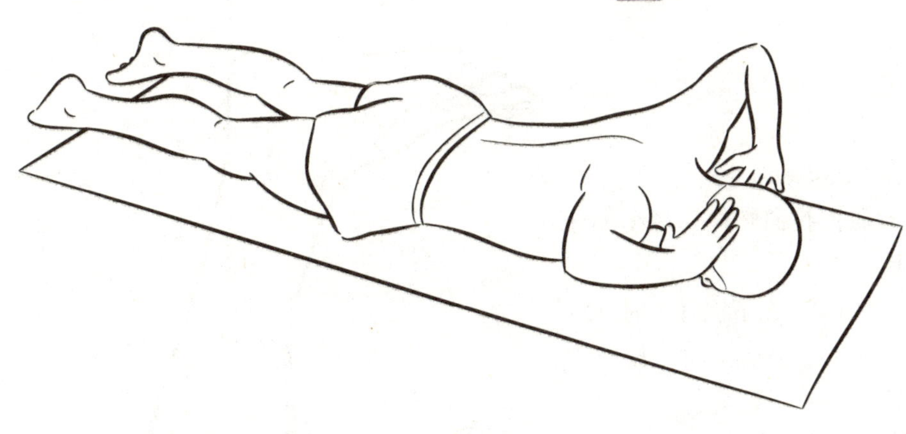

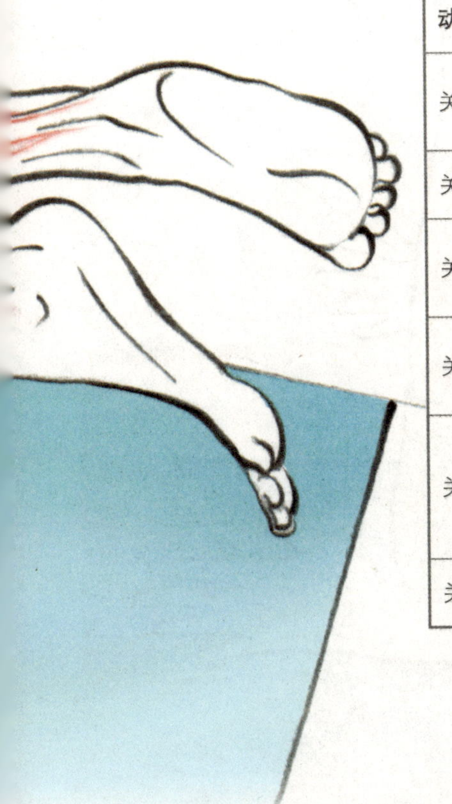

动作分析	关节	关节运动	活动肌肉
关节 1	肩胛	向上旋转，抬高，内收	斜方肌、大菱形肌、小菱形肌、肩胛提肌
关节 2	肩关节	水平外展，外旋	三角肌后部肌束、小圆肌、冈下肌
关节 3	肘关节	屈曲，旋前	肱二头肌、肱肌、肱桡肌、桡侧腕屈肌、掌长肌、旋前圆肌、旋前方肌
关节 4	脊柱	伸展	棘肌、最长肌、髂肋肌、多裂肌、回旋肌、头半棘肌、横突间肌、棘间肌
关节 5	髋关节	伸展，内旋，内收	股二头肌、半腱肌、半膜肌、臀大肌、臀中肌后部肌束、大收肌、长收肌、短收肌、股薄肌、耻骨肌、阔筋膜张肌
关节 6	膝关节	伸展	股直肌、股外侧肌、股内侧肌、股中间肌

上抬面足式

- 平躺在地板上，双臂放于身体两侧，掌心向下。
- 肚脐拉向脊柱。
- 呼气，弯曲膝关节到胸部，双腿伸直，使内侧贴在一起。
- 吸气，完全伸展双腿，脚跟向上。
- 呼气，通过将腹部肌肉拉向脊柱，将小部分背部按压在地板上。
- 保持该姿势，呼吸2~3次。在下次呼气时，将头和肩膀从地板上抬起，举起双臂，使双手位于大腿的两侧。
- 舌抵上腭，以帮助保持颈部稳定。
- 逐渐练习，力争达到保持姿势2分钟，全程保持膈式呼吸。

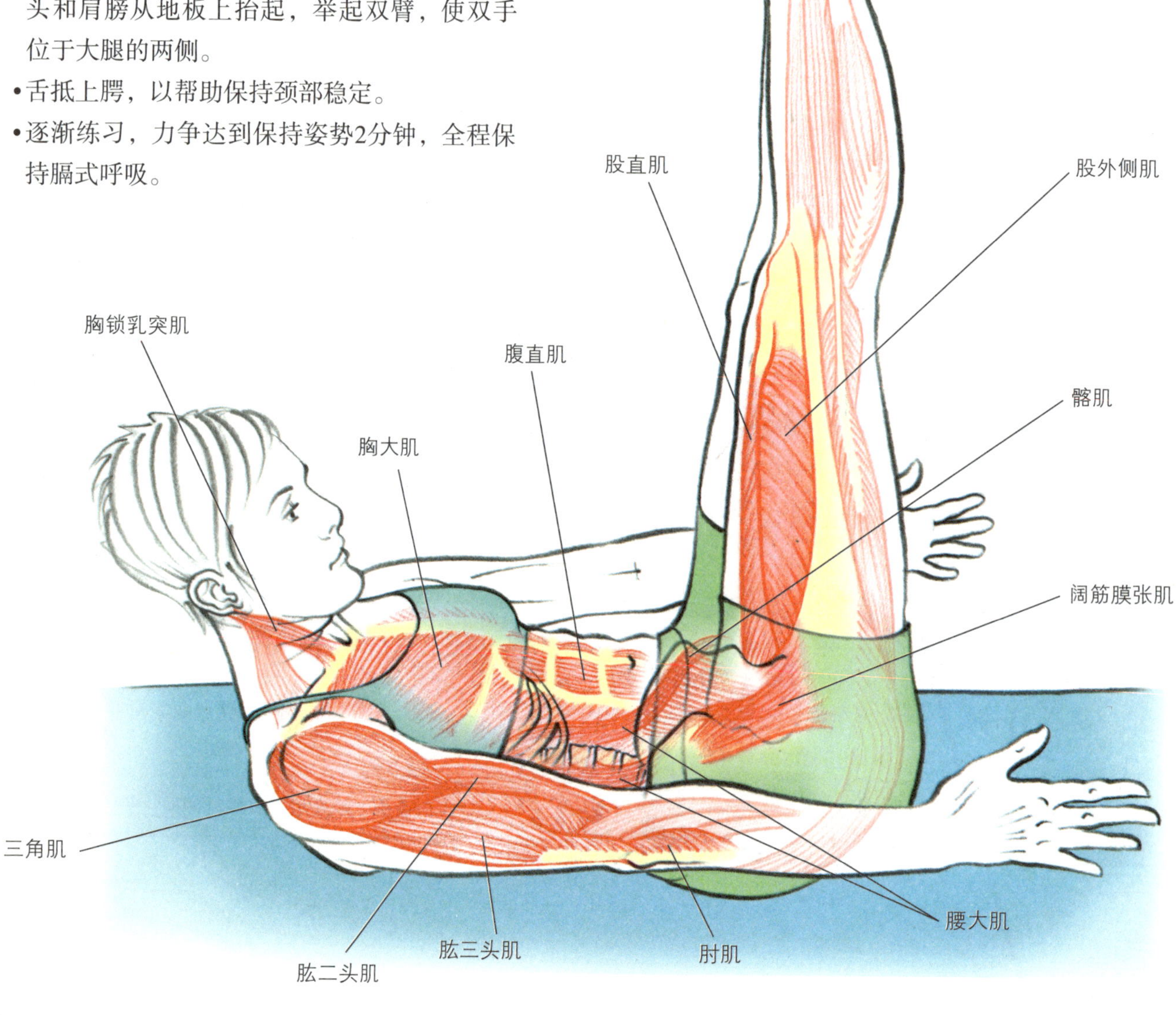

益处

- 增强腹肌的力量，并可引导正确激活站立姿势的腿部肌肉系统。

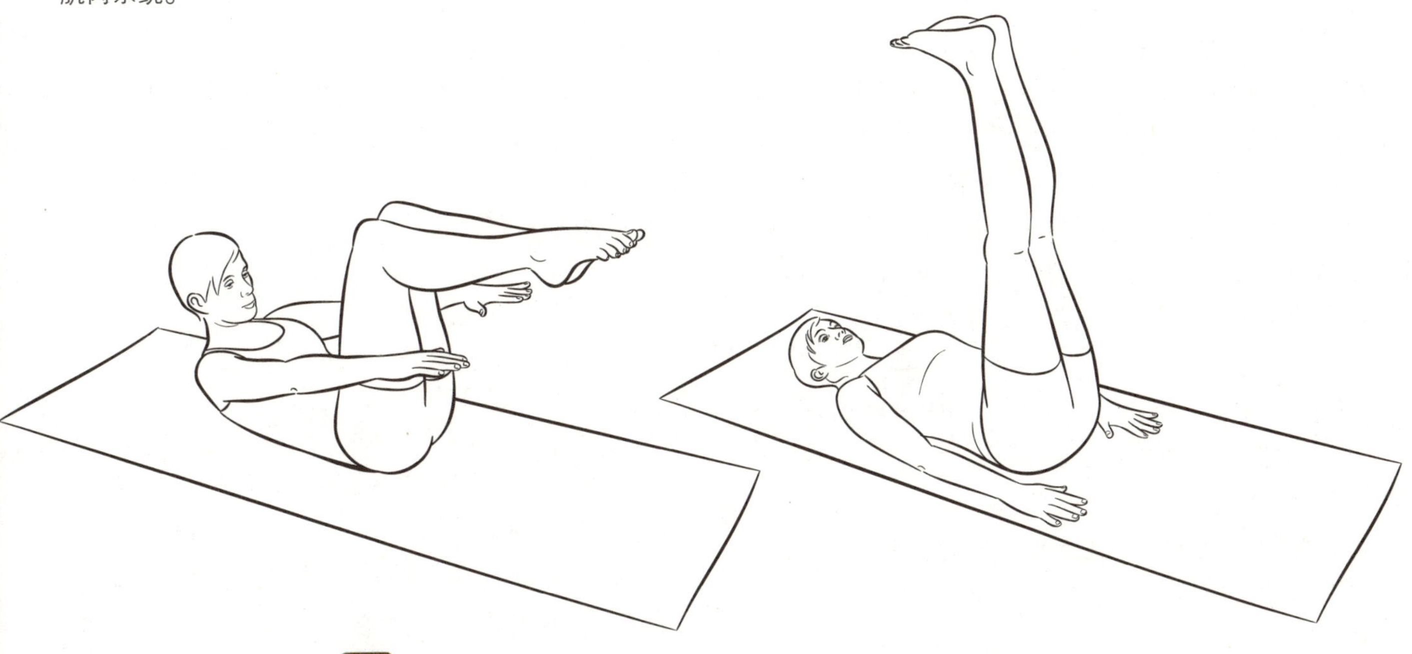

变式

- 从安全管理来说，如果完整的姿势对练习者而言太难，可保持膝关节弯曲，逐步调整到完整的体式。

注：

- 如果腘绳肌较紧，将会在该体位得到伸展。

动作分析	关节	关节运动	活动肌肉
关节 1	肩胛	向上旋转，外展	斜方肌上、下部肌束，前锯肌，胸小肌
关节 2	肩关节	屈曲，内旋，水平内收	斜方肌上、下部肌束，前锯肌，胸小肌
关节 3	肘关节	伸展，旋后	肱三头肌、肘肌、肱二头肌、旋后肌
关节 4	颈	屈曲	胸锁乳突肌、前斜角肌、头长肌、颈长肌
关节 5	脊柱	屈曲	腹直肌、腹横肌、腹外斜肌、腹内斜肌
关节 6	髋关节	屈曲，内收，内旋	股直肌、臀中肌前部肌束、臀小肌、阔筋膜张肌、缝匠肌、腰大肌、髂肌、大收肌、长收肌、短收肌、股薄肌、耻骨肌、臀大肌下部肌束
关节 7	膝关节	伸展	股直肌、股外侧肌、股内侧肌、股中间肌

摊尸式

摊尸式梵语为savasana，“sava”是指尸体。摊尸式是一种深度放松的体式，身体就像尸体一样一动不动。人们大部分的日常生活都在移动，很少享受静止；练习这种体式可提供时间来体验深度的内心平静。注意力集中在微妙的呼吸和腹部的起伏上。每次呼气都有放松的感觉，让身体屈服于重力。尽量不要被不必要的思绪打扰，只是感受身体的变化。

- 由背部开始，脚跟朝向坐骨，一次缓缓伸直一条腿。双腿向远处伸展，耻骨向上伸展；片刻后，伸展下背部，放松。
- 双腿分开比髋稍宽。上臂伸直，与身体分开，掌心向上，肩关节下沉、放松。头部向远处伸展。
- 放松面部皮肤，嘴略张开。保持这个姿势5~10分钟。
- 结束动作时，向右侧身，放松几分钟，睁开眼睛。缓慢坐起，感知四周。
- 在练习期间，如果觉得颈部肌肉紧张，可以放小垫子于颈后部，被动拉长颈部肌肉。同样，也可以在膝关节下垫毯子，以缓解下背部压力。使用眼罩可以有效镇静神经系统。

益处

- “仰卧在地上，完全舒展身体，像尸体一样，可以消除由其他身体姿势引起的疲劳，获得内心的平静。”（S.Muktibodhananda，《哈他瑜伽之光》）该体式可充分放松身体，享受宁静，对神经系统具有一定的镇静效果。

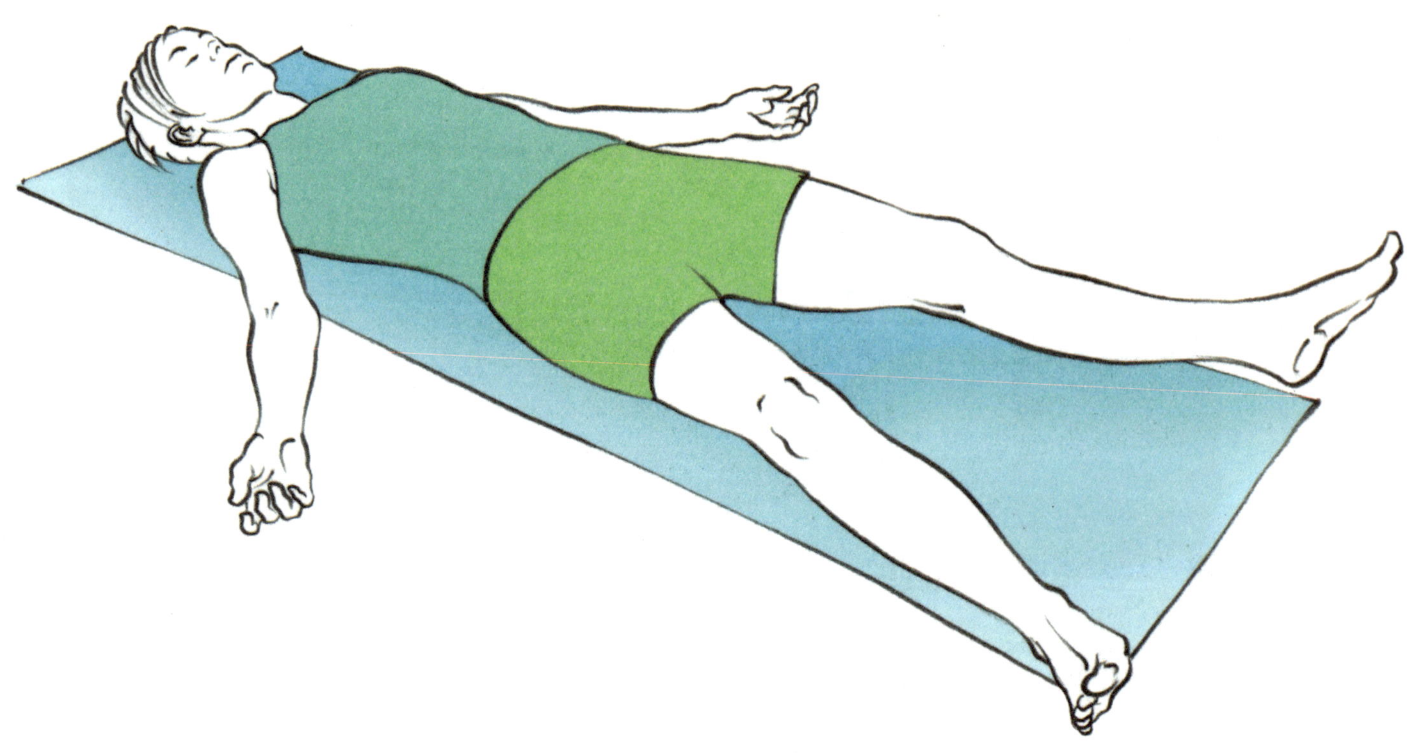

呼吸练习

常见的背部下凹姿势，胸部下塌，肩膀向前并轻微下沉。上脊柱的这种姿势与不稳定的呼吸一致。当采取最佳的呼吸运动时，是胸部在吸气时首先扩张而不是腹部。在这种呼吸模式中，腹部保持柔软和相对静态，胸部和肩膀提起。这种姿势的呼吸本身是短暂和无精打采的。膈式呼吸可以帮助呼吸进入下肋骨和腹部，而不是局限在胸部和肩膀，从而拉伸肋间肌、加强膈肌。

膈式呼吸

面部向上平躺，双臂放在身体两侧，掌心向上。双腿伸直，分开比髋略宽。花一点时间完全放松。尝试通过将意识带入呼吸模式，以清除脑海中不必要的想法。这是尊重呼吸和提供生命品质的时候。注意呼吸的质量：它是快还是慢，是平稳还是不均匀。一旦目睹了自己的呼吸，尽量不要判断是对还是错——只需要承认其运动和感觉。

几分钟后，双手贴放在胸腔底部，双手指尖几乎可以相互触及胸腔底部。肘关节放于地板，放松脖子、脸部和肩膀。引导呼吸到胸腔下部和上腹部。吸气时，将胸腔伸展至双手，扩大肋骨面；腹部抬起，指尖和双手会相互远离，指尖之间的距离增加。呼气时，胸腔会变窄，双手和指尖靠近。此时，胸部相对静止，肩膀贴在地板上，脖子和下巴应保持被动和放松。胸腔的运动应自然而平稳；尽量不要机械地抬起肋骨，因为这会造成紧张和焦虑。虽然第一次膈式呼吸时，可能没有大量的运动，但因为开始伸展肋间肌，这将随着时间的推移而变化。虽然此时您的注意力在胸腔前面的手上，但呼吸也会移动下胸腔的背面，增加和减少胸腔的容积。

继续呼吸至少5分钟。然后练习结束，将手臂放于地板上，看看是否能在没有双手引导的情况下保持膈式呼吸。

一旦适应了膈式呼吸练习，可进展到坐姿，并重复练习。可以从把双手放在胸腔上开始，但最终要把双手放于膝关节。选择一个能保持脊柱直立的坐姿非常重要。

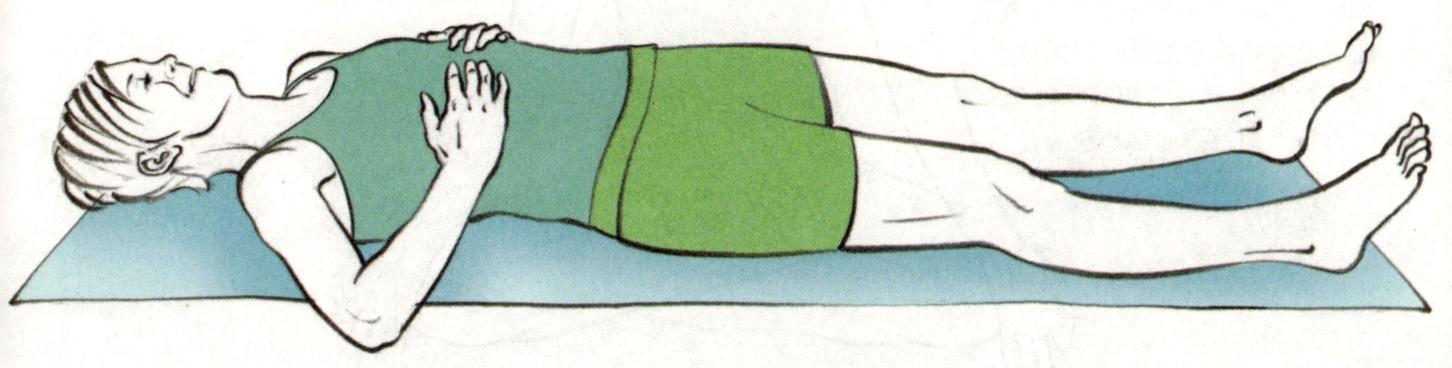

呼吸的正念冥想

有的时候，如当我们听一段对话或一场大学里的演讲时，许多人会发现自己在思考一些应该做的事情，或自己的感觉。没有多少人能把他们的注意力集中到一个人或者一种情况上——我们总是想着自己下一步要做的事情；或听朋友讲话时，将他们的谈话话题与自己的经历及它带给我们的感受联系起来。然后，当我们应该专注于谈话时，我们迷失在思考我们的过去中。

正念练习是关于成为“现在”，关于学会用我们的全部注意力来关注我们的环境和行为。我们越能通过冥想来练习正念的艺术，就越能把它带进日常生活中。

这种练习方法是将一个数字“标记”到每次呼吸，无论是吸气还是呼气，用数字1~10“标记”。这听起来可能是一个非常容易的练习，但练习者往往会变得心烦意乱，在意识到心烦意乱之前，可能已经忘记标记到什么数字了。这是学习保持现状并专注于一点的艺术的全部。如果发现自己变得心烦意乱，轻柔地将心思推回呼吸。亲切接受思想的徘徊，但总是回到当前的任务。

练习

取舒适的坐姿，闭上眼睛，双手呈智慧手印（拇指和示指捏在一起，掌心向上，全神贯注）放于膝关节。

放松头皮、前额的皮肤和下巴，将舌头轻柔地抵住上腭。通过稍微向下并向内收下巴伸长颈后部。肩膀贴于地板并放松。保持脊柱直立、伸长。

一旦感到身体放松且思想集中，便开始将意识移至呼吸。监测其长度和质量。尽量不要改变呼吸，只是成为一个观察者。当您改变呼吸时，请暂停一会儿。然后，在下次呼气离开身体时，在心里计数“1”。在再一次呼气之后心理计数“2”，并连续计数到“10”。一旦达到“10”，再回到“1”，持续4~5分钟。然后将焦点移动到在每次呼吸进入身体之前计数，再次连续计数到“10”。重复此过程4~5分钟。

现在停止计数，只是观察呼吸：它在身体中的微妙运动，它的声音。停留一会儿后，意识呼吸进入鼻孔并离开的位置——可感觉到空气流动，空气轻抚上唇；也可能是像一股烟雾的空气流进入鼻孔。无论感觉到什么，都要尽可能长地保持那种专注。

当准备好从冥想中出来时，开始培养对周围一切的感恩和爱。保持这种感觉。当您开始觉察周围的声音——鸟儿唱歌，汽车驾驶过去——只是聆听。当头脑意识到周围环境时，允许身体伸展。轻轻睁开眼睛，不要突然站起来。花时间回到拥有存在感的世界。

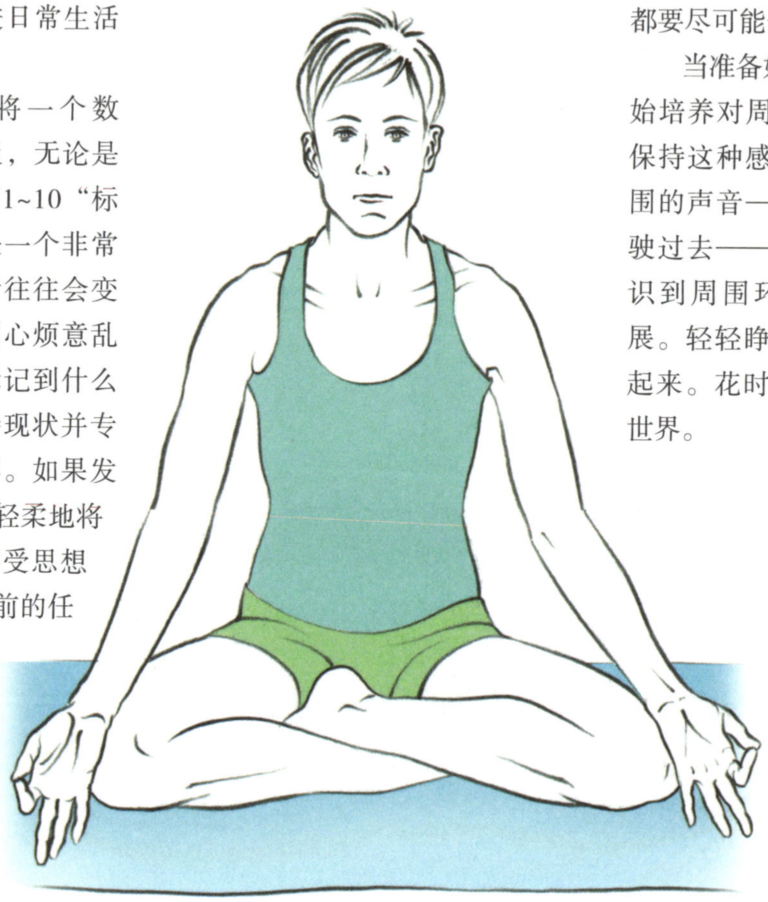

参考文献

[1] BOGDUK, N. Clinical Anatomy of the Lumbar Spine and Sacrum. Churchill Livingstone , 1997.

[2] CHEK, P. Golf Biomechanics Certification Course Manual. CHEK Institute ,1999.

[3] CHEK, P. Golf Biomechanics Manual. CHEK Institute Publication, 1999.

[4] CHEK, P. 'Posture and Craniofacial Pain' , chapter in Chiropractic Approach to Head Pain. Wilkins & Williams, 1994.

[5] DYCHTWAlLD, K. Bodymind. Tarcher Penguin Group , 1997.

[6] GRACOVETSKY, S. Collagen and the Second Law of Thermodynamics. London：presentation at the International CHEK Conference, 2008.

[7] JOHARI,H.Chakras – Energy Centre of Transformation. Destiny Books , 2000.

[8] KELEMAN, S. Emotional Anatomy, Center Press Berkley, 1985.

[9] KENDALL, F. , et al. Muscles: Testing and Function. Williams & Wilkins, 1993.

[10] MARIEB, E. Human Anatomy and Physiology. The Benjamin Cummings Publishing Company, 1992).

[11] MUKTIBODHANANDA, S. Hatha Yoga Pradipika, Bihar School of Yoga, 1999.

[12] SCHIFFMANN, E. Yoga: the Spirit and Practice of MovingInto Stillness. Simon & Schuster, 1997.

补充书目

[1] COULTER, H. Anatomy of Hatha Yoga, Honesdale , 2001.

[2] FARHI D. The Breathing Book, Henry Holt and Company, 1996.

[3] KENDALL, F., et al. Muscles: Testing and Function. Williams & Wilkins ,1993.

[4] ROSEN, R. Pranayama Beyond the Fundamentals. Shambhala Publications , 2006.

[5] ROSEN, R. The Yoga of Breath. Shambhala Publications, 2002.

[6] SARASWATI, S. Meditations from the Tantras. Bihar School of Yoga, 1983.

[7] SIMPSON, L. The Book of Chakra Healing. Gaia Books Limited ,1999.

尼基的致谢与致辞

感谢我的长期伙伴理查德（Richard），感谢他在我写整本书时给予的支持（保证不再成为一个令人厌烦的人）。感谢我母亲的鼓励和爱的话语，以及我早已不在人世的父亲，他的精神影响并支持着我。感谢在瑜伽之路上不断鼓舞我的老师：克莱夫・谢里丹（Clive Sheridan）和西瓦・雷（Shiva Rea），戈弗雷・德弗罗（Godfrey Devereux）和保罗・策（Paul Chek）。感谢我所有的学生和客户，感谢他们长久以来的鼓励：他们的爱和激情充满了我的日常生活。最后感谢你，安（Ann），感谢你的至理名言。

利的致谢与致辞

感谢保罗・策（Paul Chek），他对我的职业生涯产生了极大的影响。保罗已然成为我的导师、指引者和挚友。还要感谢我的双亲，他们在我的职业生涯中由始至终地支持我。没有他们的支持就没有现在的我。感谢纽荷兰（New Holland）的罗斯（Ross）和莎拉（Sarah）对于我工作的信赖及在整个项目中的支持。最后感谢尼基愿意同我一起完成这本书——我希望我没有在这个过程中把你逼疯。

术语

主动关闭 是由肌筋膜（肌肉和筋膜）活动产生的关节稳定。通常适用于骶髂关节的稳定性。

传入神经 携带接收器或感觉器官，将神经冲动传送到中枢神经系统的结构，也称感觉神经。

寰椎半脱位 是寰椎的错位排列。寰椎半脱位可导致神经系统与周身姿势的异常。

复合运动 包含多个关节的运动。

对侧 指的是对立侧。

传出神经 将中枢神经的神经冲动传出到肌肉和腺体的结构，也称运动神经。

力锁合 是由肌筋膜（肌肉和筋膜）运动产生的关节稳定。通常指的是在骶髂关节的关节稳定。

形封闭 是由关节骨块形成的关节稳定。通常指的是骶髂关节的关节稳定。

肥大 指的是软组织尺寸的增大，通常指的是肌肉组织的增大。

强度 指的是与当前力量水平相关的负荷训练的测量标准，通常作为一个最大重复次数（1reception matimum，即1RM）的比例来测量。

身体同侧 指的是相同侧。

隔离训练 指的是仅累及单关节的运动。

肌梭 指的是缠附在肌纤维上的感受肌肉长度变化和牵拉刺激的感受装置。肌梭将信息反馈给中枢神经系统。

神经驱动 指的是肌肉接收到的神经脉冲的数量和振幅。

脊柱中立位 在肌肉没有任何失衡并保持站立的情况下脊柱的自然位，在颈椎、胸椎、腰椎之间都有30°~35°的曲度。

被动关闭 是由关节骨块形成的关节稳定。通常指的是骶髂关节的关节稳定。被动关闭是骶髂关节的主要功能。

阶段性肌肉 产生跨关节的稳定关节的运动。它们拥有卓越的快速收缩肌肉纤维，能够产生高强度的力，不过在错误的受力情况下它们会快速疲劳并且会被动拉长及弱化。

交互抑制 是一种关节一侧的肌肉通过适应其拮抗肌的收缩来放松的方式。

协同优势 当协同肌起到抑制原动肌的作用时产生。

强直性肌肉 能够使部分关节稳定。它们在慢肌纤维上特别的突出，能产生很小的力，疲劳较慢，并且在错误的受力情况下会缩短变紧。

扭力 是施加在物体上的旋转应力。通常指的是施加在脊柱上的旋转力（力矩）。

训练量 是在一个时间段内（训练结束、周、月）所进行的训练组数×重量（强度）的重复次数的组合。

Ⅰ型肌纤维 产生相对较小的力，收缩较慢，疲劳也较慢，含有丰富的线粒体和肌红蛋白，呈红色。

ⅡA型肌纤维 收缩相对快速并且比ⅡB型肌纤维有氧能力更强并且较不易疲劳。它们比ⅡB型肌纤维含有更丰富的线粒体和肌红蛋白。ⅡA型肌纤维支持乳酸能源通路，直径中等且较ⅡB型肌纤维少有肌肉增长的倾向，但是比Ⅰ型肌肉增长倾向强。

ⅡB型肌纤维 快速产生强大的力，容易疲劳。线粒体与肌红蛋白含量少，所以外表呈白色。现如今也被人称之为Ⅱx型纤维。

索引

粗体页码表示位于术语部分

作者简介

尼基·詹金斯（Nicky Jenkins）

践行瑜伽多年，在她位于英国海峡群岛（Channel Islands）的工作室为不同水平的瑜伽练习者授课。她同时也是一位纠正性高效运动和动力学全面生活方式教练（CHEK holistic lifestyle coach，疾病、压力和生活方式管理教练）和按摩师。

利·布兰登（Leigh Brandon）

英国认证的体能教练，纠正性高效运动和动力学专家（CHEK practitioner）、纠正性高效运动和动力学全面生活方式教练和 bodytalk practitioner（针灸、颈部护理、物理治疗等专业人员）。自 1996 年以来，他专门研究损伤康复和运动训练。

主译简介

王会儒

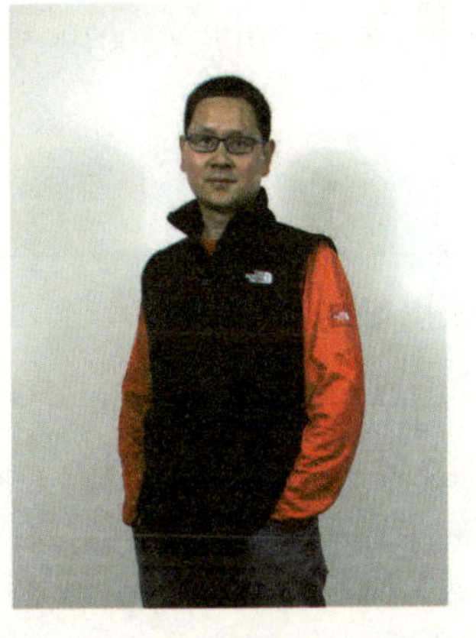

博士，教授，上海交通大学体育系副主任，中国体育科学学会武术与民族传统体育分会委员，美国瑜伽联盟注册学校（RYS）瑜伽教师培训（CCT）客座教授，上海市精品课程“瑜伽”负责人。研究方向：民族传统体育与健康促进。王会儒以第一作者或通讯作者发表 SCI 论文 5 篇、中文核心期刊论文 7 篇、国际会议论文 6 篇；出版学术专著 1 种、教材 1 种、科普著作 2 种，主持翻译著作 5 种；承担省部级课题 2 项、厅局级课题 8 项等。

乔钧

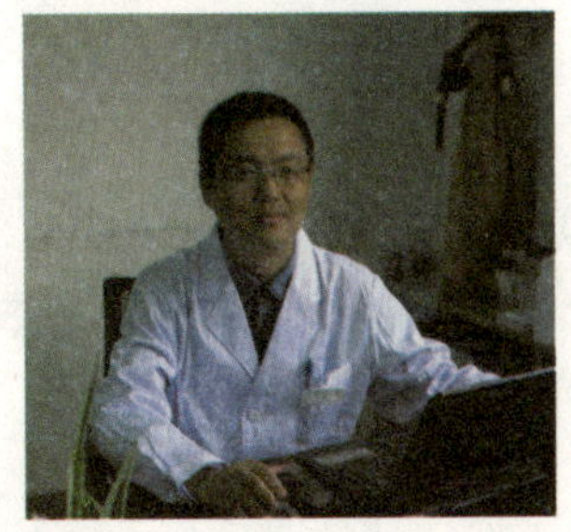

教育学硕士，中国农工民主党，上海市第二康复医院康复治疗部主任。运动生物力学研究方向，中国农工民主党上海市第十三次代表大会代表，上海市康复治疗专业委员会委员。

备案号：豫著许可备字 -2017-A-0076

图书在版编目（CIP）数据

瑜伽解剖学：体式全彩图解 / (英) 尼基·詹金斯(Nicky Jenkins)，(英) 利·布兰登(Leigh Brandon)著；王会儒，乔钧主译. —郑州：河南科学技术出版社，2018.4（2023.3重印）

ISBN 978-7-5349-9045-8

Ⅰ. ①瑜… Ⅱ. ①尼… ②利… ③王… ④乔… Ⅲ. ①瑜伽—基本知识 Ⅳ. ①R793.51

中国版本图书馆CIP数据核字(2017)第300199号

出版发行：河南科学技术出版社

地址：郑州市经五路 66 号　邮编：450002

电话：（0371）65788673 65788110

网址：www.hnstp.cn

策划编辑：李　林

责任编辑：李　林

责任校对：王晓红

封面设计：张　伟

责任印制：朱　飞

印　　刷：三河市同力彩印有限公司

经　　销：全国新华书店

幅面尺寸：210 mm × 265 mm　　印张：9　　字数：212 千字

版　　次：2023 年 3 月第 2 次印刷

定　　价：158.00 元

如发现印、装质量问题，影响阅读，请与出版社联系并调换。